증례로 배우는

양한방 협진

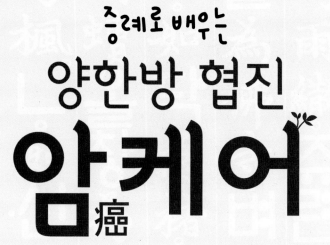

암케어
癌

호시노 에츠오 지음 | 조기호, 김태훈 옮김

군자출판사

증례로 배우는
양한방 협진 암케어

첫째판 1쇄 인쇄 2017년 01월 20일
첫째판 1쇄 발행 2017년 01월 31일

지 은 이 호시노 에츠오(星野 惠津夫)
옮 긴 이 조기호 · 김태훈
발 행 인 장주연
출 판 기 획 김도성
편 집 디 자 인 이슬희
표 지 디 자 인 이상희
발 행 처 군자출판사
　　　　　　등록 제4-139호(1991.6.24)
　　　　　　본사 (10881) **파주출판단지** 경기도 파주시 회동길 338(서패동 474-1)
　　　　　　전화 (031) 943-1888　　팩스 (031) 955-9545
　　　　　　홈페이지 | www.koonja.co.kr

· 파본은 교환하여 드립니다.
· 검인은 저자와 합의 하에 생략합니다.

ISBN 979-11-5955-119-2
정가 25,000원

독자 여러분에게

　최근 암 치료는 눈부신 발전을 거듭하여 수많은 암 환자가 치유와 더불어 목숨을 이어 가고 있습니다. 이런 한편에서는 치료에 따른 부작용이나 후유증으로 고통을 받고 힘들어 하는 환자도 늘어나고 있습니다. 새로운 치료법 개발에 치중한 나머지, 부작용이나 후유 증을 완화해주는 기술 개발을 뒤로 미루고 있기 때문입니다.

　암 환자의 증상 중에 통증에 대한 대책은 거의 확립되어 있지만, 식욕부진·전신권태·기 력저하·불안·우울 등의 식물신경계(자율신경) 증상은 방치 상태에 놓여 있습니다. 그러 나 한방약을 사용하면 자율신경·면역·내분비 등 생체의 중추 기능이 개선되고, 식욕·수 면·배변·배뇨 등이 정상화되어 자연치유력이 살아나 결과적으로 암과의 공존, 또는 암 치 유가 가능해집니다.

　이를 위해서는 본래의 「표준적 한방진료」를 실시할 필요가 있습니다.

　본서에서는 표준적 한방치료가 효과를 본 62증례를 들었습니다. 처음에는 서양의학적 진단, 증상, 병력, 검사 및 치료 내용을 언급한 다음 한방적 진단을 위해 한방의학적 문 진, 설진, 맥진, 복진 등의 환자 정보를 설명한 다음, 한방약 선택근거를 제시하였습니다. 그리고 치료 후, 환자의 상태 변화를 시간 순으로 나타냈습니다. 또한 각 증례에 관련된 칼럼은 주제에 맞게 배치하였습니다. 칼럼에 담지 못한 토픽은 따로 정리하였습니다.

　본서는 간켄아리아케병원 한방지원외래에서 필자가 약 8년간에 걸쳐 경험한 2,500 증례 이상의 임상경험을 바탕으로 암 환자에 대한 최신 "한방+α"에 의한 치료법을 정리한 것으 로, 현시점에서 세계 최고 수준의 암 통합의료라고 자부합니다.

　서양의학의 한계는 의학의 한계가 아닙니다. 서양의학만으로는 불가능한 일이 "한방 +α"를 추가함으로써 길이 열립니다. 본서의 내용을 충분히 습득하면 암 환자의 다양한 요구에 대응하는 것이 가능해집니다. 암 진료에 임하는 모든 의사가 본서에 실린 지식이 나 기술을 공유함으로써 앞으로 암 치료가 환자를 고통에 빠뜨리지 않고 환자에게 도움 이 되는 의술이 되기를 바랍니다.

2015년 이른 봄
저자가 적습니다.

역자 서문을 대신하여

왜 이 책을 번역소개 하는가?

　살면서 만나지 말아야 하는, 만나고 싶지 않은 질병 가운데 으뜸은 '암'이라는데 대다수는 동의할 것입니다. 암이라는 질환은 처음 진단받을 때의 당혹감을 잊을 수 없고, 치료과정에서 수 많은 고통을 겪게 되며, 치료가 끝난 다음에도 언제 일어날지 모르는 재발 염려로 삶의 질 저하가 끊임없이 꼬리를 물 수 있습니다. 이러한 과정에서 연약한 인간의 마음을 뒤흔드는 각종 유언비어에 귀가 솔깃해질 수 있으며, 치료대책이 보이지 않으면 '그대로 받아들이고 지내라'는 주치의의 발언에 참담함을 느끼지 않을 수 없는 것이 작금의 현실입니다.

　'암'의 진단과 치료는 표준적인 서양의학에서 일차적으로 이루어지고 있습니다. 이 지침에는 어떠한 시비를 걸어서도 안 됩니다. 그런데 문제는 처음부터 서양의학으로 풀 수 없거나, 푸는 과정에서 뜻하지 않은 일들이 생겨나게 된다는 것입니다. 의료라는 것이 예정된 대로 진행된다면 더 할 수 없이 다행한 것이 되지만, 복잡다단한 인간의 몸이 그렇게 되지 않음으로써 딜레마에 빠지게 됩니다. 주전선수가 뛰다가 넘어지거나 다치면 다른 후보 선수가 나서도록 안전장치를 마련하는 것이 감독의 할 일입니다. '암' 환자를 담당하는 주치의도 빗금 친 바깥으로 빠져나가는 경우에 대비할 줄 알아야 되기 때문에 건강기능식품의 다양한 분야까지 그 효용성을 배워야 합니다. 본인 면허증의 범위를 넘어서 환자를 위한다는 절실한 마음으로 의외의 상황을 만나더라도 해결할 만반의 준비를 하는 것이 도리입니다.

　하지만, 한국의 '암'치료 세계에서는 주전 선수가 삐걱거리면 손 쓸 바를 모릅니다. 한마디로 말하면 의사와 한의사로 나누어져 있는 의료 이원화의 한국에서는 '면허증(license)'이 '학문(science)'보다 우위를 점하고 있는, 환자의 입장에서 매우 기형적인 형태를 띠고 있다고 하겠습니다. 환자를 위한다는 의료인의 숭고한 정신은 온데간데없고 오로지 자기 면허증만 높이 쳐드는 이런 의료 환경은 환자를 난민 신세로 만들고 있습니다. 난민은 말 그대로 여기저기 떠돌아다닌다는 뜻입니다. 치료는 훌륭하게 되었다는데, 환자의 삶이 나아지지 않았다면, 그 해결의 실마리를 찾아주는 것도 의료의 한 면이라고 생각합니다.

지금으로부터 약 40년 전, 1980년대에 들어오면서 미국과 유럽의 많은 의학회에서는 획기적인 전환점이 일어나게 되는데, 기존의 표준 치료를 보완하거나 대체하는 치료법에 대하여 구애가 시작된 것입니다. 표준치료 의학에서도 모든 면에서 눈부신 발전이 이루어지고 있으나, 구석구석 그 미비함이 노출되어 아직 갈 길이 멀다는 것이 상식입니다. 한국에서는 보완 대체의학의 중심에 한의학이 자리 잡고 있습니다. 현재 미국, 유럽 의학에서는 중국, 일본, 한국을 아우르는 동아시아 전통의학에 대하여 큰 관심과 함께 집중적인 연구까지 이루어지고 있는데 반하여, 국내에서는 양한방 의사들끼리의 분탕질이 끊이지 않고 있습니다.

이러한 난제를 타개하고자 일본의사들의 양한방 통합의학을 빌려오게 된 것입니다. 의료 일원화의 일본도 그 내면에는 표준의학과 전통의학과의 갈등이 깔려있기는 하지만, 그래도 그들은 환자를 위한 진료를 위하여 미국, 유럽 의학에서의 보완대체의료를 도입하는데 주저하지 않고 있으며, 그 방법 또한 자국의 현실에 맞추어 실현해나가고 있는 모습을 볼 수 있습니다. 예를 들면 일본국립암센터에서는 전문 침구사를 두고 있고, 역사와 전통을 가진 도쿄의 아리아케암병원은 한방협진센터가 그 중심에 자리하고 있습니다. 암환자를 위한 침치료 시민공개강좌에서 500여명이 몰려드는 현실이 이웃 일본에서는 이루어지고 있습니다. 환자를 위한 의료를 하겠다는 히포크라테스 선서를 충실하게 따르고자 하는 의료인들의 참된 자세라고 생각합니다.

한의사 제도가 있는 한국에서 아직까지 국립암센터에서 설 자리가 없다는 의사들만의 '나와바리'에 갇혀 있는 한국의 암 치료 현실로 돌아오면 암담하지만, 저희들의 조그마한 번역소개 책자가 나중에 큰 변화의 지렛대가 되길 갈망합니다. 국내 굴지의 5대병원에서도 일률적으로 암센터를 집중 운영하고 있는데, 이들에게도 보완 대체치료법이 들어갈 틈새가 생기길 바랍니다. 한편, 한방치료를 중심으로 하는 통합 암치료 전문병원도 있는데, 여기서 이루어지는 치료 그 자체가 깜깜이로 되어 환자와 그 가족들에게 신뢰를 확보하지 못하는 면이 있습니다. 한국에서 천연 약물을 통해 암을 치료하고자 하는 바람이 1990년, 「천지산®」에 이어 「넥시아®」 열풍이 휩쓸고 간 적이 있는데, 이번에 소개하는 책은 이들과는 전혀 다른 내용과 형태로 꾸며져 있습니다. 어디까지나 표준치료하는 측에서의 보완하고 대체하는 치료법을 차트 그대로 보여주고 있습니다. 한국의 양한방의료인들의 갈등과 상대방에 대한 폄훼가 일본의사들의 통합의료를 도입하는데 일조한다고 생각합니다.

2016년 11월 만추에
두 사람이 뜻을 모아 적습니다.

CONTENTS

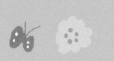

PART 01 암 진료와 한방의학

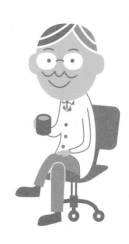

PART 02 암 환자의 한방 협진 파일

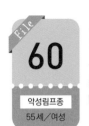
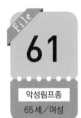
Column

일러두기
－한글 표기를 원칙으로 하였으며, 의미가 불분명한 경우에는 한자를 병기하였습니다.
－약물명은 한국 내에서 처방되고 있으면 그 상품명을 위주로 표기하였고, 일본 국내용인 경우에는 영문 표기를 하
   였습니다.

PART 01
암 진료와 한방의학

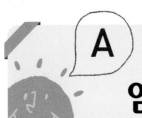

A

암 치료와 한방의학

1 한방의학의 역사, 현황과 전망

중국에서 4천년 이전에 탄생했다고 하는 고대 생약의학은 3세기 초에 『상한잡병론』(『상한론』+『금궤요략』)이라는 저서로 정리되어 의학으로서 완성되었다. 그 후, 중국에서는 여러 생약처방(한방)이 이루어지고, 수많은 의서가 편찬되었다. 중국의 생약의학은 아스카(飛鳥, AD 300~710)·텐표(天平, AD 729~748)시대부터 에도시대(1603~1868)까지 오랜 세월을 거쳐 간진(鑑真, 正倉院藥物:AD 688~763), 구카이(空海:AD 774~835), 사이쵸(最澄:AD 767~822)(『상한론』의 사본을 들여옴)들의 승려나 수많은 유학생들이 일본에 들여왔다(표1).

그 후, 일본에서는 중국의학을 단순히 수용하는 것에 그치지 않고 여기에 다양한 혁신을 추구하여

중국의학과는 다른 일본 독자적인 한방의학을 완성시키기에 이르렀다. 이른바 무로마치시대(1336~1573)까지는 중국의학의 모방이었지만, 에도시대에 첫 번째 혁신(복진에 기초를 둔 진단·치료법 개발), 쇼와시대(1926~1989)에 두 번째 혁신(한방 엑기스 제제로 치료약이 표준화 됨), 그리고 헤이세이시대(1989~현재)에 세 번째 혁신(서양의학과 통합한 새로운 생약의학의 전개)이 이루어졌다. 이는 아직 현재 진행 중이다.

메이지유신(1868) 이후, 일본의 신정부는 의사가 되려면 서양의학의 7과(물리, 화학, 해부, 생리, 병리, 내과, 외과)를 이수할 것을 필수로 지정하였다. 이 때문에 메이지 말기에는 서양의학을 배우지 않은

표 1. 한방의학의 역사

4000년 전	중국에서 생약의학이 싹 틈
후한(3C)	『상한잡병론』(『상한론』+『금궤요략』)이 완성
나라시대(8C)	중국의학이 일본에 처음으로 들어옴 → 간진와죠(鑑真和上)(쇼소인(正倉院)약물)
헤이안시대(9-12C)	견당사(遣唐使) : 구카이(空海), 사이쵸(最澄)(『상한론』의 사본을 소개)
무로마치시대(13-16C)	타시로 산키, 마나세 도산(중국의학 소개)→「후세방」
에도시대(17-19C)	「복진법」을 부활시키고 새로운 치료법을 개발 →「고방」 서양(네덜란드)의학을 도입(나카사키 데지마)→「난방」
1868년(메이지1년)~	서양(독일)의학을 채용(군진의학)→「양방」 「한방의」소멸→서양의학을 배운 몇몇 의사가 유지
1941년(쇼와16년)~	『증후로 본 한방치료의 실제』(오츠카 케이세츠 등)의 출판 이후 「병명한방」, 「도표(순서도)한방」이 보급
1967년(쇼와42년)~	한방엑기스제 개발 & 약가등재(→현재 148처방) 타케미 타로, 오츠카 케이세츠, 츠무라 쥬샤 들의 노력
1980년(쇼와55년)~	한방의 과학적 연구가 개시(기초연구)임상연구
2001년(헤이세이13년)~	의학부교육의 모델코어커리큘럼에 「화한약을 개괄적으로 설명할 수 있어야 한다」라고 기재
2006년(헤이세이 18년)~	간켄아리아케병원에 「한방지원외래」개설. 본서 출판

「한방의」는 자연 소멸되었다. 결과적으로 한방은 일본 의학의 공식무대에서 모습을 감추게 되었다. 서양의학을 배우고 한방도 공부한 소수의 몇몇 의사들에 의하여 한방의 명맥을 유지하고 있었다.

메이지 100년에 해당하는 1967년, 당시 일본의사회장이었던 타케미 타로, 한방학술계의 오츠카 케이세츠, 한방제약업계의 츠무라 쥬샤 들이 힘쓴 덕에 한방엑기스제제 4처방이 보험약가등재로 인정받게 되었다. 이후 현재까지 148처방이 보험약으로 등재되어 한방의학은 일본의 정규 의학의 한 영역으로 부활하였다.

1980년 무렵부터 한방의학은 과학적 연구가 실시되었으며, 오늘에 이르기까지 기초연구가 중심을 이루고 있다. 반면 크게 눈에 띄는 임상연구는 그리 많지 않다.

2001년에는 장래 의사가 될 의학도들에게 필요한 교육 내용의 지침이 정리된 「의학교육 모델 코어 커리큘럼」의 도달목표에 「화한약(한방약)을 개괄적으로 설명할 수 있어야 한다」는 문장이 포함되었다.

2010년 개정판에서는 「화한약(한방약)의 특징과 사용 현황에 대해 개괄적으로 설명할 수 있어야 한다」고 수정되었다. 이로써 모든 의과대학에서 학생들을 상대로 한방의학교육이 어떤 식으로든 이루어지게 되었다.

한방은 일본 독자적인 생약의학이고 일본 고유의 문화유산이다. 앞으로 제삼의 혁신을 더욱더 추진함으로써 일본을 기점으로 독특하고 가치 있는 치료의학을 세계로 뻗어나가는 것도 가능할 것이다.

이를 위한 준비단계로 필자는 2006년에 간켄아리아케병원에 「한방지원외래」를 개설하였다. 지금까지 8년 남짓 되는 경험에서 오늘날 암 치료에서 부족한 부분을 「한방+α」로 보완하면 아주 질 높은 새로운 암 의료 분야를 구축할 수 있을 것이라는 확신을 가지게 되었다.

본서에서는 필자가 한방지원외래에서 경험한 다양한 식견을 바탕으로 미래 암 치료의 이상적인 형태를 구상해보고자 한다.

2 일본에서 암 의료의 현황과 한방의 역할

일본의 암 의료는 최근 들어 눈부신 발전을 하였다. 그러나 그러한 현상은 의사 입장에서 볼 것인가, 아니면 환자 입장에서 생각할 것인가에 따라 상황은 많이 달라진다.

의사는 암 환자에 대해 수술, 방사선치료, 약물요법 등의 표준적 치료를 한다. 그 후의 경과관찰에서 일정기간(고형암에서는 통상 5년간) 재발하지 않고 생존하면 치유라고 판단한다. 암이 아직 잔존하는 경우, 수술 후에 전이나 재발이 된 경우는 치료를 반복한다. 하지만 「모든」 치료가 효과를 거두지 못하면 「Best supportive care (BSC)에 해당」한다고 보고 환자를 완화케어의사에게 소개한다. 의사는 이것으로 본인의 책임을 다했다고 본다(그림1).

한편 환자는 치료에 따른 부작용과 후유증의 고통에 시달리고 전이, 재발에 대한 공포에 힘겨워한다. 첫 회 치료로 치유가 되지 않거나 경과관찰 중에 전

이 또는 재발되어 표준적 치료로는 효과가 없어 완화케어를 권유받으면 「네, 알겠습니다.」하며 치료를 포기하는 환자는 별로 없다. 환자나 가족들은 암 관련 정보를 뒤지고 인터넷 등에서 기적적인 치료방법을 찾아 헤매며 결국 「암 난민」이 된다. 악덕 의사를 만나 「사기에 가까운 치료」나, 무익, 무효한 「보조식품」의 피해자가 속출하게 된다(그림2).

이런 암 환자가 직면하는 문제들은 한방약을 적절히 사용함으로써 해결되는 경우가 많다. 한방은 「병을 치료하는 의학」이 아니라 「증상을 완화시키는 의학」이기 때문이다. 한방치료를 통해 암과 더불어 나타나는 자율신경계의 문제(전신권태감, 식욕저하, 불면, 배변장애, 부종 등), 치료에 따른 여러 부작용과 후유증이 개선되고 환자의 자연치유력이 강화되면서 수많은 환자가 암과 공존하며 가치 있는 삶의 연장이 가능해진다.

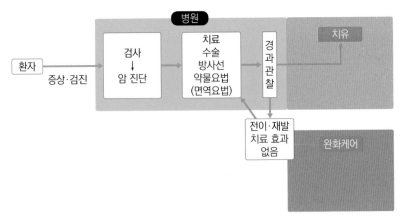

그림 1. 일본의 암 의료(의사 입장)

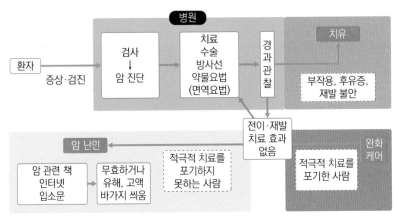

그림 2. 일본의 암 의료(환자 입장)

3 한방지원외래

100년도 전에 일본에서 처음으로 암연구시설로서 암연구회의 부속병원인 암연구회부속병원이 설립되었다. 2005년 3월에는 토시마구 오츠카에서 임해지구인 코토구 아리아케로 전면 이전하여 간켄아리아케병원으로 새롭게 태어났다. 정문 현관을 기준으로 해발 8 m, 지상 12층, 지하 2층, 병상 수 700병상, 의사 260명, 간호사 800명, 외래환자 1일 1,700명 규모의 병원이다.

2006년 4월 간켄아리아케병원의 종합내과 영역에 「한방지원외래」가 개설되었다(표1). 개설 목적은 암환자에게 나타나는 증상들과 관련하여 한방의 유용성을 검증하기 위함이다.

현재 완화의료는 말기 환자만을 대상으로 한다. 말기 진단이 없는 환자는 충분한 처치를 받지 못한다. 그렇다고 말기 환자만이 증상완화를 필요로 하는 것은 아니다. 암 혹은 암 치료로 인한 갖가지 증상에 시달리는 환자는 암의 진행 속도와 상관없이 다수 존재한다.

「한방지원외래」에서는 이런 환자의 증상완화를 도모한다. 환자의 기력을 회복시키고 삶의 질을 향상시

표 1. 한방지원외래(2006년부터)

목적	암 환자의 고통을 해소하여 가치 있는 삶을 지속 가능하게 하고 「암 난민」을 없애기 위한 한방약의 적용법 개발
환자 수	1개월에 초진 환자 약 40명을 포함한 약 250명의 환자. 누적 환자 수 약 2,500명
소개	병원내의 모든 진료과와 타병원 소개환자
증상	전신 상태 : 전신권태감, 식욕부진, 몸무게감소, 배변이상, 구토증, 복통, 복만, 냉증, 야간 빈뇨, 불면, 불안 등 개별 증상 : 수술 후의 소화관 통과 장애 및 수술 부위 통증, 미각이상, 방사선치료 후의 구강건조, 항암제로 인한 손발 저림, 소화기암 수술 후의 설사 및 몸무게 감소 등
치료약	보중익기탕, 십전대보탕, 인삼양영탕 등의 보제가 기본. 대부분「겸용처방」으로 구어혈제와 보신제를 병용. 필요에 따라 시호제, 사심탕류, 부자제 등을 병용. (양약도 적극적으로 병용한다)

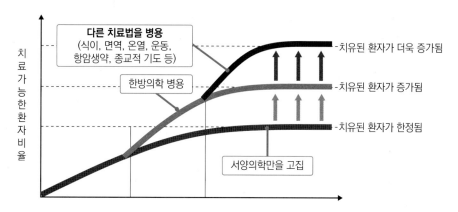

그림 1. 통합의료를 통한 암 치료

켜 암 치료가 계획대로 진행될 수 있도록 지원한다. 나아가 치료 과정에서 한방약의 항종양 효과에 대한 검토도 목적 중 하나이다. 현재 주 4일 진료를 하는데 초진 환자 10명 정도를 포함하여 80명 정도의 환자를 보고 있다. 진료환자 수는 매년 증가 추세에 있고, 2013년도에는 2,847명이었다.

현재까지 8년 동안 2,500명 정도의 다양한 상태의 암 환자들을 상대로 한방진료를 실시하였다. 한방약을 복용한 후, 환자들은 고통스러운 증상이 완화되고, 식욕, 수면, 배변, 배뇨 등의 자율신경계 기능이

회복되었다. 또한 암과 공존하며 의미있는 삶이 가능해지고 암이 치유된 환자도 적지 않다.

지금은 한방만이 아니라 식이, 운동, 온열요법, 항암생약, 종교적 기도와 더불어 혈관내치료, 고주파, 중립자선, 양자선, 세포면역요법 등, 필자가 유용하다고 판단한 다양한 보완적 치료를 취사선택하여 환자에게 제안하고 있다(그림1).

몸과 마음이 힘든 상황에 처한 암 환자에게 한방을 중심축으로 하면서 동서고금의 여러 치료법을 시도하여 지원한다. 암 환자를 치료하는 모든 병원에서

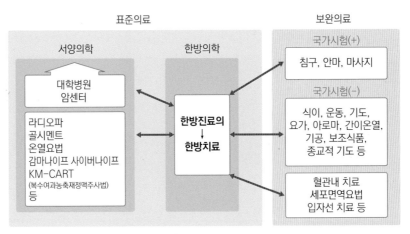

그림 2. 암 난민 해소를 위한 의료연계

이런 통합 의료적인 진료가 실시된다면 「암 난민」은 사라질 것이다.

이를 실현하기 위한 현실적 방책으로 필자는 다음과 같은 의견을 제안한다. 현재의 암 치료가 한계에 부딪쳐 주치의로부터 「현대의학에서는 더 이상 치료 방법이 없습니다.」고 선고를 받는 환자들이 많다. 이런 환자들을 위해 한방진료의료가 사령탑(conductor)이 되어 새로운 암 진료시스템을 구축하는 것이다(그림2).

일본에서는 일본동양의학회의 의사 회원 7,000여 명 중에 한방전문의 자격을 얻은 의사는 2,000명 정도 있다. 물론 학회에 가입하지 않고 한방진료를 실시하고 있는 의사도 많다. 이런 한방진료 의사에게 암 관련 한방치료에 관한 교육을 실시하여 암 환자를 받아들일 수 있도록 한다.

암전문의가 한방진료의사에게 환자를 많이 소개하면 한방진료의사는 암 환자에 대한 진료경험이 풍부해지고 질적 수준도 자연히 높아질 것이다. 한방진료의사가 한방만으로는 불충분하다고 판단하면 유용한 보완 치료를 취사선택하여 환자에게 제안한다.

바로 그림2와 같은 시스템이다.

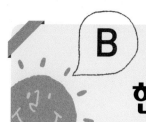

B 한방의학의 사고

1 한방의학의 진단법과 치료법

한방의학에서는 환자의 생체 정보를 의사의 오감을 통해 수집한다. 바로 망문문절(望聞問切)의 「사진」이다. 망진(시진), 문진(聞診)(청진+嗅診), 문진(問診), 절진(촉진)의 4종류 진찰법이다. 이들 순서는 생체 정보로서 중요한 의미가 아니라, 환자와 의사의 공간적 거리에 따른 차례라고 볼 수 있다. 실제로 사진 중에서 가장 유용성이 큰 것은 직접 환자를 만져보는 「절진(切=接)」, 특히 복진으로 얻어지는 정보이다.

현대의 한방진료에서는 먼저 서양의학적 진단을 직접 실시하든가 진료 정보를 통해 파악한다. 그 다음에 한방의학적 진료인 사진을 이용해 「증」을 결정하고 환자에게 가장 적합한 한방약을 투여한다(그림1).

- 망진(시진)으로 환자의 거동이나 외모를 통해 생명력의 강도를 판단하고 안색·입술·혀·손톱·모발, 피부의 세정맥 확장(세락)·정맥류·부종 등을 살펴 「기·혈·수」의 이상을 알 수 있다. 이때 특히 혀의 상태를 보고 진단하는 방법을 「설진」이라고 한다. 망진으로 판단할 수 있는 기

혈수의 이상을 표1에 제시하였다.
- 문진(聞診)(청진+嗅診)으로 환자가 내는 소리나 냄새에 관한 정보를 파악하지만 여기서 얻을 수 있는 생체 정보의 질은 낮다.
- 문진(問診)은 환자의 호소·체질·자율신경기능을 판정하기 위해 실시한다. 두 번째 진료부터는 올바른 치료인가, 아니면 잘못된 치료인가를 판단하여야 하는데, 이것은 향후 한방약을 점차적으로 수정하기 위해 중요하다. 한방의학적 문진에서 반드시 질문이 필요한 항목을 표2에 제시하였다.
- 절진(촉진)에는 맥진과 복진이 있다.

맥진 중에서 요골동맥의 맥진은 감염증 등의 급성질환 진료에는 중요하다. 그러나 만성질환에서 맥이 지니는 의의는 참고 정도로 하여 가끔은 「맥을 버리고 복(腹)을 취한다(맥후(脈候)는 무시하고 복후(腹候)를 채용한다)」고 한다. 급성질환에서는 자연 발한의 유무와 맥 상태에 근거하여 한방약을 정한다.

맥에서 확인할 항목은 ① 부침(높이/깊이), ② 대

그림 1. 「증」의 결정 = 가장 적합한 한방약을 선택

표 1. 망진으로 파악할 수 있는 「기·혈·수」의 정보

피부	• 세락·정맥류 → 「어혈」 • 부종·지압흔(皮水) → 「수독」 • 피부고조·청백색 → 「혈허」 • 붉게 달아오른 얼굴 → 「기상충, 기역」
입술	• 암자색·울혈 → 「어혈」 • 백색조 → 「혈허」
혀	• 건습(건조, 건습 중등도, 습윤) • 암자색·설하정맥노창 → 「어혈」 • 부종상·치압흔 → 「수독」 • 설태로 병위를 추정(예:갈색태=양명의 실)
손톱	• 백색조, 윤기 소실, 파임 → 「혈허」
눈	• 눈에 힘이 없다, 얼이 빠진듯함 → 「기허, 기울」

7

표 2. 한방의학적 문진 항목

식욕	[왕성 보통 저하 없음]
수면	[양호 쉽게 잠들지 못함 얕은 잠](수면제 복용?)
배변	[1일___회 또는 1회/____일]
야간뇨	[야간 취침 중 _____회]
냉증	[++ + ± -](취침 시에 온열기구 사용?)
자한	[++ + ± -](발한 부위?)
구갈	[++ + ± -](하루에 ____ L 섭취)
여성의 경우	
생리	[지속 ___일/주기___일] 불순?
생리통	[++ + ± -] 진통제 복용?

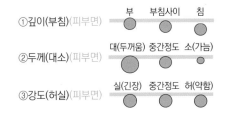

그림 2. 맥의 3요소에 대한 맥진시의 이미지

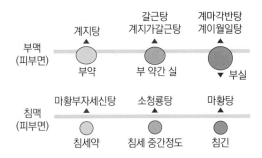

그림 3. 맥으로 태양병의 처방약의 감별 요점

소(크기/폭), ③ 강약(강도/긴장)과 더불어 느리고 빠른 맥박을 참고로 한다. 맥의 3요소에 관한 이미지(그림2)와 맥을 통한「태양병의 처방약」의 감별에 대한 요점(그림3)을 제시하였다.

- 복진은 암 같은 만성질환의 한방치료에서 「증(한 방약)」을 결정하는 데 매우 유용하다. 복진에 대해서는 다음 페이지(10페이지)에서 자세히 살펴보고자 한다.

복진에 대해서는 다음 페이지(10페이지)에서 자세히 살펴보고자 한다.

한방의학의 치료약 : 「탕약」에서 「엑기스제제」로

한방의학에서는 본래 몇 가지 생약을 정해진 비율로 혼합하여 뜨거운 물로 추출한「탕약」을 환자에게 복용하도록 한다. 혹은 각 생약을 잘게 부수어 분말로 한 것을「산제」, 이를 꿀 등의 부형제로 둥글게 뭉친 것을「환제」라고 한다. 이런 형태는 보존성을 높이고 혹은 탕약과는 다른 치료효과를 목적으로 사용한다.

지금 일본에서는 주로 한방엑기스제제가 사용되고 있다. 한방엑기스제제는 1967년부터 보험약가기준에 등재되어 현재는 147처방과 외용한방약「자운고」1처방이 국민건강보험 대상으로 되어 있다. 이로 인해 한방전문의가 아닌 의사들도 한방약을 처방할 수 있게 되었으며 한방엑기스제제의 보급으로 한방

약이 규격화되면서 임상시험이 가능해졌다. 제형이나 포장도 다양하게 고안되어 보존성이나 편리성이 뛰어나 의사와 환자 모두 널리 이용하고 있다.

한방의학의 진료 논리: 「점차적인 수정의 과정」

한방의학에서는 독특한 한방적 진단(망문문절)을 기초로 하여「증」(유효한 치료약)을 결정한다. 사실 초진 때 정확한 증을 판단할 수 있는 것이 아니다. 처음에 처방한 한방약을 투여한 후에 환자의 심신의 변화나 반응을 살피며 처방약을 변경하여 최종적으로「제대로 된 증」을 결정한다. 이런 과정을「한방진료의 점차적 수정」이라고 한다(그림4). 따라서 초진 때 시험 삼아 결정한 증은「임시적인 증」이라고 해야 할 것이다.

이 때「바른 치료와 잘못된 치료일 때의 반응」(표3)을 익혀둘 필요가 있다. 치료가 맞아 떨어지면 환자의 호소가 경감되면서 식욕·수면·배변·배뇨·냉증 등의 자율신경계기능도 같이 개선된다.

그렇기 때문에 한방진료에서는 초진 때 환자의 호소뿐만 아니라 전신상태를 지표로 삼는다. 나른함,

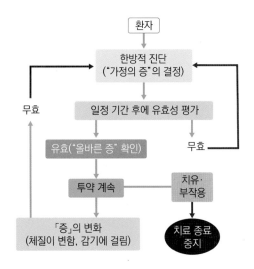

그림 4. 한방진료의 점차적 수정

를 실시했을 때의 유효율과 부작용에 주목한다. 예를 들면「유효율 30%, 부작용 발현율 10%」라고 한다.

한편 한방에서는 치료 후의 환자 반응을 살피고 기록해 가면서 처방을 점차적으로 수정하여 원칙으로는「유효율 100%, 부작용 발현율 0%」를 목표로 삼는다.

물론 한방으로 모든 환자를 치료할 수 있는 것은 아니다. 한방이 이를 목표로 하는 의학이라는 점은 암처럼 힘들고 어려운 질병일지라도 환자를 마지막까지 포기하지 않는다는 측면에서 우수하다고 할 수 있다.

서양의학(병명)과 한방의학(한방약)의 대응

식욕, 수면, 배변, 배뇨(특히 야간 수면 중의 배뇨 횟수), 냉증과 열감, 구갈, 자한, (여성의 경우)생리주기·지속일수·생리통 정도 등에 대해서도 문진을 통해 기록해 둔다.

서양의학에서는 어떤 질환(병태)에 대해 특정 치료

서양의학(병명)과 한방의학(한방약)의 관계는 그림 5와 같다. 서양의학에서는 각각의 병명에 특정 약제가 1대 1로 대응하여 사용된다. 한편 한방의학에서는 서양의학적으로는 같은 병명일지라도 환자에 따라 다양한 한방약이 사용된다. 이를「동병이치(同病異治)」라고 한다.

표 3. 바른 치료와 잘못된 치료일 때의 반응

	징후	바른 치료의 경우	잘못된 치료의 경우
誤治에 의한 반응	증상	개선된다	개선되지 않는다(때로는 악화)
	전신감각	기분이나 냉증이 개선된다	기분불쾌 몸이 휘청거림
	수면	숙면	불면
	식욕	회복·항진(몸무게↑)	식욕부진(몸무게↓)
	배변·복부증상	쾌변·위가 상쾌함	변비·설사·복명·복만·위부 불쾌·구토증·구토 등
	배뇨	야간뇨↓	빈뇨·핍뇨
	여성의 생리	순조로워짐·생리통↓	생리불순·생리통↑
순수 부작용	상기도증상	감기 비슷한 증상(두통·기침·인후통·콧물·코막힘)	
	피부·점막증상	약물 알레르기(약진)(발진·가려움증), 구내염	
	기타 과민반응	간질성폐렴(호흡곤란·마른기침·열), 간염(황달·발열)	
	순환기계증상	가성알도스테론증(고혈압, 부종), 부정맥	
*	명현	드물게 있음	없음

*명현: 만성 고질병(난치성질환)을 한방으로 치료할 때 치유 과정에서 드물게 나타나는 호전반응.
　보통 비교적 작용이 완만한 한방약을 투여했는데 일과성으로 나타나는 설사나 출혈 등의 격렬한 증상

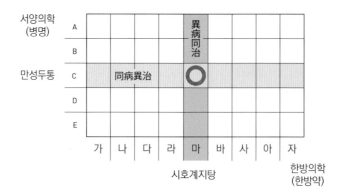

그림 5. 서양의학(병명)과 한방의학(한방약)의 대응

예를 들면 「만성 두통」이라는 병명에 대해 서양의학에서는 일률적으로 진통제를 투여한다. 한편 한방의학에서는 시호계지탕, 오수유탕, 계지복령환 등의 한방약을 환자의 유형에 맞게 사용한다.

반대로 한 가지 한방약이 언뜻 보기에는 아무런 관련성이 없는 것 같은 여러 질병에 유효하기도 하다. 이를 「이병동치(異病同治)」라고 한다. 예를 들면 시호계지탕은 만성두통 외에도 과민성장증후군, 만성췌장염, 만성기관지염 등의 질환들에 효과가 있다. 그림5에서 ○부분은 시호계지탕이 유효한 만성두통 환자를 뜻하는데 이런 겹치는 부분을 환자에 맞추어 정확하게 인식하는 것이 중요하다.

같은 병명일지라도 다른 유형이 존재한다면 각각의 유형에 따라 치료법이 달라지는 것은 당연하다. 예를 들면 만성두통이라고 진단을 받은 환자 중에도 추위를 잘 타서 겨울에 두통이 잘 생기는 사람과 더위를 타서 여름에 두통이 많은 사람이 있다. 이럴 경우 효과적인 한방약이 다르다는 것은 쉽게 예측할 수 있을 것이다.

때문에 단순히 서양의학적 무작위비교시험(RCT)에서는 특정 질환에 대한 한방약의 유효성을 증명하기가 쉽지만은 않다. 같은 질환을 앓는 환자라도 여러 유형으로 분류되면 RCT를 실시하기 전 준비단계에서 질환의 각 유형을 감별하는 방법과 이에 대해 유효한 한방약을 미리 분명히 해 둘 필요가 있다. 이렇게 유형 분류를 하는 것이 한방의학적 진단 즉 「증」의 결정이다.

그러나 이런 유형 분류가 필요한 것은 서양의학에서도 마찬가지다. File 40(142쪽)의 코멘트에서 언급한 것처럼 이레사®(Iressa)의 유용성(효과와 부작용)은 환자 배경에 따라 다르다. 현대 의학은 개별의료라는 한방의학적 사고를 수용하면 더 유용한 의학이 될 것이다.

2 한방의학의 복진법

오늘날의 서양의학과 한방의학에서는 복진을 실시하는 목적이 크게 다르다. 서양의학의 복진은 복강 내 장기의 이상을 추정하기 위한 것이다. 하지만 최근에는 초음파검사나 CT 등의 화상진단을 통해 이상증후는 간단하면서도 확실하게 평가할 수 있다.

따라서 복진은 복막염 등으로 복막자극증상을 확인할 때 외에는 거의 실시하지 않는다.

한편 한방의학의 복진은 환자의 전체상을 유형 분류하는 「증」을 결정하는 데 가장 큰 수단인 「복부징후(腹候)」를 알기 위해서 실시한다. 한방의학에서 복벽의 상태는 「증」과 대응하기 때문에 복진을 제대로만 한다면 적절한 한방약을 선택할 수 있는 가능성이 높다.

본 항목에서는 복진에 관한 기본 사항을 정리하고 각각의 한방약에 관한 복진 내용은 다른 항목에서 논하고자 한다.

복진의 중요성

에도시대 중기에 한방의 고방파 지도자였던 요시마스 토도는 『의단(醫斷)』(츠루타 겐이츠 편)에서 복진의 중요성에 관해 「복부는 생명의 근본이다. 때문에 만병은 여기에 뿌리를 내리고 있다. 이로써 진료 시에는 반드시 이 복부상태를 살펴야 한다.」, 「복부 징후를 소상히 살피지 못하면 처방하는 것 또한 불가능하다.」며 한방진료에서 복진의 중요성을 언급하였다.

후지히라 켄은 『한방복진강좌』(綠書房 출판)에서 「복진은 맥진에 비하면 훨씬 배우기가 쉽다. 그럼에도 불구하고 그 가치는 맥진보다 낫다. 복진만으로 한방적 진단(증)이 80% 정도 결정된다. 복진을 통해 최종 결정을 하는 경우도 드물지 않다.」고 그 중요성을 강조하였다.

후세방의 처방은 증상이나 증후를 참고로 하여 주로 결정되지만 고방의 처방은 복진으로 선택하는 경우가 많다. 한방약의 사용빈도에서는 고방의 처방이 압도적으로 많이 차지하기 때문에 후지히라는 복진

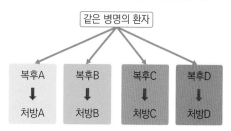

• 복진은 「한방적 감별진단」을 위한 필수 기술

같은 병명의 환자

복후A → 처방A
복후B → 처방B
복후C → 처방C
복후D → 처방D

• 복후(증)가 다르면 유효한 한방약도 달라진다.

그림 6. 복진은 왜 중요한가?

으로 한방적 진단(증)이 80% 정도 이루어진다고 한 것이다.

복진은 「한방적 감별진단」(증의 감별)에는 반드시 필요한 기술이며 같은 병명이더라도 복후가 다르면 「증」(유효 처방)은 다르다(그림6). 복진을 통해 복후를 정함으로써 표적치료가 가능해지고 한방치료 효용률은 현저히 높아진다.

올바른 복진 방법(표4)

정확한 복진을 위해서는 사전 준비가 필요하다.
① 환자를 진찰대 위에서 무릎을 펴고 위를 향하여 눕도록 한다. 서양의학에서는 복강 내 장기 이상을 진단할 목적으로 복진을 실시하므로 무릎을 굽히게 한다. 반면 한방의학에서는 복벽 자체에 나타나는 유형을 진단하기 위해 무릎을

표 4. 올바른 복진을 위한 준비와 순서

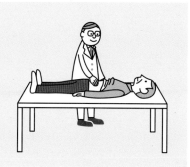

① 환자는 무릎을 펴고 위를 향해 눕는다.
  *공복시·배뇨후가 바람직하다.
  *여성은 하복부를 타월 등으로 덮어준다.
② 의사는 환자의 우측에서 환자와 마주한다.
  *환자의 좌측에서 실시하는 유파도 있다.
③ 의사는 손을 따뜻하게 한 후 진찰을 시작한다.
④ 시진은 복부 전체의 관찰부터 시작한다.
⑤ 촉진은 먼저 복부 전체의 복력을 평가한다.
⑥ 다음으로 각 부분에 대한 소견의 유무와 정도를 평가한다.

펴고 복벽이 편안하게 긴장을 유지한 상태에서 실시한다. 공복시·배뇨후가 바람직하고 촉진하지 않는 부분은 환자의 부끄러움을 배려하여 타월로 덮어준다.

②의사(오른손잡이의 경우)는 환자의 우측에서 환자를 마주보고 선다(환자의 좌측에서 실시하는 유파도 있지만, 진단에서 가장 중요한 상복부의 촉진이 어렵다). 의사의 손이 차가우면 복벽이 무의식적으로 긴장을 하게 되므로 손에 온기가 있는 상태에서 복진을 시작한다.

③촉진 전에 복부 전체를 관찰하고 복부융기, 복부대동맥의 박동, 장관연동, 흉복벽의 세락(어혈 징후)을 체크한다.

④촉진은 먼저 복부 전체의 복력 정도를 평가한 후에 각 부위에서 확인할 항목(체크 포인트)을 평가한다.

복진의 체크 포인트(그림7)

복진에서 확인해야 될 포인트(징후)를 정리하면 다음과 같다.

• 복력
①복부 전체를 수차례 가볍게 눌러서 복력을 살피고 「연약무력, 약, 중간 정도, 실, 강실」의 5단계로 표현한다. 상복부만 충실하면 그 내용을 기재한다.

다음으로 ②흉협고만, ③심하비경, ④심하·제하·

제하계(복부대동맥의 박동), ⑤복직근긴장, ⑥제방압통점, ⑦제하불인, ⑧심하진수음 등에 대한 징후의 유무와 정도를 확인한다.

• 흉협고만(그림8)
「흉협고만」이란 배꼽과 유두를 연결하는 선과 늑골하궁과의 교점에서 손가락 2~3마디(3~4.5 cm)떨어진 부위로 유두 방향을 향해 피부면에 45도 각도로 손가락 끝부분으로 압박한다. 타각적 저항의 강도와 자각적 고만감의 강도로 좌우 흉협고만의 정도를 평가한다. 「없음, 극히 경도, 경도, 중등도, 고도」의 5단계로 나타낸다.

흉협고만이 있으면 시호제를 선택하는 근거가 된다. 대시호탕으로는 양측의 심한 흉협고만, 시호가용골모려탕, 사역산, 소시호탕의 각 증에서도 양측의 흉협고만을 띠지만 그 정도는 단계적으로 가벼워진다. 시호계지탕 중에서는 우측만의 흉협고만이며 시호계지건강탕 중에서는 아주 살짝 흉협고만이 나타나 「흉협만미결(胸脇滿微結)」이라는 표현을 사용한다.

시호를 구성한약으로 포함하는 후세방의 처방(보중익기탕, 가미소요산 등)의 증에서도 흉협고만이 있다. 또한 사심탕류(삼황사심탕, 황련해독탕, 온청음 등)에서는 심하비(경)과 함께 우측에 흉협고만이 보이는 경우가 많다.

• 심하비경/심하비(그림9)
「심하비경」이란 심하부를 중심으로 불쾌감을 자각하고 타각적으로는 저항을 보이는 상태이다. 심하부에 저항은 없는데 자각적으로 불쾌감이 있는 상태는

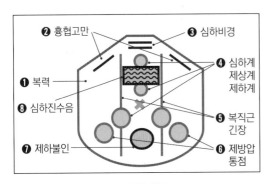

그림 7. 복진으로 확인해야 할 항목

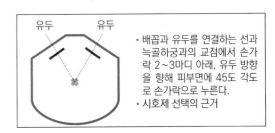

그림 8. 흉협고만

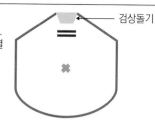

- 「심하비경」은 심하부에 타각적인 저항도 있다.
- 「심하비」는 자각증상만으로 저항은 없다(구별은 애매하다)
  * 관련이 있는 복후
  - 심하비경(목방기탕)
  - 심하석경(대함흉탕)

- 검상돌기
- 인삼이나 황련을 포함한 처방
- 대시호탕·소시호탕
- 사심탕류
- 세 사심탕 등의 선택 근거

그림 9. 심하비경(심하비)

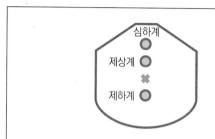

- 심하계
- 제상계
- 제하계

- 복부대동맥의 박동을 체표에서 촉지
- 너무 강하게 만져지면 정신적 증상이 있다고 판단 (특히 심하나 제하도 만져 느껴지는 경우)
- 용골이나 모려를 포함한 진정작용이 있는 처방의 선택 근거

그림 10. 계

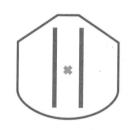

- 좌우 양측의 복직근의 긴장도를 위에서 아래까지 체크한다.
- 전체적으로 나타나는 이상긴장은 작약감초탕, 계지가작약탕, 소건중탕, 황기/당귀건중탕, 사역산, 반하사심탕, 등을 선택하는 근거가 된다.
- 복직근의 제하 부분에만 보이는 이상긴장은 팔미지황환을 선택하는 근거 (소복구급)이다.

그림 11. 복직근의 이상긴장

「심하비」라고 한다. 실제로는 저항을 느끼지 않는 경우는 아주 드물다.

심하비경이 있으면 인삼이나 황련을 포함한 처방들(인삼탕, 백호가인삼탕, 대시호탕, 소시호탕, 삼황사심탕, 황련해독탕, 반하사심탕 등)을 선택하는 근거가 된다.

심하비경과 관련된 복후에는 타각적으로 심와부의 딱딱함이 심해지는 「심하비견(心下痞堅)」이라는 목방기탕의 복후, 단단한 돌처럼 딱딱해지면 「심하석경(心下石硬)」이라는 대함흉탕의 복후가 있다.

• 계(悸)(그림10)

복벽 표면에 전해져 손으로 만져지는 복부대동맥의 박동을 「계(悸)」라고 한다. 심하·제상·제하 부위에서의 계를 각각 「심하계」, 「제상계」, 「제하계」라고 한다. 이들이 심하게 세면 육안으로 박동을 볼 수도 있다. 너무 강하게 느껴지면(특히 제하계도 촉지) 정신적 이상이 있음을 의미한다. 치료약으로는 용골이나 모려 등의 침정작용이 있는 생약을 포함한 처방(계지가용골모려탕, 시호가용골모려탕, 시호계지건강탕 등)을 선택하는 근거가 된다.

• 복직근의 이상긴장(그림11)

복직근은 좌우 각각 위에서 아래까지 가볍게 눌러 긴장도를 확인한다.

상복부에만 긴장이 느껴지면 시호제나 사심탕류

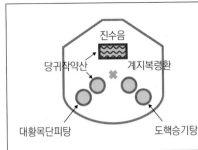

- 배꼽 좌우의 비스듬히 아래로 손가락 매듭 두 개 또는 네 개의 저항압통을 확인한다.
- 배꼽에서 내리 뻗은 직선과 진찰대 교점을 향해 손가락 끝으로 누른다.
- 다른 방향으로 퍼지는 통증을 호소하면 전형적인 어혈의 징후이다.
- 당귀작약산에서는 심하진수음을 수반한다.
- 압통부위와 다른 징후를 근거로 적합한 구어혈제를 선택한다.
- 압통강도를 살펴 투여량과 주 처방 또는 겸용방 중 어디로 할 것인지 결정한다.

그림 12. 제방압통점

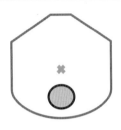

- 하복부에서 치골결합과 배꼽 사이의 연약무력과 지각둔마를 확인한다.
- 손가락 끝 혹은 손바닥으로 압박하여 긴장도를 살피고 때로는 볼펜 끝으로 눌러 지각둔마의 유무를 체크한다.
- 신허(선천적 기의 고갈)의 존재를 의미하고 보신제(우차신기환, 팔미지황환, 육미환 등)의 적응증 임을 알 수 있다.

그림 13. 제하불인(소복불인)

도 적응이 되지만 전체에 걸친 이상긴장은 진단적 가치가 있다. 전체적인 이상긴장은 작약감초탕, 계지가작약탕, 소건중탕, 황기건중탕, 당귀건중탕, 사역산, 반하사심탕 등을 투여하는 근거가 된다.

또한 복직근의 제하 부분에만 이상긴장(소복구급)은 팔미지황환이나 우차신기환 증의 복후라고도 한다.

• 제방압통(그림12)

배꼽 좌우의 비스듬히 손가락 마디 두 개 내지 네 개 정도에서 저항압통을 확인한다.

배꼽에서 아래로 뻗은 직선과 진찰대의 교점 방향을 향해 손가락으로 누른다. 압박하는 부분에서 다른 곳으로 퍼지는 통증을 호소하면 전형적인 어혈의 징후이다. 배꼽 왼쪽 아래로 손가락 두 마디에서는 계지복령환, 왼쪽 아래로 손가락 네 마디(S상 결장부 압통점)에서는 도핵승기탕, 배꼽 오른쪽 아래로 손가락 두 마디에서는 당귀작약산(심하진수음이 있다), 오른쪽 아래로 손가락 네 마디(회맹부압통점)에서는 대황목단피탕이 각각의 구어혈제로 주로 선택되지만, 예외인 경우도 많다.

제방압통 부위와 다른 증후를 종합하여 투여할 구어혈제를 선택하는데 투여량은 어혈의 정도에 따라 결정한다. 압통이 심한 경우에는 이들을 「주처방」으로 하는 경우도 있는데, 보통은 「겸용방」으로 하여 1일 1회, 취침전 등에 투여한다.

• 제하불인(그림13)

「제하불인」은 「소복불인」이라고도 한다. 신허(선천적 기의 고갈)의 존재를 의미하고 보신제(우차신기환, 팔미지황환, 육미환 등)을 선택하는 근거이다.

하복부의 치골결합과 배꼽 사이를 손끝 혹은 손바닥으로 눌러 긴장도를 평가한다. 경우에 따라 볼펜 끝으로 하복부를 눌러 지각둔마 유무를 체크한다.

• 심하진수음(그림14)

심와부를 손가락 끝을 가지런히 모아 손목 힘을 이용해 눌렀을 때 꿀럭꿀럭하는 진수음이 들리는지 아닌지를 확인한다. 이 소리가 들리지 않으면 무릎을 구부리고 복벽을 이완시키거나, 혹은 손바닥으로 누르면 들리기도 한다. 또 평상시에 환자가 자각적으로

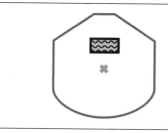

- 손가락 끝으로 손목 힘을 이용해 누른다(손바닥으로 눌러도 된다).
- 무릎을 구부려 복벽을 이완시킨다.
- 평상시에 심하부에 진수음을 자각하는지 아닌지를 물어 확인한다.
- 실제는 위 또는 대장 내에 액체와 가스가 차 있고 거의 소화관운동장애이다.
- 한방에서는 「수독」이라고 본다. 복령, 백출, 반하, 부자, 방기 등의 「이수약」을 포함한 「이수제 처방」의 선택 근거가 된다.

그림 14. 심하진수음

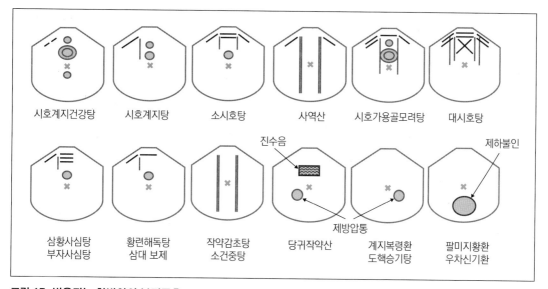

그림 15. 빈용되는 한방약의 복진증후

심하부에 진수음을 느끼면 진수음이 「있음」으로 본다. 실제는 위장내에 액체와 가스가 차 있으며, 대부분 소화관운동 저하가 원인이다. 이런 증상은 「수독」이 존재한다는 것을 뜻한다. 복령·백출·반하·방기·부자 등의 이수 효능약이 구성한약으로 들어가 있는 「이수제 처방」을 선택하는 근거가 된다.

• 빈용 한방처방의 복후(그림15)

이상 각 소견을 조합해 복벽의 유형을 도식으로 그려 이들을 유형별로 인식하는 것이 중요하다. 그림15의 상단은 시호 중심의 구성한약으로 된다.

중요한 「시호제」 여섯 처방의 복후이다. 하단은 많이 사용하는 사심탕류(삼황사심탕, 부자사심탕, 황련해독탕, 3대 보제), 양측 복직근 전체에 긴장이 나타나는 작약감초탕과 소건중탕 및 구어혈제와 보신제에 대한 복후이다.

상세한 내용은 각 처방 해설을 참조하길 바란다.

「암증」이란?

암 환자는 암 그 자체(침윤, 전이, 사이토카인 등) 및 암 치료(수술, 방사선치료, 항암약, 호르몬요법 등)로 인해 다양한 증상을 띤다. 그 결과 기력과 체력은 저하되고 몸의 기운은 떨어진다(그림16).

필자는 이러한 암 환자의 병태를 「암증(癌証)」이라고 명명하였다. 이렇게 인식하여야 보제를 사용한다는 치료방침이 명확해지기 때문이다. 암증에 대한 대표적 보제는 보중익기탕, 십전대보탕, 인삼양영탕, 그리고 복령사역탕이다.

이들을 어떻게 분류하여 사용하는지 요점을 살펴본다. 암이라고 진단받을 당시에는 체력은 떨어지지 않지만, 「기허」가 전면에 드러나면 보중익기탕을 사용한다. 기력·체력이 같이 약해지면 십전대보탕을 투여하고, 여기에 기침이나 숨이 차는 등의 호흡기증상도 있으면 인삼양영탕을 선택한다. 사실 먼저 어느 한 쪽을 2주간~1개월 정도 복용하도록 하여 환자의 반응을 살피며 점차적으로 수정해 간다. 하지만 이들 보제가 효과가 없고 냉증이나 설사가 심하면 복령사역탕을 고려한다.

암증에 대한 치료 체제

암 환자가 암증을 보일 때는 보제 중에서 처방을 선택하여 사용할 필요가 있다. 하지만 대부분 어혈과 신허를 수반하고 「냉증」이나 치료의 부작용, 후유증으로 증상이 다양하게 나타나는 환자가 많다. 따라서 보제를 기본으로 한 다음, 구어혈제와 보신제를 병용하고 몸을 따뜻하게 하는 부자말이나 사진(四診)을 통해 적합한 처방을 병용하는 경우가 많다(그림17).

결과적으로 암 환자는 암으로 인한 증상(식욕·수면·냉증·배변·배뇨·통증·권태·우울 등)과 치료에 따른 증상이 해소되어 계획대로 치료를 마칠 수 있다. 이렇게 함으로써 환자의 자연치유력과 면역력이 증강하고 질 높은 삶을 연장할 수 있다. 때로는 암이 치유되는 일도 있다(그림18).

암증에 대한 「기본처방(Steady regimen)」

암 환자의 한방진료는 복잡하므로 기본처방의 조합을 익혀두면 편리하다. 다음은 암증에 대한 기본처방을 해설한 것이다. 이들 「기본처방」은 필자가 임

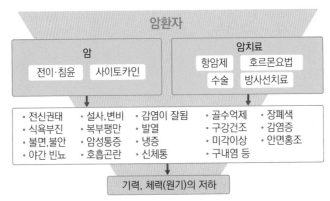

그림 16. 암환자에서 나타나는 기본적인 병태=암증

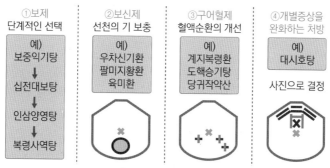

그림 17. 암증에 대한 한방치료의 구조

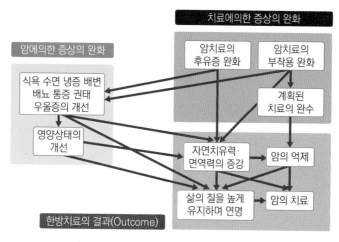

그림 18. 암증에 대한 한방약의 역할

상 현장에서 터득한 것으로, 지금도 증례를 추가하면서 그 유효성을 확인해가고 있는 중이다. 본서에서 제시한 62증례의 대부분은 이들 「기본처방」을 사용하고 있다. 여러분도 참조하기를 바란다.

암증인 환자에게는 암증에 대한 「보제」, 신허증에 대한 「보신제」, 어혈에 대한 「구어혈제」, 여기에 냉증이 있으면 「부자」도 병용한다. 때로는 치료로 인한 부작용이나 후유증 등, 개별 증상에 대한 처치도 필요하다(그림17의 ④)

구체적으로는 보통 다음과 같은 처방을 조합한 것이 암증의「기본처방」이다.

①보제: 보중익기탕, 십전대보탕, 인삼양영탕 중 선택(때로는 복령사역탕)
②보신제: 우차신기환(때로는 팔미지황환, 드물게는 육미환)
③구어혈제: 계지복령환, 도핵승기탕, 당귀작약산

중 선택(때로는 통도산, 드물게는 대황목단피탕)
④부자: 부자말

이들 조합 중에서 기본처방으로 빈도가 높은 것은 다음과 같다. 암증 치료에서는 보통 다음에 제시한 〈주 처방〉을 하루에 3회, 〈겸용방〉을 취침 전에 1회 투여한다.

〈주 처방〉
(1) [보중익기탕 1포+우차신기환 1포]×3회 매 식전
(2) [십전대보탕 1포+우차신기환 1포]×3회 매 식전
(3) [인삼양영탕 1포+우차신기환 1포]×3회 매 식전 [냉증을 심하게 호소하는 경우]
(4) [보중익기탕 1포+우차신기환 1포+부자말0.5~1 g]×3회 매 식전
(5) [십전대보탕 1포+우차신기환 1포+부자말0.5~1 g]×3회 매 식전

(6) [인삼양영탕 1포+우차신기환 1포+부자말0.5~
　1 g]×3회 매 식전

**[냉증이 특히 심하다고 하면서 상기 기본처방을 투
여하여도 냉증이 개선되지 않는 경우]**

(7) 복령사역탕×2~3회, 공복시에 분복(단, 본 처
　방 중의 「포부자」는 3 g/일로 시작하여 점점 양
　을 늘려 9 g/일까지 할 수 있다.)

〈겸용방〉
(1) 계지복령환 1~2포×1회 취침 전

(2) 당귀작약산 1~2포×1회 취침 전
(3) 우차신기환 1~2포×1회 취침 전
(4) 도핵승기탕 1~2포×1회 취침 전
(5) [계지복령환 1포+당귀작약산 1포]×1회 취침 전
(6) [계지복령환 1포+도핵승기탕 1포]×1회 취침 전
(7) [우차신기환 1포+당귀작약산 1포]×1회 취침 전
(8) [당귀작약산 1~2포+부자말 0.5~1 g]×1회 취침 전
(9) [우차신기환 1~2포+부자말 0.5~1 g]×1회 취침 전
(10) [우차신기환 1포+당귀작약산 1포+부자말
　0.5~1 g]×1회 취침 전

4 「병병(倂病)」과 그 치료법

　암 환자의 병태는 복잡하다. 암 환자는 암증·어
혈·신허만이 아니라 감염증의 병발, 치료에 따른 부
작용이나 후유증으로 인한 증상이 매우 다양하다.
따라서 복수의 「병독」이 환자의 체내에 존재할 것이
라고 짐작된다. 이 때 단일 한방약만으로 대처하기는
그리 간단하지 않다. 이런 병태를 「병병(倂病)」이라고
한다.

　후지히라 켄은 병병에 대해 연구하였는데 「병병이
란 二藥方證의 병존으로 증상은 상호 관련성이 있으
며, 치료에서는 선급후완 등의 치법을 따른다.」고 하
였다.

　『상한론』에는 제48조와 제220조에만 「병병」에 대한
기재가 있는데 어느 쪽도 태양병과 양명병의 병병이
다. 그러나 실제로는 태양병증과 소양병증의 병병,
소양병증과 양명병증의 병병, 삼양병기의 증과 삼음
병기의 증의 병병인 경우도 있다. 또한 같은 소양병기
의 다른 증의 병병도 있다.

　병병의 치료법에는 선급후완(선표후리, 숨은 증과
병치로서의 합방, 겸용방, 두 플래툰(two platoons)법
등이 있다. 이들은 각각의 상황에 알맞은 치료방침
을 결정한다.

　①선표후리: 선급후완으로 가장 많은 유형이다.

암 등의 만성질환 환자가 감기나 대상포진을 발증한
급성기에는 먼저 급성질환을 치료한다는 원칙이 있
다. 즉 암(만성질환)의 치료는 잠시 중단하고 감기나
대상포진(급성질환)을 태양병의 처방으로 치료한 후
에 암 치료를 재개한다. 표리란 투병반응이 나타나는
신체의 부분을 의미하고 감기나 대상포진은 체표에
서 반응이 일어나기 때문에 특히 「선표(先表)」라고
한다.

　②숨은 증: 선급후완 중의 한 유형으로 오구라 시
게나리가 제창한 「숨은 증」이 있다. 아주 심한 냉증
을 수반한 만성질환 환자에게 한방적 진단(사진=「망
문문절」)을 통해 선택한 한방약으로 개선되지 않는
경우가 있다. 이런 경우 먼저 복령사역탕을 얼마간
투여하여 냉한 몸을 따뜻하게 한 다음, 환자의 상태
가 개선되면 그때 가서 사진(四診)으로 결정한 한방
약을 투여한다. File 30(122쪽)과 File 39(140쪽)가 여
기에 해당된다. 이런 증례를 이케다 카즈히로는 「눈의
정령이 내려와 환자를 덮고 있는 형상」이라고 표현하
였다.

　③병치: 복수의 증이 나타나 이를 동시에 치료(병
치)하려면 방법은 각 증례마다 생각해야 한다. 여기
에는 합방, 겸용방 및 두 플래툰법이 있다.

합방

합방이란 다른 복수의 한방약을 섞어 동시에 투여하는 것을 말한다. 본래 한방약은 복수의 생약을 일정 비율로 혼합하여 끓인 것이다. 합방에서는 생약이 겹치면 그 중 분량이 많은 쪽을 사용한다는 원칙이 있지만, 엑기스는 그대로 혼합하여 사용해도 문제는 없다.

합방에는 역사적으로 유용성이 검증되고 새로운 처방으로서 시민권을 얻은 [계지탕+마황탕→「계마각반탕」(고방), 소시호탕+오령산→「시령탕」(후세방)]등의 처방도 존재한다. 한편, 경험삼아 시험 중으로 아직 처방의 시민권까지 획득하지 못한 소시호탕합계지복령환, 복령음합반하후박탕 등도 있다.

겸용방

겸용방이란 주 처방과 독립적으로 존재하는 병태에 투여하는 처방으로 어혈·신허·변비를 목표로 한다. 어혈에는 구어혈제, 신허에는 보신제, 변비에는 하제 한방약을 보통 1일 1회 투여한다. 각 그룹의 한방약이 어떻게 분류되어 사용되는지는 각 항목을 참조하기 바란다.

두 플래툰법

플래툰은 「소대」라는 의미로 「두 플래툰(two pla-toons)」은 전쟁, 프로 레슬링, 팀 스포츠 등으로 성격(역할)이 다른 두 그룹이 동시에 적에게 공격을 가하는 전술을 의미한다.

암 환자는 환자의 체내에 여러 「병독」이 존재하므로 단순 정공법으로는 치료가 쉽지 않다. 때문에 두 플래툰법의 치료 전력이 요구되는 경우가 많다. 이런 증례에서는 복수의 치료약을 적절히 조합하여 치료에 임해야 한다.

예를 들면 진행 폐암 환자가 심한 구갈로 1일 3 L의 찬물을 마신다면 인삼양영탕(A)과 백호가인삼탕(B)을 같이 투여한다. 이 두 가지 처방은 병위가 달라 동시에 투여할 수 없기 때문에 [(아침)A→(점심)B→(저녁)A→(취침 전)B]처럼 시간의 간격을 두고 복용하도록 한다. 이 방법을 「ABAB법」이라고 하는데 구체적인 내용은 제시된 증례보고를 숙지하여 터득하기 바란다.

두 가지 중의 비중이 변하여 위의 환자에게 구갈이 완화되어 수분섭취량이 줄어들면 백호가인삼탕을 1회로 줄여 ABAB법에서 AAAB법으로 한다. 만약에 좀 더 복잡해져 A가 [인삼양영탕+우차신기환], B가[백호가인삼탕+계지복령환]이 필요할 때도 있다.

5 「기혈수」의 이상과 그 치료

한방적 진단에서 「기·혈·수」이론은 중요하다. 기·혈·수는 체내를 흐르는 세 종류 유체(流體)인데 무형의 유체인 「기」, 붉은 유체(액체)인 「혈」, 혈 이외의 액체인 「수」를 포함한 개념이다. 이 「기혈수이론」은 일본의 에도시대 후기에 명의로 알려진 고방파의 요시마스 난가이(1750~1813)에 의해 확립되었다.

「기」

기는 체내를 흐르는 무형의 유체로 건강한 사람은 체내를 과부족 없이 유연하게 흐르지만 기에 과잉·부족·정체·상역 등이 나타나면 체내에 좋지 않은 상태가 발생한다.

- 변증유형 : 기허, 기울, 기체, 기역, 기상충 등
- 증상 : 기력저하, 우울, 역상, 두통, 동계, 불안, 불면, 정신이상, 의식소실, 설사, 변비. 인후두이상 등
- 병리적인 기전 : 뇌 혹은 자율신경의 활동성 저하, 항진, 불안정 등
- 기 이상을 개선하는 생약 : 인삼, 황기, 시호, 출, 후박, 자소엽, 계지, 용골, 모려 등
- 빈용 처방 : 보중익기탕, 반하후박탕, 영계출감탕, 계지가용골모려탕 등

「혈」

혈은 체내를 흐르는 적색의 유체, 즉 혈액인데 혈 이상과 관련된 병태는 혈액 부족 외에도 혈행장애 때문에 발생하는 여러 심신질환이 포함된다.

- 변증유형 : 허혈, 어혈, 오래된 어혈, 건혈(乾血) 등
- 증상 : 쉬 피로, 빈혈, 변비, 냉증, 복통, 생리통, 두통, 탈모, 손톱 변형, 정신이상 등
- 병리적인 기전 : 철 결핍과 골수억제가 원인으로 조혈 기능 저하, 출혈로 인한 빈혈, 혈행장애, 동맥경화, 정맥류 등
- 혈 이상을 개선하는 생약 : 인삼, 지황, 당귀, 작약, 시호, 도인, 목단피 등
- 빈용 처방 : 십전대보탕, 삼황사심탕, 계지복령환, 도핵승기탕, 당귀작약산 등

「수」

수는 체내를 흐르는 혈액 이외의 유형의 유체로 림프액, 기도·소화관·체강 내, 안구, 관절 피하 또는

점막하 등의 액체이다. 자율신경계, 면역계, 내분비계 이상과 관련된 질환이 포함된다.

- 변증유형 : 수독, 수체, 위내정수, 이수(裏水), 피수(皮水), 담음, 지음, 일음 등
- 증상 : 부종, 현기증, 차멀미, 속쓰림, 설사, 구토증, 구토, 관절통, 천식, 기침, 호흡곤란, 동계, 콧물, 구갈 등
- 병리적인 기전 : 심부전, 신부전, 위장운동저하, 위하수, 림프관의 울체, 소화관·피하·체강내의 저류수분, 천식, 기관지염, 관절염, 탈수 등
- 수 이상을 개선하는 생약 : 백출, 복령, 반하, 석고, 부자, 방기, 맥문동 등
- 빈용 처방 : 오령산, 복령음, 진무탕, 월비가출탕, 소청룡탕, 영계출감탕, 방기황기탕, 복령사역탕 등

「기·혈·수」의 이상 진단

「기·혈·수」의 이상은 주로 망진으로 파악한다. 망진에는 직감적 망진(snap dianosis)과 분석적 망진(analytical inspection)이 있다. 직감적 망진은 부정확하기 때문에 참고만 하고, 분석적 망진을 실시해야 한다. 망진으로 살피는 환자의 체표소견은 기·혈·수 이상을 파악할 수 있는 귀중한 정보 창고이다. 다음과 같은 정보를 얻을 수 있다.

- 어혈 : 피부의 세락(세혈관확장), 정맥류, 암자색 입술과 혀, 설하정맥의 긴장
- 혈허 : 피부건조와 혈색불량(피부고조), 백색조의 입술과 피부, 손톱 변형, 윤기 없는 손톱
- 수독/수체 : 부종, 피부지압흔(皮水), 혀의 치압흔, 부종상의 혀
- 기상충/기역 : 붉게 달아오른 안색
- 기허 : 광채가 없는 눈, 얼빠지고 생기 없는 눈

6 암 치료에서 침구 응용

본서의 목적은 암 환자를 한방치료로 돕기 위한 지식과 기술을 독자들에게 제공하는 것이다. 그러나 한방약과 양립하는 동양의학의 또 하나의 주축인 침구의학도 그 골자를 익혀 두는 것이 유용하다.

본 항목에서의 해설처럼 한방의학적 「증」을 결정할 수 있으면 환자를 침구로 치료하는 것은 어렵지 않다. 한방약과 침구 어느 쪽으로도 환자를 치료할 수 있다. 양쪽을 병용하면 보다 신속하고 강력한 치료가 가능해진다.

본 항목에서는 침구치료의 골자를 4페이지에 압축하여 기술하다 보니 설명이 부족한 감이 있어, 약간 난해하다는 생각도 든다. 일단 지금은 가볍게 살펴보고 앞으로 한방진료에 익숙해지면 다시 한 번 공부해 줬으면 한다.

침구의학의 배경

침구의학은 인류가 날카로운 도구를 사용하기 시작한 수천 년 전에 중국에서 탄생하였다. 침구 이론과 기술은 후한시대에 확립되었으며, 이때 『황제내경(소문·영추)』이 편찬되었다. 침구의학은 6세기경부터 중국에서 직접 혹은 조선반도(한국)를 통해 일본에 전해졌다. 그 후, 에도~쇼와시대에 침구치료에 대한 새로운 조명과 지견이 더해지면서 뉴 버전이 이루어져 도약적인 발전을 하게 되었다.

일본 침의 주류는 에도시대 초기에 스기야마 와이치가 발명한 「침관」을 사용함으로써 아주 가느다란 침을 비교적 얕게 놓는 방법이다. 침구치료는 전신권태감이나 식욕부진을 개선하고 암 치료에서 암 환자의 투병력을 높이는 데 매우 유용하다. 특히 항암제로 인한 말초신경장애에 침구치료는 즉효성이 있고 증상을 극적으로 개선시킬 수 있기 때문에 암 치료에 반드시 도입할 필요성이 있다. 그러나 침을 놓는 데는 시간이 꽤 소요되어 진료에 바쁜 의사가 직접 실시하기는 어렵다. 앞으로는 침구사와 의사가 협조하여 암 환자를 치료하는 것이 바람직할 것이다.

미국에서 침구는 가장 대중적인 보완대체의료(Complementary and alternative medicine:CAM)이다. 통증성 질환이나 신경·운동기질환을 중심으로 연간 300만 명이 넘게 침구치료를 받고 있다. 침구치료를 CAM부문에서 도입하고 있는 암전문병원은 많다.

미국에 침구학교는 61 군데가 있고, 51주 중에 44주에서 침구가 CAM으로 인정되어 현재 활약하고 있는 침구사는 약 12,000명이다. 침구사는 백인이 67%, 중국계가 5.5%로 그 중 일본식 침구를 실시하는 사람은 6%정도이다. 150시간 정도의 강의와 기술강습을 받고 침구사 자격이 있는 의사(MD-Acupuncturist)는 약 1,300명 된다고 알려져 있다.

최근에는 군대(육·해·공군+해병대)에서 주로 전시 때 병사의 동통완화에 「이침」을 도입하였다(Battlefield acupuncture).

침구치료의 골자

필자는 의대생일 때 수개월간 주 1회 일요일 아침에 치바에 있는 니시자와 미치마사 원장클리닉에 다니면서 정통 침구를 배우는 행운을 얻을 수 있었다. 침구치료의 진수는 12 장부 혹은 12 경로를 「보사」함으로써 각각의 「허실」을 조정하여 몸 전체의 균형을 잡는데 있다. 다음과 같이 그 포인트를 정리할 수 있을 것이다.

①질병은 「경락병」과 「장부병」으로 나뉜다.

경락병이란 체표면에 발생하는 급성질병으로 12경락을 보사하여 치료한다. 먼저 어느 경락에 병이 있는지를 판단한 후, 그 경락의 사지말초에 존재하는 원혈, 모혈, 자혈, 극혈, 락혈을 골라 보(補) 또는 사(瀉)의 침을 놓는다(그림1).

한편 장부병은 몸 심부에서 발생한 만성질병으로 전신의 12장부와 이어지는 배부의 수혈을 골라 보법 또는 사법의 침을 놓는다(그림2).

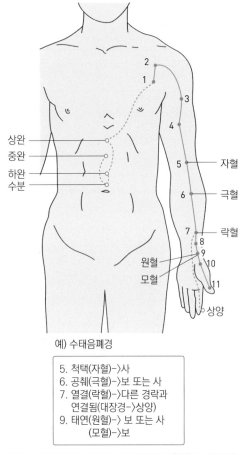

예) 수태음폐경

5. 척택(자혈)-)사
6. 공최(극혈)-)보 또는 사
7. 열결(락혈)-)다른 경락과
   연결됨(대장경-)상양)
9. 태연(원혈)-) 보 또는 사
   (모혈)-)보

그림 1. 경락병은 사지의 각 경락의 요혈을 보사하여
치료한다.

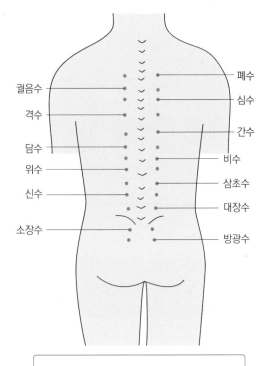

• 태양방광경위에 분포하고 있는 각 배수혈에 보법
혹은 사법의 시술을 시행하면 각 장부의 보사가
가능하게 된다.
• 족태양방광경은 좌우에 각 2열로 나누어져 있으
나 통상 1열을 사용하고 필요한 경우 대응하여 2
열도 사용하고 있다.

그림 2. 장부병은 배수혈을 보사하여 치료한다.

수혈의 「수(俞)」는 한자 부수 「車」를 붙이면 「輸出·
輸入」처럼 되듯, 에너지가 들고나는 항구를 의미한
다. 암 환자는 보통 장부병으로서 치료한다.

②경혈을 통해 각 장부나 경락에 에너지를 주입하
는 것을 「보한다(補)」고 하며 반대로 방출시키는
것을 「사한다(瀉)」라고 한다(표1).

각 장부를 보하기 위해서는 요배부에 위치한 각
장부의 수혈에 「보법」침을 실시하고, 각 장부를
사하기 위해서는 각 장부의 수혈에 「사법」침을
놓는다.

③암 환자는 보통 「선천의 기인 신」과 「후천의 기인
비·위」가 허해져 있어 [비수·위수·신수+지실]
에 보법으로 침을 실시한다. 그 다음 「전기온침
기」로 한꺼번에 따뜻하게 하고 요배부의 수혈을

통해 선천의 기와 후천의 기를 동시에 힘 있게
보완한다(그림3).

④항암제로 인한 말초신경장애가 있어 저림과 냉
증이 심하면 [간·담·대장] 등의 장부도 약해진
상태가 많다. 또한 ③과 더불어 [간수·담수·방
광수]도 보법으로 침을 놓고 「전기온침기」로 따
뜻하게 해주면 뛰어난 효과를 얻을 수 있다.

⑤이외의 다른 장부가 실한 경우에는 배부의 태양
방광경의 제1행 선상에 위치한 각 수혈을 위(폐
수)에서 아래(대장수)까지 「연속輸刺」(연속적으
로 빠르게 찌르고 빠르게 뺀다)함으로써 일괄적
으로 「약하게 瀉」하여 균형을 잡는다. 이때 ③,
④에서 보한 수혈은 瀉하지 않는다.

게다가 각 장부가 튼튼하게 실한 경우에는 등의 족

표 1. 침구치료에 관련된 보사의 기술

보사	호흡	시술 중 수기법	침의 선택과 침에의한 통증의 정도
보법	호기시에 자침하고 흡기시에 발침함	작탁, 진전, 온침, 전기온침	가는 침, 통증이 없이 자침과 발침함
사법	흡기시에 자침하고 호기시에 발침함	속자속발(速刺速拔), 배수혈에 연속수자	굵은 침, 아프게 자침하고 발침함

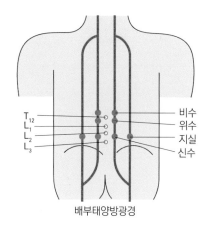

배부태양방광경

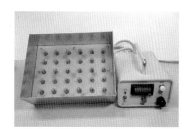

전기온침기

그림 3. 전기온침기로 온보하는 수혈들과 전기온침기

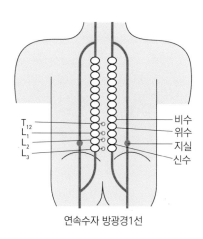

연속수자 방광경1선

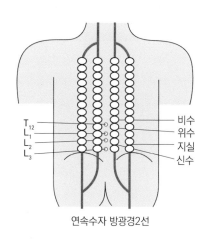

연속수자 방광경2선

그림 4. 연속수자(輪刺)

태양방광경의 좌우 제1행 선상의 각 수혈뿐만 아니라, 제2행 선상의 경혈도 위에서부터 아래까지 연속輪刺하여 한번에 「강하게 瀉」하여 그 균형을 잡는다 (그림4). 마찬가지로 보한 수혈은 瀉하지 않는다.

한방약과 침구의 통합치료

필자의 은사인 오구라 시게나리는 니시자와 미치마사에게 침구 메뉴얼을 배우고 『황제내경』의 침구시술법과 『상한론』의 한방약 사이에 대응관계가 있음을 발견하였다. 그리고 『상한론에 의한 한방약과 침구의 통합진료』(1983년, 創元社 출판)를 저술하여 탕약과 침구의 대응관계를 다루었다. 오구라가 발견한 침구와 한방약과의 대응관계와 그 치료법을 정리하면 다음과 같다(그림5).

①당귀작약산증 등, [비·위·신]의 각 장부가 허하면, [비수·위수·신수+지실]에 보법의 침을 실시, 즉 유침 또는 전기온침을 이용한다. 복령사역탕증처럼 허의 정도가 심할 때는 [비수·위수·신수+지실]에 강한 보법인 전기온침을 실시한다(그림3).

②반대로 어느 장부가 실한 경우는 그 장부의 수혈에 사법의 침을 놓는다. [비·위·신] 이외의 각 장부는 모두 주로 실하기 때문에 배부의 태양방광경에 일괄적으로 사법의 침(경부부터 요부까지 빠르게 놓고 빠르게 뺀다)을 놓는데 이를 「연속輸刺」라고 한다(그림4 왼쪽).

③실의 정도가 가벼우면(예를 들면 소시호탕증) 내측의 방광경 제1선(양측으로 2열)에 늘어선 수혈군을 목에서부터 허리까지 「연속輸刺」로 사한다. 실의 정도가 강하면(예를 들면 대시호탕증) 내측 제1열에 늘어선 방광경 제1선의 배수혈들의 수혈군에 침을 놓고 외측의 방광경 제2선의 각 혈도(양측으로 4열) 마찬가지로 「연속輸刺」로 사한다(그림4 오른쪽).

④시호계지건강탕증에서는 [비·위·신]이 허하고 [간·담]은 실하므로 먼저 [비수·위수·신수+지실]에 유침 또는 온침을 실시한 후에 [간수·담수]를 사한다(보한 다음에 사한다).

⑤황련해독탕증에서는 [간·담]은 허하고 다른 경은 모두 경도로 실하므로 먼저 [간수·담수]를 유침 또는 온침을 실시하여 보한다. 배부의 태양방광경의 제1행선의 수혈군을 「연속 輸刺」로 사한다(보한 다음에 사한다).

⑥병병이거나 병용처방이 필요하다면 좀 더 복잡한 기법을 응용한다. 예를 들면 대시호탕이 주처방이고 당귀작약산가부자가 겸용방이라면 [비수·위수·신수+지실]을 「전기온침」으로 보한다(그림3). 그 후 「연속輸刺」를 좌우 2열씩 합계 4열에 실시한다(그림4 오른쪽).

⑦이와 같이 침을 놓은 직후에 환자의 반응을 살핀다. 치료 전의 호소가 개선되고 환자가 「목욕하고 나온 것처럼」 기분이 말끔하고 상쾌해하면 치료가 틀리지 않았다는 것을 확인할 수 있다. 그러나 반대로 환자가 얼굴이 달아오르거나 몸이 나른해지고 혹은 증상이 개선되지 않으면 치료법이 잘못됐다는 것이므로 그 다음 침 치료 방법을 수정해야 한다.

복진의 증후			진수음 / 어혈	제하불인
증(한방약)	소시호탕	대시호탕	당귀작약산	팔미지황환
침구치료	연속수자 방광경 제1선	연속수자 방광경 제1, 2선	유침 또는 전기온침 [비수 위수 신수+지실]	유침 또는 전기온침 [신수 지실]

그림 5. 한방의 증(한방약)과 침구치료의 상관관계 예시

전기온침기

과거에는 경혈을 강하게 열로 보할 목적으로 「온침」(침의 침병에 쑥을 둥글게 뭉쳐서 붙인 후 태움으로써 침체를 통하여 경혈을 강하게 열로 보하는 방법)을 실시하였다. 그러나 이것은 열과 함께 연기도 발생하기 때문에 화재경보장치가 완비된 현대 의료시설 내에서는 적용이 곤란하다. 이를 대신하여 니시자와 미치마사가 개발한 「전기온침기」가 있다(그림3 오른쪽). 이것은 [비·위·신]에 에너지를 공급하기 위한 입구인 배부에 집중된 [비수·위수·신수+지실]을 한꺼번에 모두 따뜻하게 하는 기구이다. 연기가 발생하지 않고 보하는 정도를 정량화할 수 있어 매우 유용하다.

침구치료의 이점

침구치료의 이점을 정리하면 다음과 같다.
①약물을 필요로 하지 않고 언제, 어디서든지 치료를 할 수 있다. ②멸균된 일회용 침관이 부착된 스

텐레스침을 저렴한 가격으로 구입할 수 있고 수평감염에 대한 위험이 없다. ③즉효성이 있기 때문에 한방약과는 달리 효과 발현까지 몇 주씩 기다릴 필요가 없다. ④그 자리에서 「점차적 수정」이 가능하므로 참된 증을 결정하는 데 시간을 단축할 수 있다. 따라서 효과가 없는 한방약을 장기 투여하는 것을 막을 수 있다.

동아시아의 전통의학인 생약의학과 침구의학의 그 뿌리는 다르다. 전자의 발상지는 중국 남부이고 후자는 중국 북부에서 시작되었다. 그러나 양쪽은 공통된 개념에서 인체를 음양·허실을 기준으로 분류하고 균형을 유지함으로써 병을 치료한다. 생약의학에서는 각 생약의 성질을 이용하여 화학적으로 균형을 취한다. 한편 침구의학에서는 12장부와 연결되는 체표의 경혈을 각각 보사(補瀉)함으로써 물리적으로 균형을 잡는다.
서양의학과는 전혀 다른 이러한 독특한 치료법은 종종 현대 최첨단 치료에 필적할 만한 효과를 발휘한다. 우리들 수중에 있는 이 훌륭한 기술을 앞으로 암 같은 난치질환의 임상에 활용하고 싶다.

7 한방약의 부작용

한방약을 복용한 후, 환자 반응은 다채롭다. 의사나 약사는 이런 반응을 정확하게 해석하여 부작용이 나타났을 때 적절하게 대응해야 한다. 이는 한방약을 안전하면서도 유효하게 사용하는 데 매우 중요하다.
한방약을 처방하는 의사, 조제 및 복약을 지도하는 약사는 한방약의 여러 부작용에 대해 충분한 지식을 숙지하고, 발생할 가능성이 있는 부작용을 사전에 환자에게 설명하여야 한다. 또한 부작용이 생겼을 때는 적절하게 대처해야 한다.
한방약의 부작용에는 ①잘못된 치료로 발생하는 자율신경계 반응, ②신체 표면의 과민반응, ③신체 내부의 과민반응, ④가성알도스테론증, ⑤심혈관계 반응, ⑥장간막정맥경화증, ⑦명현 등이 있다. 이들

에 대해 설명을 덧붙이고자 한다.

잘못된 치료로 발생하는 자율신경계 반응

처방한 한방약이 환자의 「증」에 맞지 않으면 식욕부진, 배변이상, 불면, 열이 달아오름, 빈뇨, 발한, 구갈, 현기증, 월경불순, 생리통 등의 자율신경계 증상이 나타난다. 이때 다시 한방적 진단을 내려 「증」에 맞는 한방약을 투여하면 이런 불쾌한 증상은 소실되고, 환자가 원래 가지고 있던 증상도 개선된다. 따라서 이들 증상은 엄밀하게는 「부작용」이 아니라, 오히려 환자에게 맞는 한방약을 선택하는 데 도움을 주

는 「내비게이터 반응」 혹은 「실마리 반응」이라고 하는 것이 마땅할 것이다.

이런 반응은 수많은 한방약의 작용점이 신경·면역·내분비 등 생체 제어 시스템의 중추에 있기 때문에 발생하는 것 같다. 실제로 증에 적합한 한방약을 복용하면 환자의 자율신경기능은 개선된다. 또한 환자의 호소가 개선되면서 식욕, 수면, 배변, 배뇨, 발한, 냉증, 월경 등의 자율신경계의 상태도 정상화된다. 한방의학적으로는 「기혈수의 순환이 좋아진다.」고 설명한다. 특히 『상한론』에 실린 시호제·사심탕류·백호탕류·승기탕류·인삼탕류·구어혈제·보신제·사역탕류 등의 기본적 한방약과 후세방의 보제는 이런 효과가 있다. 그러므로 진찰 때마다 환자의 자율신경의 상태를 확인하고 이를 한방진료의 길안내자로서 활용하는 것은 매우 유용하다.

한방약은 병명을 기준으로 투여하면 이런 유형의 부작용이 많이 발생한다. 한방약을 처방하는 의사가 한방약의 특수성을 이해하지 못하면 잘못된 진단을 하게 되고 장기간 환자를 고통에 빠뜨린다. 필자는 일상에서 가끔 대건중탕을 잘못 투여하는 경우를 접하기도 한다. 대건중탕은 보통 복부 수술 후에 장 폐색을 예방하는 단골약으로 의례히 투여되는데, 그 결과 오히려 식욕부진, 발한과다, 전신권태감 등이 나타나고 몸 상태를 망가뜨리는 경우가 많다. 환자의 호소로부터 판단하여 대건중탕의 잘못된 치료로 인한 증상이라고 판단될 때에는 잠시 약을 중지하고 증상 변화를 관찰하여야한다.

신체표면의 과민반응

신체표면의 과민반응에는 발진, 피부 발적, 가려움, 구내염 등이 있다. 중증의 증례에서는 발열, 전신권태감, 간기능장애 등을 수반한다. 약진의 유형은 다양하고 두드러기(담마진), 고정약진, 파종상 홍반, 홍반구진, 일광과민, 습진, 자반, 다형 삼출성홍반 등이 있다.

경증에는 복약만 중지해도 치유가 되지만, 꽤 심한 경우에는 스테로이드약이나 항알레르기약의 내복 또는 외용치료가 필요하다. 중증인 경우에는 입원하여 스테로이드약의 경구·수액치료를 필요로 한다. 프레드니솔론(Prednisolone) 15~30 mg/일 정도의 내복이 일반적이지만, 때로는 60 mg/일 정도까지 양을 늘리거나 스테로이드펄스요법(Steroid pulse therapy)을 실시하는 경우도 있다. 아나필락시스 쇼크에는 기도확보, 수액보충, 부신피질호르몬이나 에피네프린 투여 등을 포함한 전신 관리가 필요하다.

한방약에 의한 약진(발진이나 가려움은 계피·당귀·황금이 원인인 경우가 많다. 이들을 포함한 한방약은 일상 진료에서 사용되는 중요한 처방이 많은데, 예를 들면 태양병의 한방약(계지탕, 마황탕, 갈근탕), 부자제(계지가출부탕, 계지작약지모탕, 우차신기환), 구어혈제(계지복령환, 당귀작약산, 도핵승기탕), 보제(보중익기탕, 십전대보탕, 인삼양영탕) 등이 대표적이다. 시호제 등 황금을 포함한 다른 여러 한방약도 주의해야 한다.

진단을 목적으로 피부알레르기시험이나 림프구자극시험을 실시하기도 하는데, 위양성이나 위음성이 많다. 재투여시험(챌린지 테스트)은 유럽이나 미국에서는 절대 금기시하고 있다. 그러나 일본피부과학회 홈페이지에는 원인약제를 분명히 밝히기 위해서 마땅히 실시해야 하고, 1/10~1/1000 정도의 저농도부터 투여를 시작하면 안전하다고 한다. 필자는 이와 같은 재투여 시험을 구태여 해야 할지를 망설이는 입장이다.

신체 심부의 과민반응

신체 심부의 과민반응에는 생명과 관련된 중대한 면이 있다. 대표적으로는 간질성폐렴과 약제성 간장애이다. 원인이 되는 생약은 「황금」이 압도적으로 많다. 따라서 황금을 구성한약으로 포함한 한방약을 처방할 때는 항상 그 발병 가능성을 염두에 두어야 한다. 황금이 들어간 한방처방은 치료에서 중요한 것이 많다. 예를 들면 소시호탕을 시작으로 시호제의 대부분, 황련해독탕, 삼황사심탕, 반하사심탕, 다이어트약으로 OTC에서 대량으로 판매되고 있는 방풍통성산, 비뇨기과 영역의 오림산·용담사간탕·청심연자음, 호흡기과 영역의 형개연교탕·신이청폐탕, 청폐탕, 피부과 영역의 삼물황금탕·청상방풍탕·시호청간탕 등이 있다.

• 간질성폐렴

한방약의 간질성폐렴에 대한 첫번째 예는 유효한 치료법이 없었던 만성간염에 소시호탕이 다수의 환자에게 투여되기 시작한 1989년부터 증례보고가 나왔다. 그 후 1990년대 전반에 소시호탕이 투여된 만성간염 환자 중 약 100예에서 간질성폐렴이 발병하고, 그 중에서 약 10례가 사망하였다는 보고가 있었다. 이 때문에 인터페론 투여중인 환자나 간경변·간암 환자 및 만성간염으로 혈소판수가 100,000/mm^3 이하인 환자에게는 소시호탕 투여가 금지되었다. 그러나 필자가 조사한 바에 따르면 소시호탕으로 인한 간질성폐렴은 B형간염·간경변에서는 없었고, 모든 증례가 C형간염·간경변 및 소수의 알코올성간염 환자였다. C형간염바이러스 감염자는 종종 자가면역질환이 일어난다는 사실은 알려져 있다. 이는 면역학적기전에 의한 간질성폐렴 준비단계에 있기 때문인 것 같다.

만성바이러스간염환자의 간질성폐렴 발병률은 인터페론이 원인인 경우는 약 500예에서 1예인 것에 비해 소시호탕에서는 약 10,000예에서 1예로 추정되었다. 그 후의 보고에서도 간질성폐렴은 황금을 포함한 다른 여러 한방약에서도 발생한다는 사실이 밝혀졌다. 간질성폐렴 증상은 초기에는 마른기침, 일을 할 때 숨이 차고, 발열이 있는데 진행이 되면 호흡부전으로 사망하기도 한다. 진단은 흉부X선 사진이나 CT로 간질음영을 확인하고, 혈청 LDH의 증가, KL-6, SP-D 등 간질성폐렴 마커를 그 근거로 삼는다.

이러한 발병이 의심되면 한방약의 복용을 즉시 중지하고, 호흡부전까지 나타나면 입원하여 관리한다. 호흡기증상이 심하거나 급속하게 악화되는 경우 등, 중증이면 충분한 호흡관리를 실시하면서 펄스요법을 비롯한 부신피질호르몬으로 치료한다.

• 약제성 간장애

한방약 때문에 발생하는 약제성 간장애는 결코 드물지 않다. 필자도 한 해에 4~5예는 경험하고 있다. 증상은 전신권태감, 발열, 오심·구토, 식욕부진 등 비특이적이다. 소양감이나 황달과 같은 담즙울체에 의한 증상은 실제 보기 드물다. 사실 정기적 혈액검사에서 무증상 중에 우연히 발견되는 경우가 대부분이다.

간기능검사에서는 간세포장애(트랜스아미나제의 증가)와 담관세포장애(ALP, LDH, γ-GTP의 증가)의 혼합형이 많다. 드물게는 전격성 간염을 일으키는 경우가 있다. 한방약 복약을 시작한 후 간기능장애가 출현하기까지의 기간은 수개월이 걸리며, 서서히 발현하는 경우가 많다. 하지만 이전부터 한방약을 복용한 경우에는 며칠 사이에 발현하기도 한다.

조기발견을 목적으로 황금을 포함한 한방약을 복용하고 있는 환자는 수개월에 한 번씩, 간기능검사를 실시한다. 단, 마황부자세신탕이나 대황목단피탕에 의하여 전격성 간염이 보고된 예도 있으므로, 황금이 들어가 있지 않은 한방약이더라도 결코 안심할 수 없으며, 모든 한방약에 주의를 기울일 필요가 있다.

약제성간장애를 일으키면 곧 바로 한방약을 중지한다. 간부전 징후가 보이면 입원시켜 관리하여야 하고, 중증인 경우는 혈장교환이나 간이식 등의 치료까지 해야 한다. 무증상에서 간기능장애가 확인되면 한방약을 중지하고 2~4주 후에 간기능의 개선 여부를 살핀다.

가성알도스테론증

가성알도스테론증의 원인으로 지목되고 있는 감초는 한방약에 가장 많이 배합되어 있는 한방 생약이다. 그 메커니즘은 뒤에서 설명하겠지만, 지금은 거의 베일이 벗겨진 상태이다. 하지만 어떤 배경을 가지고 있는 환자에게 본증이 발현되는지는 아직 확실하지 않다.

한방에 비판적인 의사나 연구자는 한방약의 위험성을 선전하려고 본증을 문제 삼기도 한다. 그렇지만 무거운 몸, 부종, 고혈압, 탈력 등의 징후에 유의하면 본증을 조기 발견하는 것은 그리 어려운 일이 아니다.

본증의 증상은 고혈압, 부종, 소변량 감소, 몸무게 증가, 탈력, 근육통, 장딴지의 쥐, 손발 저림과 경직, 운동마비, 두통, 상기, 얼굴이 달아오름, 어깨 결림, 동계, 메슥거림·구토, 식욕부진, 구갈 등이다.

검사소견은 몸무게 증가, 고혈압, 저칼륨혈증, 근력저하, 고CPK혈증, 부정맥, 심전도이상 등이다. 소변 속의 칼륨 배출은 늘고 나트륨 배설은 감소한다. 혈중의 레닌 및 알도스테론은 정상 혹은 감소한다.

발현자의 성비는 1:2로 여성에게 많다. 루프이뇨제, 인슐린, 부신피질호르몬, 갑상선호르몬 등을 복용 중인 환자는 저칼륨혈증이 발생하기 쉽고 중증화로 이어지는 증례가 많다고 한다. 최근 사용되는 복합제혈압약에는 이뇨제가 포함된 것이 있는데 주의를 요한다.

본증의 발현은 감초의 함유량과 상관없이 일어나는 것 같다. 감초가 하루 1 g이하밖에 들어가지 않는 한방처방에서도 보고된 예가 있기 때문이다. 역으로 감초가 대량 들어가는 한방처방(감초탕이나 작약감초탕 등)을 장기 복용하는 환자에게 많이 나타나는 것도 아니다.

약을 복용하기 시작하여 본증이 나타나기까지의 기간은 복약 후 1개월부터 수개월 사이에 서서히 발현하는 경우가 많다. 따라서 감초가 들어간 한방처방을 복용하는 환자는 고혈압이 나타나는지 세심하게 주의를 기울이고, 조기 발견에 유심하게 살피는 것이 중요하다.

발현기전은 ①~③이라고 추정된다. ①감초 속의 글리치르리친산이 신뇨세관의 11β-hydroxysteroid dehydrogenase-2(11β-HSD-2)의 활성을 억제하고 코르티솔이 코르티손으로 변환되지 않고 증가한다. ② 증가한 코르티솔이 Mineralocorticoids수용체에 작용하고 칼륨의 재수용을 억제시키며, 나트륨의 재흡수를 촉진한다. ③이 결과 나트륨저류와 저칼륨혈증을 일으키고 고혈압, 부종, 근육병(Myopathy) 등을 일으킨다.

본증은 한방약 복용을 멈추면 일반적 증상은 개선된다. 저칼륨혈증으로 인한 응급 시에는 위장장애가 별로 없는 칼륨제제인 아스파르트산 칼륨을 경구 투여한다. 또한 메슥거림·구토를 하는 환자나 탈력감이 심한 환자는 입원관리를 통해 천천히 수액정맥주사로 칼륨을 보급한다. 그리고 항알도스테론약인 스피로놀낙톤도 유용하다고 한다. 본증을 발현한 환자에게는 당분간 한방약 투여를 단념해야 한다. 이러한 경우에는 앞으로 감초가 들어간 한방처방은 스피로놀낙톤을 병용투여라는 방법을 통해서만 가능할지 모른다.

감초가 들어간 한방약은 의료용 한방제제 147처방 중 109처방(74%)이나 된다. 한방약을 처방하는 모든 환자에 대해 의사나 약사가 본증의 초기증상(고혈압, 부종, 몸무게 증가, 근력저하 등)을 충분히 설명해주어야 한다. 그리고 이상이 있으면 곧바로 주치의에게 연락하도록 지도하는 것이 중요하다.

심장혈관계의 증상

마황이나 부자 등, 자율신경계에 작용하는 생약을 함유하는 한방처방은 동계, 빈맥, 부정맥 등의 심장혈관계의 부작용이 발현하기도 한다. 특히 교통사고 등 편타성손상으로 교감신경 긴장상태에 있는 환자나 천식 등으로 교감신경 자극약이나 크산틴유도체를 복용 중, 또는 심신증이나 정신질환으로 항콜린작용제를 복용하는 환자는 부작용이 나타날 위험이 크다. 협심증, 심근경색, 부정맥 등의 심장질환이 있거나 과거력이 있는 환자는 부작용을 잘 살펴야 한다.

마황이 들어간 한방약에는 감기 등에 많이 사용하는 갈근탕·소청룡탕·마황탕·마황부자세신탕·마행감석탕이 있다. 관절통이나 류마티즘에는 월비가출탕·의이인탕·마행의감탕·오적산, 천식에는 신비탕·오호탕, 부비동염에는 갈근탕가천궁신이, 비만증에는 방풍통성산 등이 있다.

마황에 함유된 에페드린에는 교감신경자극작용이 있다. 앞에서 제시한 한방약으로 정신증상(불면, 안절부절 못함, 정신흥분, 두통), 교감신경항진증상(동계, 빈맥, 부정맥, 심부전, 발한과다, 배뇨곤란), 소화기증상(오심·구토, 식욕부진), 전신증상(탈력감, 현기증, 일어설 때 현기증) 등의 증상이 나타난다.

부자를 포함한 한방약에는 관절통에 사용하는 계

지가출부탕·대방풍탕·계지작약지모탕, 암 환자에게 빈용되는 우차신기환이나 팔미지황환, 감기에 응용되는 마황부자세신탕, 현기증이나 설사에 사용하는 진무탕 등이 있다. 또한 기존의 한방엑기스제제에 추가하여 사용하는 조제용 부자말이 있다.

구성한약에 부자가 들어간 한방약으로 부자 중독을 일으키기도 한다. 가벼운 증례는 혀나 입술 저림·동계 등만 보이나, 중증인 경우에는 흉내고민(胸內苦悶), 소화기증상(오심이나 구토), 전신 마비나 탈력, 부정맥으로 쇼크, 다양한 심전도이상이 나타난다.

부자는 현재 가열처리된 부자(수치부자, 가공부자, 포부자 등)를 사용하는 것이 원칙으로, 안전성은 높아졌다 하더라도 부자로 인한 중독이 완전 없어진 것은 아니다. 특히 암 환자에게 대량의 조제용 부자말이 필요할 때가 있는데, 신중하게 치료에 임해야 한다.

장간막정맥경화증

장간막정맥경화증은 1993년에 이와시타 등이 허혈성장염의 원인 중 하나라는 보고를 하였다(胃と腸 1993;28:927). 본증은 일본을 비롯한 동아시아 나라에서 특이적으로 나타나는데, 보고 증례는 일본에서 압도적으로 많으며 대만과 홍콩에 몇몇 증례 보고가 있다. 이 원인으로는 산치자(치자나무 열매)를 구성한약으로 하는 한방약의 장기복용으로 추정된다.

이 증상은 중년 이후의 여성에게 많은데 그 이유는 갱년기장애 등의 치료를 목적으로 가미소요산·황련해독탕·방풍통성산 등, 산치자가 들어간 한방약을 장기간 복용하기 때문이 아닌가 추정된다.

본증의 발현기전은 산치자 속의 제니포사이드 (Geniposide)가 맹장 내에서 장내세균이 가지고 있는 β글루코시다제(glucosidase)에 의해 제니핀(Genipin)으로 가수분해 된 후 아미노산과 결합하여 청색 화합물로 흡수되어 대장벽 및 장간막정맥벽에 침착됨으로써 섬유화 또는 석회화를 일으키는 것으로 추정된다. 증상은 허혈성장염과 마찬가지로 두통, 설사, 하혈이 대부분이다. 호발부위는 회맹부부터 횡행결

장으로, 때로는 S상결장이나 직장에서도 나타난다. 영상진단검사상 복부단순X선 사진이나 CT로 장관벽이나 장간막에 석회화가 발견되고, 내시경검사에서 장점막은 청색~보라색조의 부종상이 나타난다. 혈관투시불량, 벽의 신전불량, 미란(진무름)이나 궤양이 보인다. 조직학적으로는 장간막정맥벽의 섬유화와 석회화, 점막하층의 섬유화, 점막고유층의 혈관 주변으로 교원섬유의 침착 등이 나타난다. 치료는 무증상인 경우에는 원인을 제공한 한방약을 중지하고, 보존적으로 경과관찰을 한다. 이때 염증이나 협착으로 인한 증상이 있을 수 있는데, 약물치료로 개선되지 않으면 외과적 절제가 필요할 수 있다.

산치자가 들어간 한방약에는 황련해독탕, 가미소요산, 형개연교탕, 오림산, 온청음, 청상방풍탕, 방풍통성산, 용담사간탕, 시호청간탕, 청폐탕, 신이청폐탕, 인진호탕, 가미귀비탕, 치자백피탕 등이 있다. 이들을 장기간(3년 이상) 복용한 환자는 조기발견을 위해서도 정기적으로 복부CT나 대장내시경검사를 권장한다.

명현

아주 드물기는 하지만 한방약으로 치료하는 도중, 환자가 매우 힘든 증상을 보인 후에 치유되어 가는 현상을 관찰할 수 있다. 이 현상을 「명현」이라고 하는데, 예로부터 「한방약에 의한 호전반응」이라고 하였다. 이 말의 유래는 유교 성전 중 하나인 『書經』의 「若藥弗暝眩厥疾弗瘳(만약 약으로 명현이 일어나지 않으면 그 질병은 치유되지 않는다)」에서 나왔다. 「만병일독론」을 주창한 에도시대의 한방의학 명의였던 요시마스 토도는 이 말을 빌려 「약이 독에 적중하면 반드시 명현을 일으켜 병이 낫게 되는데, 만약 명현이 일어나지 않으면 독에 명중하지 않아 치유되지 않는다.」고 주장하였다.

필자의 경험에서 이런 치유기전을 거쳐 쾌유하는 환자가 분명히 있기는 하지만, 생각만큼 많지 않고 필자가 8년 동안 진찰한 약 2,500명의 암 환자 중에서 5~6명에 불과하였다(File 23 108쪽). 명현이라고

생각되는 증상은 주로 설사가 심하거나, 기타 대량의 성기출혈, 참기 힘든 졸음이 몰려든 경우이다.

일본약학회는 「약학용어해설(Web)판」에 「한방약 복용 중에 참으로 그 처방이 증에 딱 들어맞는데도 불구하고, 일시적으로 설사·구토·두통·현기증 등의 증상이 악화되는 현상으로, 이는 한방약의 효과로 몸의 저항력이 회복하여 병에 공격을 시작했기 때문에 발생한다고 본다. 이런 논리를 이해하지 못하면 약의 부작용이나 병이 갑작스레 악화되었다고 오인한다. (2007.3.23. 게재)」고 설명하고 있다.

명현의 발현기전은 한방약의 작용점은 신경·면역·내분비계 등, 생체시스템의 중추에 있다. 따라서 필자는 이들이 정상화되는 과정에서 재구축(recon-struction)이 이루어지면서 일시적인 교란에 의한 것으로 본다. 때문에 식욕·수면·배변·배뇨·여성의 생리 등에 일과성의 변조가 일어나게 된다.

환자에게 나타나는 심각한 반응이 명현이라는 확신이 서면 그대로 복약을 하도록 환자에게 권고한다. 이런 반응은 단기간에 종료되고 초진 때 살핀 환자의 호소도 연이어 개선된다.

그러나 명현이라고 자신하지 못하고 병의 진행에 따른 증상악화나 아나필락시스반응 등의 가능성이 조금이라도 있으면 바로 복약을 중지하도록 지시한다. 그러므로 충분한 의학적 관리 하에서 신중하게 경과를 관찰해야 한다.

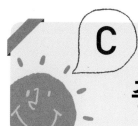
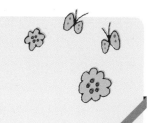

C 중요한방약 해설

1. 「보제」란 무엇인가?

보제란 몸이 허약해진 환자의 기력을 돕우는 처방들을 지칭한다(표1). 적응증상은 무기력, 냉증, 쉬 피로, 전신권태감, 식욕저하, 도한, 식후 졸음, 불면, 미열, 감기 등이다. 적응병태는 여러 원인으로 인한 기력·체력의 저하, 큰 병을 앓은 후, 악성종양, 치료 부작용 및 후유증, 고령자, 허약한 어린이, 면역력저하로 인한 각종 감염증, 영양장애 및 혈행장애 등이다. 적응질환은 암 및 암 치료 시 합병증(수술, 항암제, 방사선치료 후의 부작용), MRSA감염증, HIV감염증, 폐결핵, 만성방광염, 욕창, 만성피부질환, 만성피로증후군, 우울, 인지증(치매) 등이다.

대표적인 보제로는 십전대보탕·인삼양영탕·보중익기탕의 3대 보제가 있는데, 모두 구성한약에 인삼과 황기가 포함되어 「삼기제」라고 한다. 삼기제에는 3대 보제 외에 가미귀비탕, 대방풍탕, 청심연자음, 반하백출천마탕 등이 있고, 이들은 모두 후세방의 처방이다.

십전대보탕·인삼양영탕·청심연자음·대방풍탕은 송나라 시대의 국가공인 처방집인『太平惠民和劑局方』(1078년 간행)에 처음 등장하였다. 그 밖의 삼기제에는 보중익기탕이『內外傷弁惑論』(李東垣 저, 1247년 간행), 반하백출천마탕이『脾胃論』(李東垣 저, 1249년 간행), 가미귀비탕은『濟生方』(嚴用和 저, 1253년 간행)으로 모두 원나라 시대에 처음 등장하였다.

고방(『상한론』·『금궤요략』)의 처방에서 황기를 구성한약으로 하는 것은 계지가황기탕, 황기건중탕, 방기황기탕, 방기복령탕, 황기계지오물탕 등 8처방이다. 또 인삼이 들어간 소시호탕, 인삼탕, 반하사심탕, 백호가인삼탕 등 42처방이 있는데, 신기하게도 인삼과 황기를 함께 사용하는 처방은 없다.

감염증이 크게 창궐한『상한론』시대에는 젊은 나이에 감염증으로 사망하는 사람이 많았던 반면, 송·

표 1. 보제의 특징 1

정의		허약해진 환자의 기운을 돕우는 처방
처방구성		인삼·황기·당귀·감초·백출/복령을 포함
적응증상		무기력, 냉증, 쉬 피로, 전신권태감, 식욕부진, 도한, 식후 졸음, 불면, 미열, 감기에 잘 걸림
적응병태		여러 원인으로 기력·체력이 저하된 병태[큰 병을 앓은 후, 악성종양, 고령자, 선천성(허약한 어린이), 면역력저하에 따른 감염증, 영양장애, 혈행장애 등]
적응질환	내과	암, 면역억제약이나 항암제의 부작용, 만성피로증후군
	외과	수술 후의 체력저하, 수술 후의 합병증·후유증
	방사선과	방사선치료의 부작용·후유증
	감염증과	MRSA감염증, 폐결핵, HIV감염증, 만성방광염
	피부과	욕창, 대상포진 후 신경통, 만성피부질환
	정신과	우울, 불면, 인지증(치매)

원 시대에 이르러 전쟁이나 기아가 줄고 비교적 장수하였던 사회배경의 차이가 있을 수 있다. 오히려 과식으로 소화기계를 손상하는 환자가 늘어 비위를 도와 원기를 돋우는 인삼·황기의 조합으로 이루어진 처방들이 새롭게 요구되어졌을 가능성이 있다.

보제의 구성한약을 들면 인삼·황기·당귀·감초에다 이수약으로서의 출(백출/창출) 혹은 복령이 있는데, 여기에 각 처방을 특징짓는 요소로 몇 가지 생약을 추가한다(표2). 보제 내의 이수제 역할은 『勿誤藥室方函口訣』(아사다 소하쿠 저, 1878년 간행)에 「대체로 보제를 사용할 때는 소변배출이 적은 자가 많다」고 하듯, 보제가 적응인 환자 중에는 수독을 수반한 경우가 많기 때문일 것으로 생각한다.

삼기제는 보중익기탕을 대표로 정신불안이 전면에 나타나는 「보중익기탕류」와, 십전대보탕을 대표로 피부고조를 띠는 「십전대보탕류」로 나뉜다. 전자는 혈허 정도는 가볍고 발한하여 피부가 촉촉한 「습한 음허증」에 사용된다. 반면 후자는 혈허가 있으며 피부에 윤기가 없는(피부고조) 「건조한 음허증」에 적용한다.

암 같은 정신적 스트레스가 많은 질환은 「기허」에 유효한 보중익기탕이 적응인 환자가 많다. 보통 보중

익기탕을 먼저 투약해 보고 효과가 없으면 「기혈양허」에 유효한 십전대보탕으로 변경한다. 호흡기증상이 있거나 중증이면 인삼양영탕으로 변경하는 단계별 사고가 유용하다. 일반적으로 어떤 보제를 투여하여 환자의 반응을 살펴 이를 참고로 또 수정해 가며 가장 적절한 보제를 결정한다. 많지는 않지만 이들 3대 보제로는 효과가 없고 냉증이나 전신권태감이 심하면 고방의 복령사역탕으로 뛰어난 효과를 보는 경우가 있다(그림1).

암 환자는 고방(『상한론』·『금궤요략』)의 처방만으로는 부족하고, 송·원 시대에 개발된 보제로서 대응이 가능해진다.

암증의 치료에서는 후세방의 보제가 주역이고, 고방의 처방은 보조역할을 한다. 그러나 보조역할이라고 해도 고방의 구어혈제와 보신제는 대부분의 암 환자 치료에 병용된다. 그리고 암 환자들의 여러 증상을 개선하기 위해 고방의 시호제, 사심탕류, 건중탕류, 인삼탕류, 부자제 등이 필요할 때도 많기 때문에 『상한론』 공부는 매우 중요하다.

삼기제 외에도 보제처럼 환자의 원기를 회복시키는 작용이 기대되는 처방에는 인삼만 포함한 것(대건중

표 2. 보제 한방처방의 구성한약

	처방	기본약물 +	이수제 +	특정 약물
후세방	십전대보탕	삼, 기, 귀, 감	출, 령	지, 계, 작, 궁
	인삼양영탕	삼, 기, 귀, 감	출, 령	지, 계, 진, 작, 미, 원
	보중익기탕	삼, 기, 귀, 감	출, O	시, 진, 승, 강, 조
	가미귀비탕	삼, 기, 귀, 감	출, 령	시, 룡, 산, 치, 원, 조, 강, 향
	청서익기탕	삼, 기, 귀, 감	출, O	백, 문, 진, 미
	청심연자음	삼, 기, 귀, 감	O, 령	련, 문, 골, 금
	대방풍탕	삼, 기, 귀, 감	출, O	지, 작, 방, 우, 두, 궁, 강, 건, 부, 조
	반하백출천마탕	삼, 기, 귀, 감	출, 령	하, 진, 택, 천, 국, 건, 백, 아
	육군자탕	삼, 기, 귀, 감	출, 령	강, 진, 하, 조
고방	인삼탕	삼, 기, O, O	출, O	건
	진무탕	삼, O, O, 감	출, 령	작, 강, 부
	귀기건중탕	O, 기, 귀, 감	O, O	계, 강. 작, 조, 이
	팔미지황환	O, O, O, O	O, 령	부, 지, 계, 산, 수, 모, 택

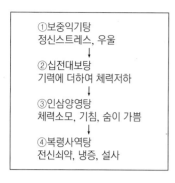

①보중익기탕
정신스트레스, 우울
↓
②십전대보탕
기력에 더하여 체력저하
↓
③인삼양영탕
체력소모, 기침, 숨이 가쁨
↓
④복령사역탕
전신쇠약, 냉증, 설사

그림 1. 보제의 단계적 적용법

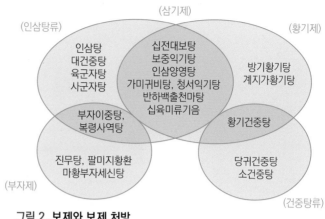

그림 2. 보제와 보제 처방

탕, 인삼탕 등), 황기만 포함한 것(방기황기탕, 계지가황기탕 등), 부자제(팔미지황환, 진무탕 등), 건중탕류

(소건중탕, 당귀건중탕 등)를 들 수 있다(그림2).

암 환자 치료에는 이들의 정확한 적용이 중요하다.

2 보신제

보신제에는 팔미지황환(팔미환), 우차신기환, 육미지황환(육미환)이 있다. 구성한약을 살펴보면 팔미지황환에 우슬과 차전자를 가한 것이 우차신기환, 팔미지황환에서 계지와 부자를 뺀 것이 육미지황환이다(그림1).

필자는 암 환자에게 우차신기환을 많이 처방하는데 그 이유는 우슬에는 혈관확장작용, 차전자에는 인터페론유도작용을 기대할 수 있기 때문이다. 엑기스제제에서 부자 함유량이 팔미지황환 0.5 g에 비하여 우차신기환은 1 g으로 좀 더 많은 것도 처방 선호이유 중의 하나이다. 육미지황환은 소아인 경우나 부자의 부작용 걱정으로 팔미지황환이나 우차신기환을 사용할 수 없을 때 2차적으로 어쩔 수 없이 사용하는 경우가 있다.

복후는 모두 복력이 부드럽고, 제하불인, 혹은 정중심, 소복구급을 보인다. 맥후는 보통, 침·세·약이다(그림2).

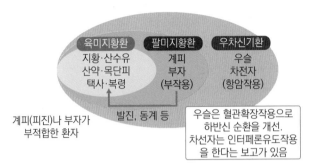

계피(피진)나 부자가
부적합한 환자

발진, 동계 등

우슬은 혈관확장작용으로
하반신 순환을 개선.
차선자는 인터페론유도작용
을 한다는 보고가 있음

그림 1. 보신제(「선천의 기」를 보충하는 한방약)의 선택

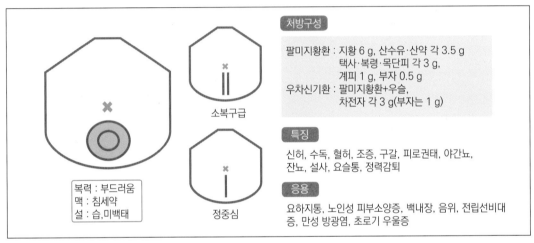

소복구급

복력 : 부드러움
맥 : 침세약
설 : 습,미백태

정중심

처방구성

팔미지황환 : 지황 6 g, 산수유·산약 각 3.5 g
택사·복령·목단피 각 3 g,
계피 1 g, 부자 0.5 g
우차신기환 : 팔미지황환+우슬,
차전자 각 3 g(부자는 1 g)

특징

신허, 수독, 혈허, 조증, 구갈, 피로권태, 야간뇨,
잔뇨, 설사, 요통통, 정력감퇴

응용

요하지통, 노인성 피부소양증, 백내장, 음위, 전립선비대
증, 만성 방광염, 초로기 우울증

그림 2. 팔미지황환·우차신기환(태음의 허증)

3 구어혈제

암 환자의 거의 모두가 어혈(혈의 순환이 나쁜 상태)증후를 띄는데(그림3), 이런 면에서 어혈은 암 발현 혹은 진행에 관련될 가능성이 높다. 구어혈제에는 주로 사용되는 계지복령환, 당귀작약산, 도핵승기탕의 「3대 구어혈제」 외에도 대황목단피탕, 통도산 등이 있다. 이들 구성생약을 그림4에 제시한다. 이들은 겸용 방인 경우가 많지만 주처방으로 선택하기도 한다.

계지복령환은 가장 많이 처방하는데 겸용방으로 취침 전에 복용하면 많은 경우 숙면을 취할 수도 있어 필자는 본 처방을 「한방수면제」라고 부른다. 당귀작약산이나 도핵승기탕을 자기 전에 복용해도 수면의 질은

개선되지 않는다. 그 이유는 계지복령환만이 기(계지), 혈(목단피+도인), 수(복령)의 세 가지 유체의 순환을 원활하게 하는 생약을 모두 포함하고 있기 때문이다. 계지복령환을 복용한 후에 수면을 유도하는 세로토닌이나 멜라토닌 등의 뇌내물질이 증감한다는 사실이 가까운 미래에 밝혀질지도 모른다.

도핵승기탕은 암 환자의 요지부동인 변비를 해소해 줄 구세주가 되어 줄 때도 많다. 환자의 반응을 살펴보면서 그 용량을 조정하는데, 1일 0.5~3포로 고통스러운 변비가 극적으로 개선된다.

당귀작약산은 냉증 여성에게 많이 투여하는데 수

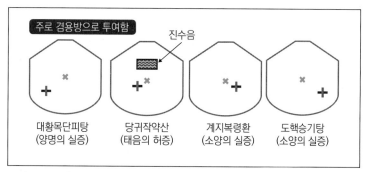

그림 3. 구어혈제의 복진증후

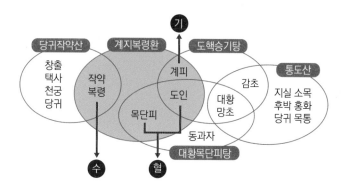

그림 4. 구어혈제의 구성 생약

독을 해소하는 작용이 강력하다. 부종이나 혀의 치압흔 등 수독 소견과 복후(심하진수음)을 근거로 선택한다. 당귀작약산으로 배변이 개선되는 경우도 많

다. 대황목단피탕과 통도산을 사용한 경험은 많지 않지만, 이들 덕분에 가끔은 심한 변비가 개선되기도 한다.

4 복진증후를 근거로한 중요처방의 해설

이번 항목에서는 암 환자의 치료에 많이 사용하는 한방약에 관해 해설을 할까 한다. 『상한론』, 『금궤요략』에 실린 고방 처방의 사용빈도가 높기 때문에, 그 감별진단에 도움이 되는 복후 유형을 같이 보면서 설명하고자 한다.

중심으로 한다. 이보다 허증에는 시호계지탕, 시호계지건탕이 있고, 그 반대로 실증이면 사역산, 시호가용골모려탕, 대시호탕이 있다. 이들 사용빈도는 매우 높기 때문에 각 처방의 특징과 적용조건을 충분

시호제(그림1)

시호제란 시호를 주약으로 하는 처방들이다. 고방의 시호제에는 소양병기의 중심 처방인 소시호탕을

↑ 대시호탕: 상복부의 강한 팽만, 변비
↑ 시호가용골모려탕 : 동계, 정신증상, 열감
↑ 사역산 : 손발이 차다, 손바닥과 발바닥에 발한
─ 소시호탕 : 소양병기의 중심 처방
↓ 시호계지탕 : 냉증, 역상, 발한, 두통
↓ 시호계지건강탕 : 동계, 정신증상, 냉증

그림 1. 시호제(고방)

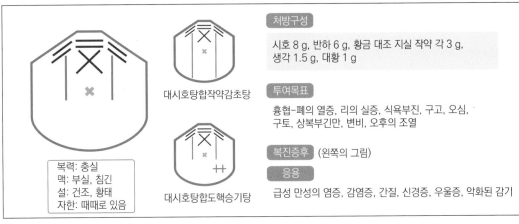

그림 2. 대시호탕(소양증의 강실)

처방구성

시호 8 g, 반하 6 g, 황금 대조 지실 작약 각 3 g,
생각 1.5 g, 대황 1 g

투여목표

흉협-폐의 열증, 리의 실증, 식욕부진, 구고, 오심,
구토, 상복부긴만, 변비, 오후의 조열

복진증후 (왼쪽의 그림)

응용

급성 만성의 염증, 감염증, 간질, 신경증, 우울증, 악화된 감기

대시호탕합작약감초탕

대시호탕합도핵승기탕

복력: 충실
맥: 부실, 침긴
설: 건조, 황태
자한: 때때로 있음

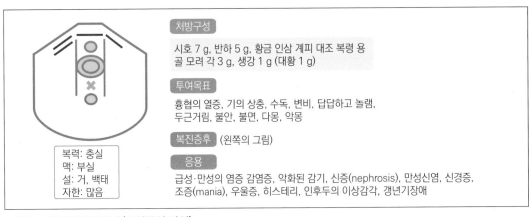

그림 3. 시호가용골모려탕(소양증의 강실)

처방구성

시호 7 g, 반하 5 g, 황금 인삼 계피 대조 복령 용
골 모려 각 3 g, 생강 1 g (대황 1 g)

투여목표

흉협의 열증, 기의 상충, 수독, 변비, 답답하고 놀램,
두근거림, 불안, 불면, 다몽, 악몽

복진증후 (왼쪽의 그림)

응용

급성·만성의 염증 감염증, 악화된 감기, 신증(nephrosis), 만성신염, 신경증,
조증(mania), 우울증, 히스테리, 인후두의 이상감각, 갱년기장애

복력: 충실
맥: 부실
설: 거, 백태
자한: 많음

히 이해해 둘 필요가 있다. 후세방에도 시호제는 다수 있는데 그 중에서도 암 진료에는 보중익기탕, 가미소요산, 가미귀비탕, 억간산이 많이 사용된다.

❶대시호탕(그림2)

대시호탕증에서는 구토증·변비·입이 쓴 등의 증상이 있다. 복후에서 복력은 충실하고 양측의 흉협고만과 심하비경이 있다. 상복부 전체의 긴장감이 높기 때문에 심하계나 제하계는 촉지되지 않는다(단 여성에게는 복벽이 부드러워 제상계가 촉지 되기도 한다).

맥은 강하고 부실 또는 침긴. 설은 촉촉하거나, 건조해 황태를 띠는 경우가 많다. 자한이 있는 경우가 많다. 작약감초탕증이 병존하는 경우는 위의 증상에 더하여 양측 복직근 전체에 걸친 이상긴장을 확인할 수 있다.

❷시호가용골모려탕(그림3)

시호가용골모려탕증은 동계·불안·불면·악몽·안절부절 못함 등의 정신증상을 보이고, 얼굴이 상기되고 자한이나 도한이 많다. 신경증·조병·우울증·히스테리·인후두이상감·갱년기장애 등의 정신질환에 주로 처방하고, 만성 신질환에도 유효할 때가 있다.

복후는 복력 충실, 양측의 흉협고만과 심하비경이 중등도, 복직근은 상복부에 국한하여 가벼운 긴장, 심하·제상의 심한 동계, 맥은 부실(浮實), 혀는 건조 기미로 중등도의 백태가 보인다.

❸사역산(그림4)

정신적으로는 우울증상이 보이며 쉽게 긴장하는 성격, 정신적 문제가 있어 정신과, 심료내과, 피부과 등의 진찰을 받기도 한다. 자각적으로는 손발이 차고, 발한은 적지만, 손바닥·발바닥에 발한이 잘 된다. 복후는 복력중등도, 양측의 흉협고만과 복직근 전체에 걸친 이상긴장이 있다. 맥후는 침세 미약, 설후는 약간 건조하고 중등도의 백태가 있다.

❹소시호탕(그림5)

발한 경향은 없다. 복후는 복력 중등도, 심하비경과 양측의 흉협고만이 경도~중등도로 확인되고 복직근긴장은 양측의 상복부에 가볍게 나타난다. 맥후는 부침중간, 현, 긴장 중등도, 설후는 건습 중등도로 가벼운 백태가 발견된다. 소시호탕을 단독으로 처방할 기회는 비교적 많지 않지만, 다른 처방과 합방하여 사용되는 경우는 많다. 오령산과 합방(시령탕), 반하후박탕과 합방(시박탕), 소함흉탕과 합방(시함탕), 계지복령환과 합방 등, 응용 범위가 넓다. 소시호탕과 계지가작약탕과의 합방은 소아간질의 특효약으로 유명하다(아이미 사부로 처방).

❺시호계지탕(그림6)

본 처방의 응용범위는 상당히 폭넓고 사용빈도도 아주 높다. 급성·만성의 염증·감염증, 악화된 감기, 만성 췌장염, 과민성장증후군, 만성두통, 신경증, 간질, 우울증 등에 응용된다. 자각적으로는 하지가 차가운 반면, 상부에는 열이 자주 달아오른다. 발한경향이 있고, 특히 상반신에는 땀을 잘 흘린다. 복후는 복력이 약간 부드럽고, 우측에만 가벼운 흉협고만이 나타난다. 상복부의 복직근에 가벼운 긴장이 있고, 경증의 제상계와 심하계가 느껴진다. 맥후는 부, 현, 조금 약함, 설후는 건습 중등도이고 미백태가 보인다.

❻시호계지건강탕(그림7)

본 처방도 시호계지탕과 마찬가지로 응용범위는 다양하고 사용빈도도 높다. 동계, 불면, 불안, 우울, 갱년기장애 등 정신적 문제를 많이 안고 있다. 자각적으로는 목에서 위쪽으로 땀이 잘 나고, 도한이 많다. 복후는 복력이 약간 부드럽고 매우 경도의 흉협고만(흉협만미결)이 있다. 심하·제상·제하의 동계가 심하고, 맥은 침세, 조금 약함, 설은 약간 건조하고 미백태 상태이다.

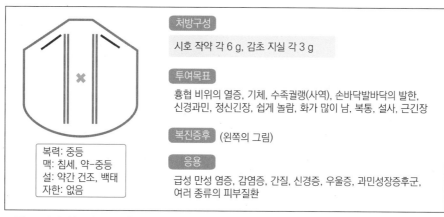

처방구성

시호 작약 각 6 g, 감초 지실 각 3 g

투여목표

흉협 비위의 열증, 기체, 수족궐랭(사역), 손바닥발바닥의 발한, 신경과민, 정신긴장, 쉽게 놀람, 화가 많이 남, 복통, 설사, 근긴장

복진증후 (왼쪽의 그림)

응용

급성 만성 염증, 감염증, 간질, 신경증, 우울증, 과민성장증후군, 여러 종류의 피부질환

복력: 중등
맥: 침세, 약-중등
설: 약간 건조, 백태
자한: 없음

그림 4. 사역산(소양증의 실)

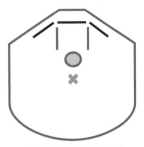

처방구성

시호 8 g, 반하 6 g, 생강 1 g, 황금 대조 인삼 감초 각 3 g

투여목표

흉협 비위 폐의 열증, 식욕부진, 구고, 오심, 구토, 기침, 가래,
한열왕래, 흉통, 복통

복진증후 (왼쪽의 그림)

응용

급성 만성 염증, 감염증, 악화된 감기, 우울증, 신경증, 소아간질-)소시호탕합
계지가작약탕

합방에 의한 새로운 처방의 창방

(시령탕, 시박탕, 시함탕, 소시호탕합계지복령환, 소시호탕합계지가작약탕)

맥력: 중등
맥: 부침간, 현, 중등
설: 건조-습, 미백태
자한: 없음

그림 5. 소시호탕(소양증의 약간 실)

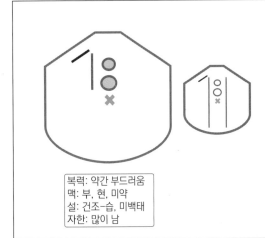

처방구성

시호 8 g, 반하 4.5 g, 감초 1.5 g, 생강 1 g,
황금 인삼 계피 작약 대조 각 2.5 g

투여목표

흉협 비위의 열증, 기의 상충, 식욕부진, 구고, 오심, 구토,
한열왕래

복진증후 (왼쪽의 그림)

응용

급성·만성 염증, 감염증, 악화된 감기, 만성췌장염,
과민성장증후군, 만성두통, 신경증, 간질,
우울증(양성질환에 사용빈도가 더없이 높음)

복력: 약간 부드러움
맥: 부, 현, 미약
설: 건조-습, 미백태
자한: 많이 남

그림 6. 시호계지탕(소양증의 약간 실)

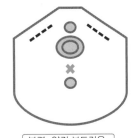

처방구성

시호 8 g, 과루근 4 g, 감초 2 g, 황금 계피 모려 건강 각 3 g

투여목표

흉협의 열증, 건조증, 쉽게 피로함, 기의 상충, 비위 폐의 수독, 구고,
기침과 가래, 불안, 불면

복진증후 (왼쪽의 그림)

응용

여러 종류의 급만성염증 감염증, 신경증, 우울증, 갱년기장애,
악화된 감기(양성질환에서의 사용빈도가 더없이 높음)

복력: 약간 부드러움
맥: 침, 세, 미약
설: 건조-습, 미백태
자한: 있음

그림 7. 시호계지건강탕(소양증의 약간 허)

세 사심탕(그림8)

세 사심탕이란 반하사심탕, 생강사심탕, 감초사심탕의 세 처방을 말한다. 모두 심와부통, 설사, 구토증이라는 공통된 세 가지 증상을 가진다. 모든 증에 불면, 불안, 초조함 등의 정신증상은 있지만, 발한은 없다. 이들 처방은 화학요법으로 인해 발생한 설사에 효과가 뛰어나다. 엑기스제로 감초사심탕을 만드는데는 반하사심탕에 감초탕을 적당량 추가한다. 생강사심탕에서는 속쓰림이나 트림이 많고, 감초사심탕에서는 잦은 설사에 좋다. 복후는 복력 중등도로 심하비경과 심하진수음이 있고, 때로는 복직근 전체에 걸쳐 이상긴장이 나타난다.

사심탕류(그림9)

사심탕류에는 삼황사심탕, 부자사심탕, 황련해독탕, 온청음(황련해독탕+사물탕)이 있다. 이들은 「욕구불만의 증」으로 알려져 있다. 처음에는 환자가 공격적이고 언짢은 얼굴을 하고 있는 경우가 많은데,

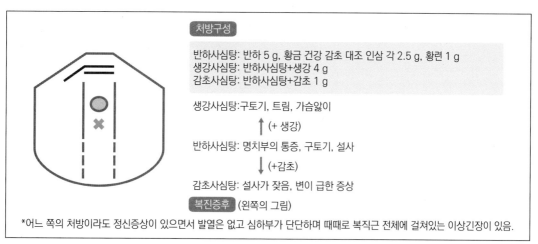

처방구성

반하사심탕: 반하 5 g, 황금 건강 감초 대조 인삼 각 2.5 g, 황련 1 g
생강사심탕: 반하사심탕+생강 4 g
감초사심탕: 반하사심탕+감초 1 g

생강사심탕: 구토기, 트림, 가슴앓이
↑ (+ 생강)
반하사심탕: 명치부의 통증, 구토기, 설사
↓ (+감초)
감초사심탕: 설사가 잦음, 변이 급한 증상

복진증후 (왼쪽의 그림)

*어느 쪽의 처방이라도 정신증상이 있으면서 발열은 없고 심하부가 단단하며 때때로 복직근 전체에 걸쳐있는 이상긴장이 있음.

그림 8. 세 사심탕(소양의 약간 실~허)

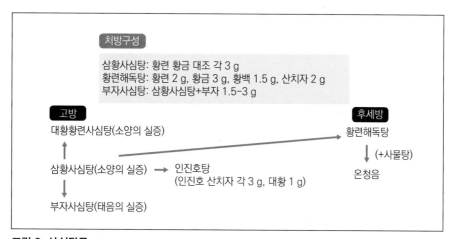

처방구성

삼황사심탕: 황련 황금 대조 각 3 g
황련해독탕: 황련 2 g, 황금 3 g, 황백 1.5 g, 산치자 2 g
부자사심탕: 삼황사심탕+부자 1.5-3 g

고방
대황황련사심탕(소양의 실증)

삼황사심탕(소양의 실증) → 인진호탕
(인진호 산치자 각 3 g, 대황 1 g)

부자사심탕(태음의 실증)

후세방
황련해독탕
↓ (+사물탕)
온청음

그림 9. 사심탕류
*모두 심하비(비경)가 있다

치료가 효과를 거두면 조금씩 얼굴이 온화해진다. 삼황사심탕, 부자사심탕의 증은 변비가 있고 맥이 강하다(그림10). 황련해독탕, 온청음증에 변비는 없다(그림11). 삼황사심탕과 황련해독탕증에서는 열이 있으며, 부자사심탕과 온청음증에서는 냉증이 있다. 모든 증에서 복후로 심하비(비경)이 심하게 나타난다. 고혈압, 뇌혈관장애, 두경부 염증, 신경증, 조증(mania), 우울증, 히스테리, 파킨슨병 등에 효과가 뛰어나다.

복령음, 육군자탕(그림12)

심하부의 불쾌감(Dyspepsia)이나 구토증에 사용되는 처방들이다. 암 환자는 위나 식도 수술 후의 섭식장애에 복령음과 보중익기탕을 병용할 기회가 아주 많다. 위암 수술 후라도 암이 완전히 소멸되고, 전신권태감도 없어진 환자에게는 육군자탕이 효과를 발휘하기도 하지만, 「암증」이 남아있을 때는 그다지 효력이 없다.

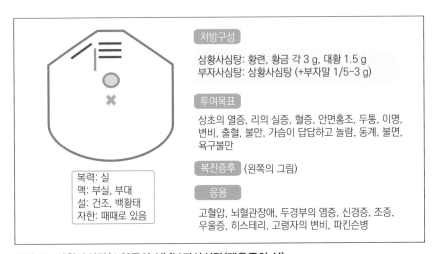

처방구성
삼황사심탕: 황련, 황금 각 3 g, 대황 1.5 g
부자사심탕: 삼황사심탕 (+부자말 1/5-3 g)

투여목표
상초의 열증, 리의 실증, 혈증, 안면홍조, 두통, 이명, 변비, 출혈, 불안, 가슴이 답답하고 놀람, 동계, 불면, 욕구불만

복진증후 (왼쪽의 그림)

응용
고혈압, 뇌혈관장애, 두경부의 염증, 신경증, 조증, 우울증, 히스테리, 고령자의 변비, 파킨슨병

복력: 실
맥: 부실, 부대
설: 건조, 백황태
자한: 때때로 있음

그림 10. **삼황사심탕(소양증의 실)/부자사심탕(태음증의 실)**

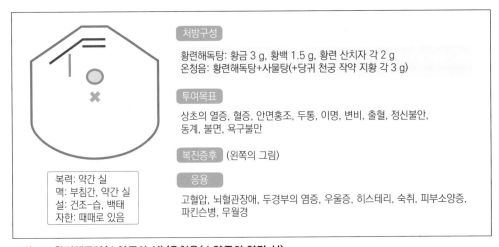

처방구성
황련해독탕: 황금 3 g, 황백 1.5 g, 황련 산치자 각 2 g
온청음: 황련해독탕+사물탕(+당귀 천궁 작약 지황 각 3 g)

투여목표
상초의 열증, 혈증, 안면홍조, 두통, 이명, 변비, 출혈, 정신불안, 동계, 불면, 욕구불만

복진증후 (왼쪽의 그림)

응용
고혈압, 뇌혈관장애, 두경부의 염증, 우울증, 히스테리, 숙취, 피부소양증, 파킨슨병, 무월경

복력: 약간 실
맥: 부침간, 약간 실
설: 건조-습, 백태
자한: 때때로 있음

그림 11. **황련해독탕(소양증의 실)/온청음(소양증의 약간 실)**

백호탕류(그림13)

백호탕류에는 백호탕, 백호가계지탕, 백호가인삼탕의 세 가지 처방이 있다. 구갈이 심한 암 환자는 백호가인삼탕을 사용한다. 인플루엔자나 장티푸스 등의 급성열성질환에는 백호탕을, 두통이나 상기증이 심한 만성질환에는 백호가계지탕을 처방한다. 백호가인삼탕증은 몸 어딘가에 심한 냉증이 있는 경우가 많은데 이를 『상한론』에서는 「背微惡寒」이라고 하였다.

건중탕류(그림14)

건중탕류의 「중(中)」이라는 의미는 복부를 지칭하는 것인데, 허약해진 복부(장)를 건강하게 하는 처방들이다. 대건중탕, 소건중탕, 황기건중탕, 당귀건중탕이 있고 병위는 태음병의 허이다. 대건중탕은 인삼·건강·산초·교이(엿당)를 구성한약으로 한다. 본래의 목표는 얇은 복벽에서 뚜렷하게 드러나는 장연동항진이었는데, 최근에는 장유착으로 인한 장폐색의 예방이나 치료, 또는 고령자나 허약한 유소아의 변비에 응용된다. 다른 건중탕은 모두 계지탕의 변종이다.

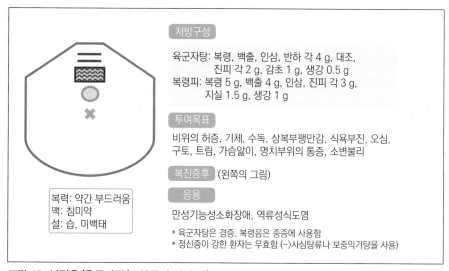

처방구성

육군자탕: 복령, 백출, 인삼, 반하 각 4 g, 대조, 진피 각 2 g, 감초 1 g, 생강 0.5 g
복령피: 복령 5 g, 백출 4 g, 인삼, 진피 각 3 g, 지실 1.5 g, 생강 1 g

투여목표

비위의 허증, 기체, 수독, 상복부팽만감, 식욕부진, 오심, 구토, 트림, 가슴앓이, 명치부위의 통증, 소변불리

복진증후 (왼쪽의 그림)

응용

만성기능성소화장애, 역류성식도염

* 육군자탕은 경증, 복령음은 중증에 사용함
* 정신증이 강한 환자는 무효함 (-)사심탕류나 보중익기탕을 사용)

복력: 약간 부드러움
맥: 침미약
설: 습, 미백태

그림 12. 복령음/육군자탕(소양증의 약간 허)

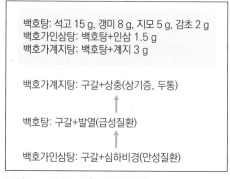

백호탕: 석고 15 g, 갱미 8 g, 지모 5 g, 감초 2 g
백호가인삼탕: 백호탕+인삼 1.5 g
백호가계지탕: 백호탕+계지 3 g

백호가계지탕: 구갈+상충(상기증, 두통)
↑
백호탕: 구갈+발열(급성질환)
↑
백호가인삼탕: 구갈+심하비경(만성질환)

그림 13. 백호탕류(양명증의 실)

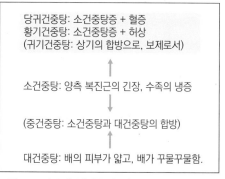

당귀건중탕: 소건중탕증 + 혈증
황기건중탕: 소건중탕증 + 허상
(귀기건중탕: 상기의 합방으로, 보제로서)
↑
소건중탕: 양측 복진근의 긴장, 수족의 냉증
↓
(중건중탕: 소건중탕과 대건중탕의 합방)
↓
대건중탕: 배의 피부가 얇고, 배가 꾸물꾸물함.

그림 14. 건중탕류(태음의 허)

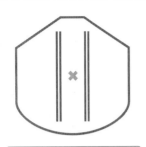

복력: 약간 부드러움
맥: 부침의 사이, 현맥, 미약함
설: 습하면서 무태-미백태
자한: 때때로 있음

그림 15. 소건중탕 황기건중탕 당귀건중탕(태음증의 허)

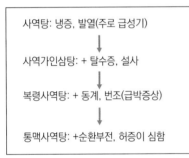

사역탕: 냉증, 발열 (주로 급성기)

↓

사역가인삼탕: + 탈수증, 설사

↓

복령사역탕: + 동계, 번조 (급박증상)

↓

통맥사역탕: +순환부전, 허증이 심함

사역탕: 감초 3 g, 건강 3 g, **포부자 3 g**
사역가인삼탕: 감초 3 g, 건강 3 g, **포부자 3 g**, 인삼 3 g
복령사역탕: 감초 3 g, 건강 3 g, **포부자 3 g**, 인삼 3 g, 복령 4 g
통맥사역탕: 감초 3 g, 건강 6 g, **포부자 3 g**

↑

사역탕류에서는 포부자를 적당하게 증감한다.

그림 16. 사역탕류(소음증~궐음증의 허)

소건중탕은 양측 복직근 전체에 걸친 이상긴장을 목표로 하고, 소아에서 성인까지 폭넓게 사용된다(그림15). 황기건중탕은 허약한 아이에게 주로 투여한다. 당귀건중탕은 유일하게 교이가 들어가지 않는 건중탕으로, 복부팽만과 설사를 하는 여성이나 항암제 원인인 설사나 복통에 보중익기탕과 합방하면 종종 뛰어난 효과를 발휘한다.

사역탕류(그림16)

사역탕류에는 사역탕(감초+건강+포부자), 사역가인삼탕(사역탕+인삼), 복령사역탕(사역탕+인삼+복령), 통맥사역탕(사역탕의 건강을 배로 증가)이 있다. 모두 기력·체력이 눈에 띄게 저하된 환자에게 처방한다. 급성질환에는 사역탕이 많이 사용되지만, 암 환자에게는 보통 이 외에 다른 세 가지 처방, 특히 복령사역탕 사용 빈도가 높다. 『상한론』에 기재된 내용을 보면 의식장애 등이 있는 죽음이 가까운 위독한 환자라는 인상이 있지만, 실제 임상에서는 3대 보제로 효과가 없고 냉증, 설사, 동계 등의 증상이 나타난 환자에게 복령사역탕이 효과적인 경우가 많다. 구성 생약의 포부자 양은 1일 3 g으로 시작하여 점차 늘려 개개 환자에게 맞는 양을 찾아간다.

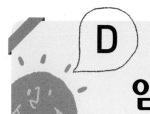

D 암 환자 한방협진세미나

 1 항암제나 방사선치료에 의한 구내염

암 치료에 동반되어 나타나는 구내염은 항암제에서는 투여 며칠 후에, 방사선치료에서는 치료 개시 몇 주 후에 대부분 발현한다. 증상이 심해지면 치료가 곤란해지므로 미리 예방을 하고, 초기부터 손을 써 심해지지 않도록 예방하는 것이 중요하다.

【증상】증상은 구강내의 위화감, 통증, 얼얼한 감각, 점막의 발적, 부종, 궤양, 출혈 등이 있다. 구강~인두의 모든 곳에 생길 수 있고, 섭식이나 연하에 장애를 일으킬 수 있다. 항암제의 반복투여, 감염 병발, 저영양상태 등이 계속되면 치료가 어렵게 된다.

【예방】예방 차원에서 먼저 구강점막혈류저하를 피하기 위해 금연을 지도한다. 사전에 충치나 치주병 치료를 한다. 정상 세균총을 혼란시키는 항균약(이소딘®(Isodine)등)에 의한 가글링이나 혀에 상처를 입힐 정도의 과도한 치솔질은 피한다. Azunol®을 사용하여 가글링, 양치, 설태 제거 정도가 적당하다.

【치료】외용스테로이드약(케날로그®(Kenalog), 덱살틴®(Dexaltin), 아프타치®(Aftach) 등)은 일시적 효과밖에 기대할 수 없다. 이보다 다음 방법들이 더 효과적이다.

①활성산소를 제거하는 「무코스타®(Mucosta) 가글링」(무코스타® 가글링 100 mg을 30 ㎖의 따뜻한 물에 풀어 충분히 가글링을 한 다음에 마신다).

②미각장애 개선과 조직회복을 위해 아연제제 [Promac®D(구강붕해정)을 입 안에서 녹여 일정 시간 머금은 다음에 삼킨다].

③조직회복을 위해 글루타민의 보급[Marzulene®-S(3~6 g/일)을 복용한다].

④점막보호작용이 있는 종합비타민제(비타민B$_2$, B$_6$, C 등. Panvitan® 2 g이나 Wasser-V® 1 g)을 복용한다.

*이상의 효과가 만족스럽지 못하면 그 다음 순서로 아래와 같은 치료를 시도한다.

⑤활성산소를 제거하는 「Zyroric® 가글링」(30 ㎖의 따뜻한 물에 자이로릭® 가글링 100 mg을 풀어 충분히 가글링을 한 다음에 내뱉는다).

⑥호중구의 유주를 억제하는 콜히친®(colchicine 0.5 mg/일)을 복용한다.

⑦진균감염증이 있으면 외용항진균약(FLORID GEL) 등으로 가글한다.

⑧구내염으로 통증이 심하면 NSAIDs, 국소마취약 싸이로카인®(Xylocaine® viscous), 마약계 진통약 Opso®나 OXINORM산 등을 사용한다.

⑨방사선치료로 유발된 구내염은 56쪽도 같이 참고하기를 바란다.

*구내염에 한방약은 가끔 뛰어난 효과를 보이기도 하므로 필요에 따라 시도한다.

⑩「반하사심탕 가글링」(반하사심탕 1포를 30 ㎖의 따뜻한 물에 녹여 충분히 입을 가글링한 다음 마신다)

⑪효과가 부족하면 [반하사심탕 1포+감초탕 0.5포] 혹은 [반하사심탕 1포+길경탕 0.5포]를 30 ㎖의 따뜻한 물에 풀어 입안을 충분히 가글링한 다음에 마신다. 길경탕은 감초와 길경의 두 가지 생약으로 구성되어 있으며 매우 심한 인후통에 유효한 처방이다.

대상포진은 젊은이나 건강한 사람이라면 보통 후유증 없이 1개월 전후로 치유된다. 하지만 고령자, 암 환자, 면역억제약을 투여 받는 환자 등은 수포가 없어진 다음에도 따끔거리는 신경통이 남고 때로는 장기간 통증, 가려움증이 계속될 때 대상포진 후 신경통(post herpetic neuralgia: PHN)이라고 한다. 손상 부위는 물리적 자극에 민감하다.

서양의학의 치료법

PHN에는 물리치료, 진통제, 항우울약, 항경련약, 캡사이신연고 등이 대증요법으로 사용되는데 효과는 불확실하다. 항우울약(삼환계, SSRI)은 졸음, 휘청거림, 구갈, 변비, 배뇨장애 등의 부작용이 있어, 고령자가 많은 본 질환에서는 처방하기 힘들다. 통증이 심하면 마취통증클리닉에서 신경블록이 시행되기도 한다. 에탄올에 인한 교감신경절파괴술이 자주 사용되고 두경부나 상지에는 성상신경절블록이나 제2~3흉신경블록, 또 제2흉신경 이하에는 해당 분절의 교감신경절블록을 실시한다. 신경블록이 효과가 없으면 라디오파로 rhizotomy(척수신경후근절단술)을 실시하기도 한다. 표면적인 통증에는 rhizotomy가 유효하고 심부의 진통에는 교감신경파괴약을 이용한 블록이 효과적이라고 한다.

2010년에 리리카®(Lyrica)가 PHN을 포함한 말초성신경장애성 동통에 대해 보험약가가 등재되었다. 일본 국내의 장기투여시험에 따르면 통증은 4주째에 약 2/3로 줄어들고, 34주 이후에는 약 1/2로 감소한다는 결과로, 뛰어난 효과는 얻지 못하였다. 더욱이 리리카®에는 졸림, 넘어짐, 의식소실, 시력장애 등

중대한 부작용이 있다. 또한 오피오이드와의 상호작용도 있어 암 환자에게는 사용하기 어렵다.

대상포진 후 신경통에 대한 한방 치료

PHN에는 한방약이 유효한데, 한방의학적 병태인식에 관해서는 몇 가지 패턴이 있다. ①「寒邪」로서 부자제(계지가출부탕, 계지가영출부탕, 마황부자세신탕, 부자말, 복령사역탕)를 사용한다. ②「기허·혈허」로서 보제(십전대보탕이나 보중익기탕)를 사용한다. ③「어혈」로서 구어혈제(계지복령환, 소경활혈탕)를 사용한다. ④「수독」으로 이수제(시령탕, 마행의감탕, 오령산)를 사용한다는 증례 외에도 ⑤영지가 유효했다는 보고도 있다.

타니구치 쇼지들은 보중익기탕으로 대상포진 후 신경통 예방과 치료의 유용성을 RCT로 보고하였다. 코야마 세이지들은 계마각반탕가미가 유효하다고 하였다. 필자들도 PHN을 태양병이라고 보고 치료를 하지만, 쓰는 처방은 일률적이지 않다. 적절한 처방을 선택하여 투여하면 대부분의 증례에서는 며칠 이내에 통증이 확실하게 줄어든다. 하지만 통증이 완전히 사라질 때까지는 대부분 증례에서 장기간이 소요된다.

치료약은 일반 감기치료를 기준으로 자연발한의 유무와 맥의 상태로 선택한다(8쪽, 그림3). 태양병의 처방에는 갈근탕(무한, 맥: 부 약간 실), 마황탕(무한, 맥: 부실 또는 침긴), 소청룡탕(자한, 맥: 침으로 긴장 중등도), 계지마황각반탕(자한, 맥: 부대실)을 사용한다. 소음병의 한방에서는 마황부자세신탕(무한 혹은 자한, 맥: 침세약) 등을 주로 처방한다.

3 한방약의 품질보증(한방약의 물질적 정의)

한방약은 복수의 생약을 정해진 비율로 혼합하여 뜨거운 물로 추출한 것이다. 품질은 그 함유성분을 측정함으로써 보증되는데, 이는 「한방약의 물질적 정의」라고 할 수 있다. 최근, 이를 위해 3차원 고성능액체크로마토그래피(3D-HPLC)를 이용해 이동도(易動度, mobility)와 전하(電荷, electric charge) 두 가지 요소로 한방약을 2차원으로 전개하였다. 이렇게 하면 3차원의 지형도 같은 그림이 그려진다. 각각의 최고점이 하나의 화합물로 대응하고, 이로써 함유성분의 정량화가 가능해진다. 여기에는 각 한방약에 고유 유형이 있는데 한방약의 지문(finger print)이라고도 할 수 있다.

본래 이 측정기기는 미국 보스턴의 ESA사가 환경오염물질을 측정하기 위해 개발한 것이다. 이것이 뇌 내의 신경전달물질을 총망라하여 측정하는 데 유용하다는 사실을 알고, 이를 바탕으로 개량작업이 이루어져 「뉴로캠」이라고 명명하였다. 본 장치가 일본에서 판매되기 시작한 1995년 무렵에 필자는 이것을 한방약의 identification에 응용할 수 있을 것이라는 생각이 들어 한방엑기스제 제조 T사의 연구소 담당자와 함께 신주쿠에 있던 수입총대리점에 견학을 갔다. 뉴로캠은 그 후 이 연구소에 도입되어 한방엑기스제제의 지문으로서, 한방약의 영어논문 발표에 반드시 얼굴을 내미는 존재가 되었다.

본 기기의 유용성은 이뿐만이 아니다. 본 기기에는 자동해석장치가 부착되어 있어 하룻밤에 100검체 정도는 사람이 지키지 않더라도 자동측정이 가능하다. 복용한 환자의 혈액 및 소변에 포함된 한방약 성분은 물론이고, 여러 신경전달물질의 농도를 경시적으로 총망라하여 측정할 수 있다. 이로써 한방약의 작용점과 그 효과 발현의 구조를 밝힐 수 있게 되었다.

필자는 한방약의 작용점은 신경·면역·내분비에 관여하는 생체 시스템의 중추에 있다고 본다. 3D-HPLC에 시간축을 부가한 4차원의 좌표축에서 체내 물질의 작용을 관찰함으로써 한방약의 전모가 비로소 파악될 수 있다.

또한 「한방약의 부작용」 25쪽에 설명한 것처럼 한방약도 부작용을 일으킨다. 간기능이나 신기능이 저하된 환자는 한방약의 체내동태에 대해 반드시 인지해야 될 정보이다. 한방약의 유효성분에는 3D-HPLC로 분석할 수 없는 물질도 포함되어 있다. 이것에 관해서는 가스크로마토그래피, 물질분석, 흡광도분석, 다당체분석 등의 장치에 의한 측정도 필요하다. 흡광도분석을 전파장에서 총망라하여 실시하는 데는 「photodiode array」가 유용하다. 미래에 이런 고도의 최신 분석기기를 통해 한방약의 identity를 보증하여 품질관리에 활용할 뿐만 아니라, 한방약의 작용기전에 관해서도 분명히 밝혀내졌으면 하고 생각한다.

암 환자의 영양지원

일반적으로 암 환자는 식욕부진으로 영양섭취량 감소와 암에 동반되는 대식세포나 호중구로부터 생산되는 사이토카인에 의해 영양상태가 좋지 않다. 대부분의 환자는 한방약으로 식욕이 회복되는데, 그때 어떤 음식을 섭취하는가가 중요하다. 본 항목에서는 암 환자의 영양지원에 관한 요점을 설명한다.

영양상태의 평가

암 환자는 대부분 단백질뿐만 아니라, 비타민, 아연, 철, 마그네슘 등이 결핍되어 있다. 영양상태를 평가하기 위해 혈액검사로 알부민, 프리알부민, 아연, 철, TIBC, 림프구수 등을 정기적으로 측정한다. 위절제 수술을 한 환자는 철, 비타민B_{12}, 칼슘 흡수가 떨어지기 때문에 혈청비타민B_{12}와 골밀도 측정도 추가된다. 두경부암의 방사선치료를 받은 환자는 아연 결핍에 이어 갑상선기능이 떨어지는 경우가 많으므로 TSH와 FT4 측정도 추가한다.

신체 구성은 영양상태와 면역력의 지표가 되기 때문에 환자에게 간편 체성분 분석기를 사용하여 정기적으로 몸무게·근육량·지방량·수분량을 체크하게 하여 그 변화 상황을 그래프로 보고하도록 하는 것은 유용하다. 악력도 근육량의 지표가 된다.

서양의학을 통한 식사 지도

암 환자에 대한 식사 지도의 기본은 고단백·저지방·저탄수화물식이다. 환자나 가족들은 과일이든 샤벳트든 뭐든지 괜찮을 거라고 생각하지만, 먼저 단백질을 든든히 섭취하고 지질이나 당질은 그 다음에 소량 섭취할 것을 권장한다. 식물성 단백질로 대두(일반 두부, 히키와리낫토, 유바, 두유)를 부지런히 섭취하고, 동물성 단백질은 오메가-3 다가불포화지방산(EPA, DHA)을 많이 함유한 등푸른 생선(정어

리, 꽁치, 청어 등), 흰살 생선(대구, 도미, 넙치 등), 닭고기·달걀·치즈를 중심으로 섭취한다. 지질이나 당질은 그 다음에 소량 섭취하도록 하고, 육고기(소, 돼지, 양)는 피한다.

기름은 될 수 있으면 피하는 게 좋겠지만, 어쩔 수 없이 사용하고자 할 때는 오메가-3 다가불포화지방산(α-리놀렌산)이 많은 들기름, 아마인유 등을 권한다. 이들 기름은 활성산소를 제거하고, 암에 따른 염증을 억제하는 효과가 있어 항종양작용도 기대할 수 있다. 장내세균총이 건전하다면 배변이 좋아지고 면역력도 높아진다. 대장 내에 유산균을 늘리기 위해서는 설탕 대신에 올리고당을 사용하고, 낫토김치(김치+히키와리낫토+올리고당)를 잘 섞어 하룻밤 냉장고 안에서 발효시킨 것), 혹은 낫토소금누룩(김치 대신에 소금누룩으로 만듦)으로 대량의 식물성 유산균을 섭취할 수 있다.

아연·철·칼슘을 식사로 보충하는 것은 효율이 나쁘기 때문에 부족한 경우에는 각각 Promac®(유일한 경구 아연제제), Ferromia®(위산이 없어도 흡수되는 환원철), 유산칼슘(위산이 없어도 이온화하는 칼슘제제)을 투여한다.

동양의학을 통한 식사 지도

암은 냉증을 배경으로 발현, 증식하고, 암 환자는 대부분 잠재적인 「냉증」을 가지고 있다. 저체온과 손발 냉증을 호소하고, 대부분의 환자는 겨울철에 전기모포 등의 온열기구를 사용한다. 한방치료로 냉증이 개선되고, 기초체온이 상승되면서 환자의 전신상태는 개선된다. 이를 촉진시키기 위해서는 음식물의 성질을 정확히 파악해, 한증 성질의 음식물은 피하고 온열 성질의 음식물을 부지런히 섭취하는 것이 중요하다.

음식물의 성질을 아는 데는 「식양(食養)」(음식물에 의한 양생법)의 사고가 유용하다. 「식양」이란 메이지

시대(1867-1914년) 초기에 약사 겸 의사로 육군소장까지 역임한 이시즈카 사겐이 제창한, 음식물을 통하여 건강해지는 양생법이다. 이시즈카 사겐은 「음양조화」, 「신토불이」, 「일물전식(一物全食)」의 중요성을 주장하면서 「식육(食育)」이라는 새로운 단어를 만들었다. 식양은 그 후 「매크로바이오틱」으로서 미국과 유럽에도 알려지면서 서양인의 편중된 식생활을 시정하기 위한 지도 원리로서 주목받게 되었다.

몸을 차게 하는 한냉 성질이 있는 것은 여름철이나 몸이 뜨거울 때에 맛있게 느끼는 음식물이다. 과일·생야채·주스·보리·식초·우유·요구르트·탄산음료 등이 여기에 속한다. 반대로 몸을 따뜻하게 하는

온열 성질이 있는 음식물은 겨울철에 수확되거나, 땅속이나 바다 밑에서 자라난 것으로 뿌리생강, 토란, 무, 인삼, 우엉, 해초, 작은 생선, 조개류 등이다.

술은 보리나 포도로 만든 맥주나 와인은 몸을 차게 하고, 쌀이나 고구마로 만든 사케나 고구마 소주는 몸을 따뜻하게 만든다. 술을 좋아하는 암 환자라면 후자를 소량(정종 180cc 정도) 마실 것을 권장한다.

야채는 생야채가 아닌 가열된 온야채를 먹는다. 과일은 원칙적으로는 피해야하지만, 가열된 것(찐 바나나나 구운 사과), 혹은 말린 과일을 소량 섭취하는 것은 괜찮다.

5 딸꾹질에 대한 한방치료

딸꾹질은 횡경막의 경련성 수축으로서 암 환자에게는 복부수술 후의 유착이나 복부팽만 외에 항암제가 원인인 경우가 많다. 항암제는 시스플라틴(Cisplatin), 빈크리스틴(Vincristine), 파클리탁셀(Paclitaxel), 이리노테칸(Irinotecan) 등으로 발생한다. 딸꾹질이 장기간 계속되면 일상생활에 지장을 초래하고, 수면이나 섭식에도 장애가 생겨 환자는 소모되어 간다. 여러 가지 민간요법으로 치료를 시도하더라도, 어느 것도 별반 효과가 없다. 또한 프림페람®(Primperan), Gascon®, 가바론®(Cabaron), 아달라트®(Adalat), 세레네이스®(Serenace), 콘토민®(Contomin) 등의 효과도 불확실하다.

일반적으로 널리 알려진 한방약에는 작약감초탕과 시체탕(시체 5.0 g, 정향 1.5 g, 생강 1.0 g)이 있다. 간켄 아리아케에서도 시스플라틴 등의 항암제로 유발된 딸

꾹질을 가끔 볼 수 있는데, 대부분 작약감초탕이 효과가 뛰어나다. 마츠다 쿠니오는 『증례 한방치료 실제』(소겐샤)에서 딸국질에 유효한 한방약으로 반하사심탕, 오수유탕, 귤피죽여탕, 시체탕, 소승기탕, 조위승기탕을 들고 있으며, 바바 타츠지는 요시다 시게루 전 일본 수상이 식중독에 걸린 후 끈질기게 이어지는 딸꾹질을 반하사심탕으로 치료한 일화를 소개하였다. 야카즈 도메이는 『임상응용한방처방해설』(소겐샤)에서 노인이나 허약자의 딸꾹질에는 감초건강탕이 유효하다고 하였다. 『상한론』에서는 감초건강탕의 목표로서 「(치료가 제대로 되지 않아 원기를 잃은), 厥하고(사지 냉증), 목 안 건조, 煩躁吐逆하는 자」가 언급되어 있다. 이러한 조문은 수술 후에나 항암제로 인한 급성 딸꾹질에 효과적일 가능성이 있다.

6 항암제로 인한 말초신경장애

말초신경장애를 일으키는 항암제에는 탁산계(파클리탁셀-Paclitaxel·도세탁셀-Docetaxel), 플라티나계-Platina(시스플라틴-Cisplatin·옥살리플라틴-Oxaliplatin 등), 빈카알카로이드계-Vinca alkaloid(빈크리스틴-Vincristine 등)가 있다. 최근에는 분자표적약인 벨케이드®(Velcade)도 그 한 원인이라는 보고가 있다. 말초신경장애가 용량제한독성(dose limiting toxicity; DLT)이 되어 화학요법을 계획대로 진행하지 못하는 환자도 많다.

말초신경장애를 유발하는 항암제

①파클리탁셀 : 부작용에는 말초신경장애(65%), 관절통(40%), 근육통(36%) 등, 신경·근 이상이 많다. 말초신경장애(저림, 마비)의 발현 기전은 충분히 해명되고 있지 않지만, 종종 통각과민이나 심부감각의 저하를 수반하여 환자의 삶의 질을 크게 떨어뜨린다. 파클리탁셀이 원인인 저림은 하지에 심하게 나타나는데, 250 mg/㎡ 이상 투여하는 환자의 60% 이상에서 증상이 발현하여 일상생활에 지장을 초래한다.

②옥살리플라틴 : 저림은 한랭자극으로 유발되는데, 즉 일정량 이상의 옥살리플라틴을 투여 받은 환자가 차가운 것을 만지거나 냉방에 들어가면 갑자기 발현하는 경우가 많다. 증상은 따끔거리는 이상감각이 발에서 다리로, 때로는 입술 주변이나 항문부에도 나타난다. 심부감각도 저하되고 발이 잘 걸려 넘어진다. 예방법으로 「글루콘산칼슘(Calcium Gluconate) 1 g+황산마그네슘(Magnesium Sulfate) 1 g」을 Day 1에 투여하면 저림이 나타나는 빈도가 감소한다는 보고가 있는데, 그 근거는 부족한 상태이다.

③빈크리스틴 : CHOP요법에 사용되는 빈크리스틴은 상지에서 저림이 나타나고, 손가락의 섬세한 움직임이 힘들어지기도 한다. 초기 증상은 옷의 단추를 채우지 못하거나 병뚜껑을 열지 못하는 등이 있는데, 이런 증상은 조기 발견을 하는게 중요하다. 또한 증상이 심하면 보행곤란이 되기도 한다. 변비나 복통 등, 다른 자율신경장애를 수반하는 경우도 많기 때문에 주의를 요한다.

서양의학적 예방과 치료

항암제로 유발된 저림에는 현대의학적으로 비타민 B_{12}의 투여, 온열요법, 마사지 등을 실시하는데, 그 효과는 불확실하다. 「항암제가 원인으로 나타난 저림 증상에는 유효한 치료법이 없다」고까지 설명한 임상종양학의 교과서가 있을 정도이다. 조기 발견과 투여중지(혹은 다른 항암제로 변경)를 통하여 말초신경장애의 중증화를 피하는 것이 중요하다.

한방치료의 보고

파클리탁셀로 인한 저림이나 통증에 대한 한방치료의 보고는 그리 많지 않지만, 경험을 바탕으로 한한방약을 사용하는 임상의는 많다. 증례집적연구보고에 의하면 ①「우차신기환+모빅®(Mobic)」이 손가락 저림에 유효(후시키 히로시 등), ②「작약감초탕」은 저림에 효과가 없지만 통증을 예방할 가능성이 있다(야마모토 카이치로 등), ③「작약감초탕」은 근육통이나 관절통의 43%에 유효(후지이 카즈유키 등) 등이다. 또한 최근에는 옥살리플라틴에 의한 말초신경장애에 대한 우차신기환의 RCT 치료가 행해졌지만, 그 성적은 결코 만족할만한 수준이 아니었다.

필자의 치료경험

필자는 한방협진외래를 개설한 후 수년간 「파클리

탁셀로 유발된 저림 증상은 한방치료가 크게 효과를 거둔 경우가 많지만, 옥살리플라틴에 의한 저림 증상은 난치성으로 한방치료에 반응하지 않는다.」고 생각하였다. 실제, 우리 병원의 소화기화학요법과에서 옥살리플라틴이 원인인 말초신경장애환자를 10명 정도 소개받아 치료했는데, 모두 효과가 없었다. 그러나 그 후 치료법을 변경하여 「우차신기환+작약감초탕+부자말」을 조합하여 부자말의 양을 1일 1.5 g에서 6 g까지 단계적으로 증량함으로써 유효한 증례가 늘어났다. 현재는 절반 이상의 환자에게 효과가 있다. 한편 실제, 시호제가 유효한 증례나 구어혈제가 유효한 증례도 있기 때문에 치료법을 규격화할 수는 없다. 효율을 높이기 위해서는 복후에 근거를 둔 표준적인 한방치료를 실시할 필요가 있다.

침구치료의 응용

항암제가 원인인 말초신경장애에 침구치료는 매우 유효하다(21쪽). 특히 배수혈(비수·위수·신수·지실, 여기에 필요에 따라 간수·담수·방광수)에 포괄적으로 보법 침을 실시하고, 전기온침기로 환자가 「뜨거워졌다」고 할 때까지 강하게 온보(溫補)하면 대부분의 환자는 저림 증상이 가벼워진다고 한다. 그 중에는 침 한 번으로 저리는 증상이 절반 이하로 경감되었다며 기뻐하는 환자도 있다. 이 침구치료법은 앞으로 매우 유망하다. 그러나 침을 시행하는 데는 시간을 요하기 때문에 의사가 직접 하기에는 부담이 크다. 앞으로 침구사와 공동 작업을 고려할 필요가 있다.

7 인후두이상감과 반하후박탕

최근, 인후두이상감은 위식도역류증(gastroesoph-ageal reflux disease: GERD) 증상의 하나로 다룬다. 인후까지 위산이 역류되어 일어나는 인후두산역류증(laryngopharynreal reflux disease: LPRD)의 개념이 제창되었다. 인후두이상감을 호소하는 환자의 60% 정도는 위산분비를 강력하게 억제하는 프로톤펌프저해약(PPI)이 효과를 발휘한다고 한다.

인후두이상감을 호소하는 환자에게는 먼저 이비인후과적 진찰과 상부내시경검사를 한다. 두경부 및 식도 관련 중대 질환을 제외시킨 다음 PPI를 투여하여 효과가 없으면 한방약을 단독 혹은 병용 투여할 것을 고려한다.

한방에서는 인후두이상감을 「인중자련(咽中炙臠)」「목 안에서 고기 굽는 듯」이라고 하며, 『금궤요략』에는

「여성에서 목 안에서 고기를 굽는 듯이 느끼는 경우에는 반하후박탕을 처방한다.」고 기재되어 있다. 스트레스가 원인인 여성의 인후두이상감에 반하후박탕이 특효약으로 알려져 있다.

반하후박탕증은 성격이 꼼꼼한 사람에게 잘 나타난다고 하는데, 복부팽만도 투여 목표 중의 하나이다. 인후두이상감증 이외에 복부팽만형의 과민성장증후군에도 유효하기 때문에 [대시호탕+반하후박탕] 방식으로 사용하는 일이 많다. 반하후박탕은 여성의 인후두이상감에도 유효하지만, 남성의 경우에는 시호가용골모려탕이 더 효과적이다(호시노 에츠오 외: 한방임상, 26:3-8, 1979). 서양의학적 진단명이 같더라도 성차에 의해 증이 다른 경우가 있다. 「동병이치」의 한 유형으로 참고했으면 한다.

8 복부 수술 후의 복통과 복부팽만

복부수술 후의 복통이나 복부팽만에 대해서는 원인을 밝히고, 그 원인에 맞춰 적합한 치료를 행한다. 원인으로서는 유착에 의한 장폐색, 위 절제 수술 후 위에서 위출구폐쇄(gastric outlet obstruction), 역류성식도염, 장관협착, 복수, 방사선장염, 장액의 울체에 의한 소장내세균증식증 등이 있는데, 원인을 확정할 수 없을 때도 많다.

서양의학적 대처법

소화기암이나 부인과 암을 수술한 후에 나타나는 복통에 대해서 서양의학적으로 사용되는 약제는 진경약(항콜린약), NSAIDs, 오피오이드 등이다. 부스코판®(Buscopan), Coliopan®, Sesden® 등의 진경약이나 항콜린약이 요폐, 무시(霧視, Blurred vision), 부정맥 등의 부작용으로 투여할 수 없는 경우에는 작약감초탕 등의 「한방 진경약」이 유용하다(89쪽). NSAIDs를 사용하는 데는 NSAISDs 궤양 예방과 위산관련 질환에 대한 대책을 목적으로 소량의 프로톤펌프저해약(Takepron® 15 mg 등)을 투여한다. 혹은 위점막장애나 콩팥장애가 적은 COX-2 선택적 저해약인 세레콕스®(Celecox)를 선택한다. 오피오이드는 먼저 코데인을 사용하고, 효과가 없으면 Opso®액이나 Oxinorm®산 등의 단시간 작용성의 경구 오피오이드를 사용한다. 장폐색에는 비위관(Levin tube) 내지 일레우스관을 사용한 구측장내용배액으로 감압, 항콜린약, 산도스타틴®(Sandostatin)으로 장액분비 억제를 실시한다.

한방약의 대처법

복부수술 후에 발생한 복통이나 복부불쾌감에 사용하는 처방은 많다. 증상과 복후를 참고하여 가장 적합한 처방을 선택한다.

①복부산통(찌르는 듯 통증)에는 [실]시호계지탕, 대황부자탕, [허실중간]작약감초탕, [허]작약감초부자탕, 당귀작약산, 보중익기탕, 부자갱미탕, 대건중탕합부자갱미탕, 등.

②복부전체의 팽만에는 [실]대승기탕, 대시호탕합반하후박탕, 계지가작약대황탕, [허]계지가작약탕, 당귀건중탕, 소건중탕, 대건중탕, 보중익기탕, 등.

③상복부 팽만에는 [실]대시호탕, 대시호탕합복령음, 삼황사심탕, 부자사심탕, 반하사심탕, [허실간]복령음, [허]보중익기탕, 육군자탕, 사군자탕, 등.

④유착에 의한 단순성장폐색에는 대건중탕이 유효하고, 장폐색이 계속 재발되는 환자에게는 소량을 장기간 사용하면 재발을 예방할 수 있다. 대장암이나 부인과 암을 수술한 직후부터 대건중탕을 사용하면 대장운동을 촉진하고 배기가스까지의 시간을 단축하여 입원기간을 단축하는 데 도움이 된다. 아울러 이 후의 유착형성 위험을 줄이는 데도 기대된다.

⑤대건중탕은 「촉초(산초), 건강, 인삼, 교이(맥아당)」의 네 가지 생약으로 구성되어 있다. 이는 긴급하게 단기간 사용에는 적합하지만, 장기간 투여에는 부적절하다. 냉증이나 복통이 사라진 환자에게 대건중탕을 계속 투여하면 울렁거림, 식욕부진, 몸이 열감으로 고통스러워한다. 대건중탕의 증이 지속되고 장기간 투여가 필요하다면 보중익기탕을 합방하여 「보중익기탕+대건중탕」의 형태로 사용하는 것이 좋다.

9 유방암의 호르몬요법 부작용

에스트로겐수용체양성 유방암에는 보통 호르몬요법이 실시된다. 일본에서 유방암 발현은 폐경기 전후 50세 무렵에서 절정에 이른다. 폐경 전에 호르몬요법을 실시하게 됨으로써 자연폐경에 비해 갱년기장애 증상이 매우 심하게 나타난다. 게다가 호르몬요법은 5년 이상의 장기간에 걸쳐 실시되기 때문에 삶의 질이 높은 요양생활을 위하여 이 기간 동안 갱년기증상을 완화시키는 것은 매우 중요하다.

유방암 호르몬요법에 사용되는 약제

①폐경 전 : 난소에서의 에스트로겐 생산을 억제하는 LH-RH작동제(agonist) 졸라덱스®(Zoladex) 주사
②폐경 후 : 여성호르몬이 유방암세포에 작용하는 것을 억제하는 놀바덱스®(Nolvadex)
③폐경 전(선택) : 졸라덱스® 주사에 부신과 지방조직으로 산생되는 여성호르몬의 활동을 억제하는 놀바덱스®를 추가
④폐경 후 : 부신과 지방조직에서 안드로겐에서 에스트로겐의 생합성을 줄이고 에스트로겐산생을 저하시키는 아로마타제억제제(아리미덱스®(Arimidex), 아로마신®(Aromasin), 페마라®(Femara))

유방암의 호르몬요법 부작용

갱년기 유사 증상(안면홍조, 발한, 달아오름, 두통, 어깨결림, 현기증, 불안, 우울, 관절통, 성욕저하, 생리불순, 무월경, 질건조)가 많다. 여기에 시력장애, 혈전증, 간질성폐렴, 쇼크, 아나필락시스(anaphylaxis), 피부점막장애, 간장애 등 중대한 부작용도 있다.

유방암의 호르몬요법 부작용 치료

이들 부작용으로 보통 생활을 할 수 없거나, 아예 치료를 단념하는 환자도 있지만, 증에 맞는 한방약을 사용하면 대부분의 환자는 증상이 가볍게 되어 계속적인 치료를 할 수 있다. 본증에는 시호제(대시호탕, 소시호탕, 시호계지탕, 시호계지건강탕, 보중익기탕, 가미소요산 등)과, 구어혈제(계지복령환, 도핵승기탕, 당귀작약산 등)의 병용이 효과가 뛰어나다. 소수이기는 해도 사심탕류(삼황사심탕, 황련해독탕, 부자사심탕)과 구어혈제의 병용이 잘 맞는 환자도 있다. 이들 선택은 증상의 특징과 함께 복후를 근거로 실시한다. 따라서 본 병태의 정확한 치료를 위해서는 복후를 정확하게 파악하는 것이 요구되므로 복진에 대한 충실한 학습이 요구된다.

유방암 환자에 대한 한방약 투여의 현황

유방암 전문의 중에는 한방약이 암을 재연·재발시키는 것은 아닌가 하는 우려를 드러내는 경우가 있다. 물론 한방약 속에는 여러 종류의 플라보노이드가 포함되어 있고, 그 중에는 여성호르몬 유사 작용을 가진 것도 있다. 이들은 「피토 에스트로겐(식물유래 에스트로겐 유사물질)」이라고 하고, 갱년기장애나 골다공증에 유효하다고 알려져 있다. 과거에는 콩(이소플라본)이 유방암을 발증·악화시킨다고 한 적이 있지만, 지금은 오히려 콩이나 된장 등의 콩 제품은 유방암 발생을 억제하고 호르몬요법의 효과를 높여준다는 입장이 주류로 되었다.

필자는 이런 환자를 300명 이상 한방약으로 치료하였지만, 호르몬요법 중에 유방암이 반복·재발된

증례는 경험하지 못했다. 실제, 우리 병원의 유선(乳腺)과 의사들 중 몇 명은 적극적으로 환자를 우리 과에 소개하기도 하는데, 환자들은 크게 만족해하고 있다. 호르몬요법에 따른 환자의 고통은 바로 해결하여야 할 문제로서, 에스트로겐제제는 금기되어 있어 현재로서는 한방약을 투여할 수밖에 없다.

10 관절통·자가면역질환의 한방치료

『상한론』에는 관절통에 유효한 처방을 다수 다루고 있는데, 이들은 관절 류마티스·자가면역질환에도 응용가능하다. 처방 선택에 관해서는 통증 강도에 따라 단계적으로 실시하는 매뉴얼이 『상한론』에 기재되어 있다(그림).

①가장 경증이 「사지미급하여 굽히고 펴기가 힘들다(안정 시에는 아프지 않고, 관절을 움직이면 통증이 오는 증상)」로 계지가부자탕, 계지가출부탕, 혹은 이러한 부류의 처방이다. 태양병의 처방에는 이수약(체내의 수분 순환을 개선하는 생약)과 부자를 가미한 갈근가영출부탕, 마황가출부탕, 계지이월비일탕가출부, 월비가출부탕 등 중에서 나타나는 증상을 살펴 선택한다.

②다음 단계가 「몸이 화끈거리면서 아프고, 스스로 돌아눕기가 힘들다(안정 시에도 통증이 있고, 돌아눕지 못하는 상태)」로, 계지부자탕 혹은 계지부자거계지

가출탕을 선택한다. 『상한론』의 처방은 아니지만, 중국 명나라 시대의 『明醫指掌』의 의이인탕도 이 범주에 속하는데, 보통 부자말을 가미하여 사용한다.

③통증이 더 심해지면 「뼈마디가 아파서 구부리거나 펴지를 못하고, 살짝 만지기만 하여도 통증이 극심하다(관절을 조금 움직이거나 혹은 다른 사람이 만지기만 해도 통증이 있는 상태)」로 감초부자탕, 작약감초부자탕을 사용한다.

④염증이 장기간 계속되고 「사지관절이 아프고, 몸이 마른다(관절통이 심해 식사를 맘껏 하지 못하여 여윈 상태)」가 되면 계지작약지모탕의 적응이다.

⑤『상한론』의 처방은 아니지만, 「극한 통증 단계는 지나갔지만, 관절변형이 뚜렷한 환자」에게는 중국 송나라시대의 『和劑局方』의 대방풍탕을 사용한다.

⑥사역탕증과 복령사역탕증은 냉증과 설사 등의 복부증상이 심하고, 만성기로 이행된 관절 류마티스에 가끔 보인다. 오두탕류는 격렬한 통증에 사용되

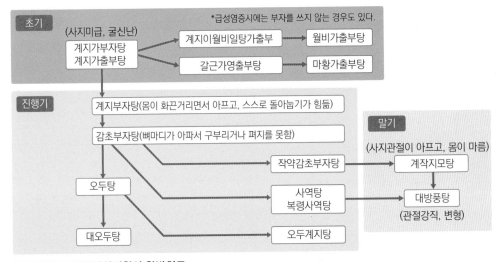

그림 관절통·자가면역질환의 한방치료

는데, 투구꽃의 모근인 오두가 주약이다. 보통 오두탕을 사용하지만, 역상이나 두통, 발한을 동반하면 오두계지탕을 처방한다. 매우 심한 통증에는 오두와 꿀만으로 구성된 대오두전을 사용하는데, 이는 마약 같은 처방이다.

⑦이들 처방은 통증을 주된 증상으로 하는 관절류마티스 환자를 대상으로 적용하지만, 실제로는 비슷한 유형의 자가면역질환(전신홍반루프스, 경피증, 다발성근염, 피부근염, 혼합성결합조직병 등)에도 동일한 생각을 하여 효과를 보는 경우가 많다. 이 때

통증의 강도가 아닌 증상의 특징과 염증 정도로 처방을 선택한다.

하나의 예를 들면 필자가 레지던트 시절이었던, 35년 전 일이다. 도쿄대학병원에 입원해 있던 스테로이드의존성 SLE의 15세 여성이었는데, 그녀는 오구라 시게나리선생의 진찰을 받고 계지이월비일탕가출부를 투여 받았다. 그 후 스테로이드를 복용하지 않게 되고, SLE는 치유되었으며, 현재까지 재발되지 않았다. 자가면역질환에 대한 한방치료는 앞으로 많은 연구가 요구되는 분야이다.

11 흉부종양 수술 후의 상처 통증

수술 후, 장기간 계속되는 상처통증은 폐암, 식도암, 종격종양 등, 흉부종양을 수술한 후에 많이 생긴다. 그 이유는 확실하지 않지만, 흉막과 늑간신경 등의 장애가 원인이 아닐까 추정된다. 수술 후의 상처통증이나 불쾌감은 서양의학적으로는 보통 신경통으로 보고 소염진통약이나 정신안정제, 또는 신경전달을 억제하는 목적으로 항경련약, 항우울약, 리리카®(Lyrica) 등을 사용한다.

그러나 한방치료로 상처통증이 호전되는 환자가 많다. 주로 심신증 병태에 효과가 좋은 한방약을 복후를 살펴 단독 혹은 병용으로 사용한다. 즉 실증이면 삼황사심탕, 대시호탕, 소시호탕, 시호가용골모려탕, 백호가인삼탕, 대승기탕 등을, 허증이면 보중익기탕, 계지가용골모려탕, 시호계지건강탕 등이 효과를 발휘하는 경우가 많다. 이 때 겸용방으로 구어혈제(계지복령환, 도핵승기탕, 당귀작약산 등)와 보신

제(우차신기환, 팔미지황환 등)를 병용하면 효과가 상승된다.

『만병회춘』의 「협통문」에는 「양 옆구리에 통증이 있으면 맥은 반드시 弦한데, 맥이 긴세현이면 대부분 화가 나 있다.」라며 치료약으로 소간음, 시호궁귀탕, 보중익기탕 등의 시호제를 들고 있다. 오츠카 케이세츠는 『증후에 따른 한방치료의 실제』에서 「폐암 환자의 호흡곤란에 따른 흉통에 시호소간산(시호소간탕+치자, 건강)을 투여하고, 5개월간 고통 없이 편안하게 삶을 연장한 증례」를 보고하였다. 야카즈 도메이는 『임상응용한방처방해설』에서 오적산으로 효과를 보는 「양배부 견갑골 하부에서 늑골 전반에 걸친 통증이 한랭자극으로 유발된 증례」, 연년반하탕이 효과가 좋은 「좌계늑하, 좌유방하부, 좌견배부에 통증이 있는 증례」를 들었다.

12 위절제 수술 후의 합병증

위절제 수술 후의 합병증으로 문합부통과장애, 철결핍성빈혈, 대구성빈혈, 골다공증, 담석, 덤핑증후군 등이 있다. 이밖에도 최근에는 위에서 생산되는 「그렐린」의 분비저하에 따른 식욕부진이 주목을 받고 있다.

철결핍성 빈혈

위절제 수술 후의 철결핍성 빈혈은 음식물 속의 3가 철을 2가 철로 환원하기 위해 필요한 위산이 감소되기 때문이다. 환원철분제제(Ferromia® 나 훼럼®)의 경구투여로 개선된다. 이 때 비타민C를 같이 투여할 필요는 없다.

대구성 빈혈

위절제 수술 후의 대구성 빈혈은 비타민B_{12}결핍이 원인이다. 종말회장에서 비타민B_{12}를 흡수하기 위해서는 위의 벽세포가 분비하는 Castle 내 인자가 필요

한데, 광범위한 위절제수술 후에는 충분히 분비가 이루어지지 않기 때문에 비타민B_{12}를 투여해야 한다. 이전에는 간헐적으로 근육주사가 꼭 필요하다는 인식이 있었는데, 실제 일부(수%)는 장관에서 흡수되므로 Methycobal® 1.5 mg/일 정도로 보충할 수 있다. 비타민B_{12} 결핍은 인지증(치매) 등의 정신증상을 유발하기 때문에 이에 대한 대응은 중요하다.

골다공증

위절제 수술 후의 골다공증은 위산 감소에 따른 음식물 안의 칼슘 이온화장애로 일어난다. 뿐만 아니라, 음식물의 소장통과시간이 단축됨으로써 지방흡수장애가 일어나 지용성 비타민D와 K가 결핍된 결과, 칼슘 흡수와 뼈 침투가 감소하고, 나아가 속발성 부갑상선기능항진증을 초래하기 때문에 발생한다. 이 상태는 대량의 소화효소(리파크레온® 1.8 g 등), 유산칼슘(가장 이온화가 잘되는 칼슘제제), 비스포스포네이트제제, 비타민D제제, 비타민K제제 투여로 개선된다. 위절제수술을 받은 환자, 특히 고령자는 정기적

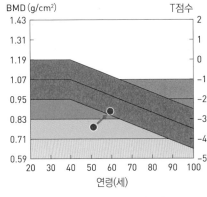

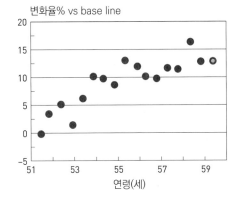

그림 위 완전적출 수술 후의 골다공증

위암으로 위전적출 수술을 받은 3년 후에 한방협진과에서 초진 비스포스포네이트제제(베네트®)를 8년간 복용하고, 골밀도는 8년 사이에 0.774(51.5세)에서 0.874(59.3세)로 증가하였다.

으로 골밀도를 측정해야 한다(그림).

담석

위절제 수술 후의 담석 발생은 수술 중의 미주신경절단과 수술 후의 콜레시스토키닌(CCK) 분비가 감소됨으로써 야기되는 담낭수축장애가 그 원인으로 생각하고 있으며, 미주신경보존수술 등이 유용하지만, 때로는 위절제수술 중에 예방적 담적출수술을 하는 경우도 있다.

덤핑증후군

덤핑증후군은 식후 30분 이내에 발생하는 조기덤핑과 식후 2~3시간 사이의 후기덤핑이 있다. 전자는 소장내로 고삼투압의 음식물이 급격히 유입됨으로써

혈관내수분의 장내로 이동이 일어난다. 따라서 장관확장, 혈관내탈수, 세로토닌이나 히스타민 등의 생체활성물질의 생성에 따른 복부팽만, 설사, 구토증, 안면홍조, 동계, 현기증 등의 증상이 나타난다.

후자는 포도당의 급격한 흡수에 의한 일과성 고혈당에 반응하여 인슐린이 분비되는데 이것이 혈당저하 후에도 높은 수치를 유지하기 때문에 저혈당으로 인한 식은 땀, 피로감, 현기증, 의식소실 등을 일으킨다. 이런 경우 식후의 요당 양성과 저혈당으로 진단할 수 있다.

조기덤핑증후군에서는 음식을 소량으로 자주 먹는 것이 효과적이다. 후기덤핑에서는 흡수되기 쉬운 당 섭취를 제한하고, 식후 2시간 후에 자당(蔗糖)이나 포도당이 들어있는 사탕을 먹도록 지도하는 것도 유효하다. 수술기법에서는 위완전적출술이나 Billroth-I법이나 II법에 비하여 유문보존위절제술이나 Roux-en-Y법에서는 잘 발현하지 않는다.

13 암 치료에서 기도의 역할

암 환자는 머지않아 자신이 죽을지도 모른다는 냉혹한 현실에 직면하여 심리적으로 낙담하고 불안과 공포에 떨게 된다. 의사의 조심성 없는 생존기간 통보로 그 상황은 더욱 악화되고, 환자의 자연치유력(투병력)은 눈에 띄게 떨어진다. 필자는 이런 환자에게 「당신 주치의의 판단은 잘못됐습니다. 당신이 앞으로 어떻게 될지는 신밖에 모르는 일입니다. 앞으로 몇 개월밖에 살지 못한다고 했던 많은 환자가 한방치료로 몇 년씩 건강하게 살아가고 있습니다. 저는 최선을 다해 치료를 할 테니까 환자분도 힘내세요!」라고 격려한다. 그리고 할 수 있는 치료를 해가며 하나님, 부처님, 조상들에게 기도하는 마음을 가질 것을 권한다.

의학은 공학과는 다르다. 무라카미 카즈오는 유물

론에 입각하여 자동차 정비 공장처럼 되어 버린 현대의학을 분자생물학 입장에서 경종을 울린 사람이다. 유전자만으로 모든 것이 결정되는 것은 아니다. 명상, 기도, 생활습관 조절을 통하여 특정의 유전자발현을 조절할 수 있다는 연구도 있다.

기도를 통해 병을 치료하려는 심리는 반드시 황당무계한 일만은 아니다. 흐트러짐 없이 오로지 한마음으로 기도함으로써 불안이 사라지고 자연치유력이 발휘되어 병상이 호전되는 환자는 많다. 기도는 미국의 보완대체의료에서 가장 널리 사용되고 있는 치료법이다. 메이지유신을 계기로 일본 의료에서는 종교가 배제되었지만, 최첨단 의료에서는 종교의 힘을 지혜롭게 수용하는 것도 중요하다.

14 항암생약 「괴이(槐耳)과립」

필자는 진행암 환자에 대한 기본적 한방치료의 정석은 [(보제+우차신기환)×3회, 구어혈제×1회]를 처방한다. 고도 진행암인 경우에는 괴이과립(9~20 g/일)을 병용할 것을 추천한다. 이것이 일본에서 선택할 수 있는, 임상적 근거가 확립된 유일한 「항암 보조식품」이기 때문이다. 현재까지 300명 이상의 환자가 본 제품을 한방약과 병용하여 임상적 유용성을 확인하였다. 일본에서는 인터넷, 암 바이블 책, 입소문 등을 통해 「암에 효과가 있는 보조식품」이 수도 없이 유통되고 있다. 그러나 이들 대부분은 시험관 안에서 실시된 몇몇 실험결과, 「환자」의 체험, 「의사」의 코멘트만 있다. 실제로 임상시험은 전혀 실시하지 않아 신뢰성이 떨어진다.

한편, 괴이과립은 30년 이전부터 중국의 국가 차원의 프로젝트로서 기초연구와 함께 다수의 임상비교실험이 실시되었다. 다음은 그 개요에 대한 설명이다.

1978년 중국의 청도에서 말기 간암 환자가 콩과의 낙엽고목 「괴이」(학명:trametes robiniophila Murrill)를 다려서 복용했더니 간암이 소실되었다. 곧바로 전문가들이 조사에 나서고, 그 유효성을 확인하였다. 1979년, 중국위생부는 괴이의 항암작용에 대한 연구를 기획하여, 먼저 균사체배양으로 인공배양 괴이의 생산에 성공하였으며, 그 후 8군데의 의료연구기관에서 100명 이상의 연구자가 연구를 시작하였다. 천연괴이와 인공배양괴이의 〈성분, 약리, 독성〉에 대한 기초·임상시험을 통해 양쪽의 동등성을 확인하였다. 1992년 중국 위생부 신약심사위원회는 괴이과립을 「Ⅰ류 항암생약」으로 인정하고, 1997년 국가 차원에서 신약으로 생산허가를 내렸다. 2005년 일본한방창약(현, 일본한방신약)이 수입총대리점을 맡으면서 일본 국내에서 「건강식품」으로 판매되기 시작하였다.

【활성성분】활성성분은 6종류의 단당류와 18종류의 아미노산이 결합된 분자량 총 30,000의 당단백 PS-T로, 당 41.53%와 아미노산 12.93%를 포함한다. 그 밖에 약 20종류의 미량원소가 함유되어 있다. ①암세포 자살(세포자멸사)유도작용(G1기), ②실험종양 쥐에서의 종양억제작용, ③마크로파지와 NK세포의 활성화로 인한 세포면역부활작용, ④α,γIFN과 IL-2 등의 사이토카인생성촉진작용, ⑤암세포 주위의 신생혈관억제작용, 등등의 보고가 있다.

【기초연구】①종양의 축소효과나 임상데이터의 개선효과, ②동통, 식욕부진, 전신권태감 등의 증상 개선과 삶의 질향상 효과, ③항암제나 방사선치료의 부작용에 대한 경감효과, ④생명 연장 효과 등이 여러 종의 암에서 다수의 임상시험을 통해 제시되었다.

【사용방법】중국에서는 ①적응 질환은 간암, 폐암, 위암, 대장암, 유방암, ②적응 방법은 건강보험 적용 대상으로 대학병원, 암센터, 암중점병원에서 의사가 처방, ③투여량은 1일 60 g 이다.

한편 일본에서는 ①건강식품으로 환자 자신이 특약수입총대리점 「일본한방신약」에서 통신판매로 구입하거나 전국의 대리점에서 구입, ②복용량은 필자의 경험에 의하면 1일 9~20 g 정도를 권장한다.

15 명현

명현이 처음 나오는 곳은 중국 고전인 『서경』으로, 즉 「약을 복용하고 명현이 없으면, 그 병은 치유되지 않는다.」고 하였다. 에도시대의 명의, 요시마스 토도는 이것을 인용하여 「한방치료에서 증에 적중하면 병은 반드시 낫는데, 명현을 일으키지 않으면 병은 치료 되었다고 할 수 없다.」고 하였다. 그러나 실제 임상에서 명현을 거쳐 치유되는 경우는 드물며, 필자는 8년 동안 몇몇 증례밖에 경험하지 못하였다.

「명현」이란 만성 난치질환을 한방약으로 치료할 때 드물게 나타나는 일과성의 격한 반응이다. 야마다 코준 테루타네(山田光胤)는 「만성증일 때 한방약을 복용한 후 예기치 않은 반응이 일어나면서 그 후 빠르게 증상이 개선되는 것」이라고 정의하는데, 「예기치 않은 반응」과 「만성질환의 빠른 개선」이 명현의 요점이다.

명현의 증상에는 설사, 구토, 발열, 성기출혈, 의식소실 등이 있다. 이들은 생체시스템의 중추(자율신경·면역·내분비)와 관련된 증상들이다. 만성난치성질환에서 이들 증상이 의심스러울 정도로 비정상 상태로 보이던 것이 한방약을 복용한 직후에 제대로 정상적인 상태로 이행할 때, 그 낙차가 크면 1일~며칠간 계속 이어지는 반응이 명현이라고 볼 수 있다.(그림)

필자가 경험한 4증례는 대장암 화학요법 중에 구토증과 식욕저하, 위암간전이의 대상포진 후 신경통, 폐암수술 후의 늑간신경통, 유방암수술 후의 전신권태감이었다. 이들 증례에서는 File 23 (108쪽)처럼 설사가 심한 환자가 3증례로 가장 많았고, 1증례는 대량의 부정출혈이 나타났다. 모든 증례에서 복약 개시 직후부터 그 다음날 증상이 나타났다. 그리고 수일 이내에 명현증상이 사라지면서 이전의 증상도 거의 소실되었다.

통상의 치료과정

자율신경·면역·내분비계

한방약 → 정상적 정상상태

이상한 정상상태

증상이 지속 | 증상이 개선

소

치료전후의 정상상태의 낙차가 작음

↓

자율신경·면역·내분비계의 작은변화 ->명현반응(-)

명현시 치유과정

자율신경·면역·내분비계

한방약 → 정상적 정상상태

이상한 정상상태

증상이 지속 | 증상이 개선

대

치료전후의 정상상태의 낙차가 큼

↓

자율신경·면역·내분비계의 큰 변화 ->명현 (+)

그림 명현반응의 발생기전 가설

16 두경부암의 방사선치료로 인한 타액분비장애

두경부암의 방사선치료를 받은 환자의 합병증에 타액선장애로 인한 구강건조, 연하장애, 구어장애, 정신장애(우울), 갑상선기능저하, 등이 있다.

본 챕터에서는 ①타액의 역할, ②현상파악·경과관찰을 위한 검사, ③서양의학적 일반 치료와 생활지도, ④한방치료로 나누어 설명한다.

타액의 역할

거의 모든 타액은 3대 타액선(이하선, 악하선, 설하선)에서 분비되고, 일부는 소타액선(구순선이나 구개선)에서 분비된다. 부교감신경과 교감신경의 이중지배를 받으면서 타액분비가 조절된다. 1일 분비량은 500 ㎖ 정도로 66%가 이하선, 25%가 악하선에서 분비된다. 타액분비저하로 음식물 저작(음식을 입에 넣고 씹음)이나 연하가 장애를 받고 오연성폐렴이나 저영양상태를 초래한다. 또한 발음저하와 구어장애 때문에 사람들과의 커뮤니케이션(대화)이 줄어들게 되고, 우울 상태에 빠진다. 타액 속의 라이소자임이나 IgA가 감소하고 구강정화기능이 저하된다. 충치나 치주염을 잘 일으킨다. 또한 구강 내에 세균이나 바이러스가 정착하여 증식되고 감기, 인플루엔자, 후두염, 폐렴에 잘 걸린다. 아밀라제 분비저하로 당소화기능이 약해지며, 미각장애가 있어 식욕이 없어진다.

현상파악·경과관찰을 위한 검사, 문진

- **껌 테스트** : 타액분비량의 평가를 위해 실시한다. 10분간 무가당 껌을 씹게 한 후 타액을 모아 10 ㎖ 이상이면 정상이다. 그러나 타액분비장애 환자는 껌을 씹지 못하므로 거부하는 경우가 있다.
- **혈청 아밀라제 농도** : 타액선 아밀라제는 직접 측정할 수 없으므로 총아밀라제와 췌장형 아밀라제를 측정하여 그 차이로 타액선 아밀라제를

산출한다. 타액분비가 개선됨과 더불어 타액선 아밀라제도 증가한다. 각 병원에서 이와 같은 검사가 응급으로 이루어지기를 바란다.

- **혈청아연치** : 아연은 미뢰에 대량으로 함유되어 부족하면 미각장애를 일으킨다. 혈청아연치는 기준치 65~110 ㎕/㎗이다. 일내변동에 의해서 아침에 비해 저녁때는 10 ㎕/㎗정도 저하된다. 각 시설에서 긴급검사가 가능하면 가장 바람직한 일이다.
- **갑상선기능** : 갑상선이 피폭되면 수년 후에 갑상선기능이 저하되고 냉증, 변비, 기력저하 등을 초래하기도 한다. 정기적으로 FT4와 TSH를 측정하여 갑상선기능이 떨어지면 Thyradin®S로 치료할 것을 고려한다.
- **구강건조의 강도** : 깨어 있을 때와 취침 중에 물을 몇 번이나 마시는지 확인한다.

서양의학적 일반 치료와 생활지도

의료용으로는 인공타액®(Saliveht), 타액분비자극약(살라겐®(Salagen) 등)을 사용한다. 살라겐®은 부교감신경을 자극하기 때문에 허혈성질환, 천식, 전간(간질), 파킨슨병에는 금기 약품이다. 발한과 설사에 대한 부작용에 주의한다. 일반의약품에서는 살균요소를 함유한 구내윤활제 젤®(Oral valance)을 많이 사용한다. 보습작용이 강한 히아루론산나트륨이 함유된 세구액®(絹水 스프레이)의 분무·도포·함수(양치질)가 유효하다는 보고가 있다.

타액분비를 저하시키는 항콜린작용이나 교감신경자극작용이 있는 약제(항정신약, 항알레르기약, 천식약, 항빈뇨약 등)를 중지한다. 예를 들면 화분증 환자에게는 항히스타민작용이 없는 오논®(Onon)을 사용하면 효과적이다.

취침 중에 입 호흡에 따른 건조를 예방하려면 실내 가습, 마스크, 입술 테이프가 유효한 경우가 있

다. 이하선장애가 없는 환자는 이하선마사지가 유효하다. 또한 「혀 돌리기 운동」이나 턱관절운동이 효과적이다. 타액분비를 감소시키는 정신적 긴장은 피하고 편하게 지낼 수 있도록 추천한다.

한방약 사용

방사선치료로 유발된 구강건조에는 맥문동탕, 백호가인삼탕, 오령산 등의 한방약을 들 수 있다. 필자는 본증의 환자에게 처음에는 맥문동탕을 단독으로 투여하여 크게 효과를 보지 못하였다. 그래서 맥문동탕에 복진 등으로 살핀 환자의 체질에 맞추어 한방약을 병용하였더니, 타액분비가 회복되는 환자가 늘어났다. 지금까지 100명 이상의 환자를 치료하였는데, 효율은 70%이상이다. 병용약에서 보중익기탕, 시호계지건강탕 등의 시호제로 효과를 본 환자가 많았으며, 백호가인삼탕을 병용하는 경우도 꽤 된다.

맥문동탕은 『금궤요략』에 「대역상기하고 인후불리할 때 상기를 멈추게 하고 기를 누그러뜨려야 하는데, 이때 맥문동탕으로 다스린다.」고 언급되어 있다. 백일해처럼 얼굴이 새빨개지고 기침을 하는 환자에게 효과가 현저하다. 한편, 방사선 때문에 생긴 타액선 및 점막장애로 인한 구강건조를 「인후불리」라고 해석할 수 있다. 「自利」란 체내의 액체 순환이 양호한 것이며, 타액 유출이 막혀있는 상태는 「不利」라고 할 수 있다.

『증례에 따른 한방치료의 실제』(마츠다 쿠니오, 소겐샤)에는 맥문동과 백합이 주요 약인 「백합고금탕(百合固金湯)」(맥문동 6 g, 백합 4 g, 당귀 4 g, 작약 3 g, 패모 3 g, 현삼 3 g, 길경 2 g, 감초 1.5 g)으로 목을 촉촉하게 한다」고 되어있다. 격심한 인후통을 일으키는 인후건조나 쉰 목소리에 좋다고 한다. 맥문동탕으로 효과가 없는 증례에는 백합고금탕(탕약)이 유효할 수도 있다.

17 암에 걸리고 나서부터의 식사와 운동

암 환자 전체의 5년 생존율은 일본의 57%에 비해 미국은 67%로 미국이 약 10% 정도 높다. 이런 차이를 나타내는 가장 큰 이유는 일본과 달리 미국에서는 암 환자에 대한 식사나 운동 등의 생활지도가 충실히 시행되기 때문인 것 같다. 일본에서는 수술, 방사선치료, 약물요법의 「3대 치료법」이 암치료의 모든 것이고, 병원과 지역사회에서 생활지도 등은 거의 이루어지지 않는다. 한편 미국에서는 미국암협회가 사업비로 연간 10억 달러나 쏟아 부으며 다양하게 환자지원활동을 실시하고 있다. 동협회가 2012년에 출판한 "Nutrition and Physical Activity Guidelines for Cancer Survivors." 『암』이후의 식사와 운동: 미국암협회의 최신가이드라인』(2013년, 호겐)에서는 암 환자가 전이나 재발을 막고 건강하게 오래 살기 위한 비결을 자료에 근거하여 해설하고 있다.

그 요점은 ①건강한 몸무게 달성과 유지(과체중과 비만에는 고칼로리 음식을 제한하고 감량을 위해 운동량을 늘린다), ②정기적인 운동(운동부족을 피하고 치료 후에는 될 수 있는 한 빨리 평소 생활로 돌아온다). ③야채·과일·통곡물(whole grain)이 많은 식사를 하고, 기타는 『암 예방을 위해 영양과 운동에 관한 미국암협회 가이드라인』(2012년)에 따른다는 것이다.

이 가이드라인의 요점은 ①평생 건강한 몸무게 달성과 유지(마르지 않을 만큼 가능한 감량, 고칼로리 음식 제한), ②정기적인 운동(주 150분 이상의 중등도 또는 75분 이상의 강도 높은 운동을 시행, 누워서 텔레비전을 보는 등의 비활동적인 생활은 시정한다). ②식물성음식을 위주로 한 건강식 섭취(햄과 햄버거 등의 가공육이나 소·돼지·양고기를 제한, 야채·과일·통곡물류의 증량)를 들고 있다.

18 가끔은 도움이 되는 한방의 구결(口訣)

『상한론』의 처방은「망문문절」로 수집한 환자의 정보를 근거로 결정한다. 반면『금궤요략』이나 후세방 처방에서는 현대의학적 병명이나 병태를 목표로 결정을 할 때도 있다. 한방의학의 진단은 음양허실이라는 날실과 병명이나 병태라는 씨실을 총합하여 이루어지므로 두 가지 진단법에 대해 모두 습득할 필요가 있다.

병태를 살펴 처방을 결정하는 간단한 방법으로 어떤 처방에 대해 투여목표를 한마디로 표현한「선전문구」가 예전부터 전해지고 있는데 이를「구결」이라고 한다. 그 효율성은 60% 이상인 것부터 20% 이하인 것까지 폭넓게 있다. 하지만 명의가 오랜 세월 경험에 근거하여 추천하는 목표이기 때문에 구결을 참고삼아 처방해 볼 가치는 있다.「망문문절」에 근거한 표준적 한방치료에 익숙하지 않은 초심자일지라도 구결을 익혀두면 일단 한방약 처방을 할 수 있기 때문에 편리하다.

필자가 이용하는 효율성이 높은 구결로서 ①「탄발지」에 당귀사역가오수유생강탕, ②「갱년기장애의 안면홍조와 그 후의 한기」에 가미소요산, ③「오십견」에 계지가출부탕, ④「구름 위를 걷고 있는 듯, 동요성

현기증」에 진무탕, ⑤「삼차신경통」에 입효산 등이 있다. 또 필자가 고안한 암 진료에 유용하다고 판단하고 앞으로 구결로서 남을 가능성이 있는 처방은 본서 안에 제시해 두었다.

에도시대 말기부터 메이지에 걸쳐 활약한 명의, 아사다 소하쿠(1815-94)는 중국과 일본에 전승되는 처방의 구결을 다수 모아서『勿誤藥室方函口訣』을 지었다. 그 중 본인이 개량 혹은 고안한 처방을「治〈병명〉一方」이라고 명명하였다. 다음 몇 가지를 소개하고자 한다. ①과 ②는 엑기스제제로서 약가등재에 등록되어 있다.

① 타박외상 후의 통증이나 부종에「치타박일방」
② 두부나 안면의 화농성피진에「치두창일방」
③ 기력체력이 떨어지고 현훈과 발에 냉증이 있는 사람의 두통에「치두통일방」
④ 성인 스트레스에 따른 천식에「치천일방」
⑤ 냉증환자의 딸꾹질에「치흘역일방」
⑥ 어혈을 수반한 부종이나 복수에「치수종고창일방」
⑦ 스트레스로 인한 견배부의 근긴장에「치견배구급방」

19 생명보험금 취급 회사

일본에서는 생명보험(사망보험)은 자신의 사후에 지불되므로, 남아있는 가족을 위해 가입한다고 생각하는 사람이 많다. 그런데 1980년대의 미국에서는 [AIDS가 발생한 사람이 고액의 치료비를 염두에 두고 자신의 생명보험을 이용하고 싶다]라는 의견을 수렴하여, 다수의 [생명보험을 매입하는 회사]가 설립되었다. 그것들은 현재 미국의 고령자 복지와 경재계에 큰 영향을 미치고 있다.

한편 일본에서는 매월의 납부금을 납입하지 않기 위하여 다수의 생명보험이 중도에 해약되고 있으며, 간신히 해약반환금만 받는 사람이 많아져, 연간 수십조원이 생명보험회사의 이익이 되고 있다는 보도가 있다. 또한 여명이 6개월 이내라고 진단받은 환자에 사망보험금의 일부를 지불한다고 하는 living needs 특약을 이용할 수 있는 환자가 제한적인 상황이다. 이러한 현상을 배경으로하여, 일본에서는 최초로 [생명보험 취급 회사] [주식회사 위험관리 연구소]가 2004년에 설립되었다.

구체적으로는 자신의 생명보험금을 받을 권리와 앞으로의 지불하여야 할 부담금을 [생명보험 취급 회사]에 위탁하고 사망보험금액에서 몇 퍼센트의 차액을 제외한 금액을 받는 시스템이다.

이렇게 되면, 고액의 비용이 들어가는 선진의료를 받을 수 있으며, 건강하게 해외여행을 즐길 수 있다. 가족에게 물려줄 유산이 줄어들기 때문에 문제가 일어날 염려도 있지만 생명보험을 환자 스스로를 위하여 사용한다는 선택지가 있기 때문에 좋다.

일본은 1인당 생명보험 납부금이 전세계에서 가장 높다고 알려져 있으므로, 이 생명보험의 활용법을 다시 한번 생각해 볼 필요가 있다. 죽기전에 생명보험금을 현금화하고, 자신을 위하여 유용하게 이용하고 싶다는 환자에게 알려주는 것이 좋겠다.

PART 02
암 환자의 한방 협진 파일

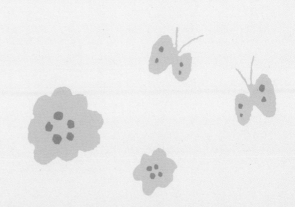

File 01 : 설근암 : 수술 후, 방사선화학요법 후의 발성곤란, 우울, 불면

연령·성별	58세 남성
병명	설근암, 방사선화학요법 · 수술 후
주소·증상	목소리를 크게 내지 못한다. 우울, 전신권태감, 방사선치료 후의 구강내의 통증, 양측 난청, 불면
현병력	

→ X-7년 10/25, 모 대학병원에서 오른쪽 경부의 림프전이(원발 불명) 절제수술을 한 후, 화학요법을 받았다. X-2년에 재발하여 설근암이란 진단을 받고 12/4부터 8주간, 방사선 화학요법(86 Gy)을 받았다. 이 기간에는 경피적내시조루술(PEG)을 통해 영양을 보충받았다.

→ X년 4/8, 반대측의 설근부에 암이 전이되어 다시 수술을 하게 되었다. 이후, 완전관해를 유지하게 되었지만, 재수술 후에는 발성이 힘들어지고 목소리를 크게 내지 못하게 되었다. 복직은 했어도 일을 제대로 할 수 없었다. 따라서 외출을 꺼려하게 되고 집안에만 있으려 하며, 기분이 자주 가라앉았다. 전신권태감, 구강내의 방사선 조사후의 통증, 양쪽 귀의 난청, 불면을 호소하였다. 두드러기(담마진)로 보이는 피부 가려움과 피부묘기증이 있었다. 수술 당시 주치의에게 급한 용무가 생겨 다른 의사가 수술을 담당한 것에 문제를 제기할 만큼 불만을 품고 있었다.

→ 10/16, 두경과(頭頸科)에서 소개하여 한방협진과에서 진료를 받게 되었다.

한방적 문진

→ 식욕양호. 불면으로 수면제를 복용. 보통 변으로 4회. 야간뇨는 3회. 발이 심하게 차며, 전기담요를 덮고 잔다. 발한경향은 없으며, 가벼운 구갈. 타액분비장애는 없다.

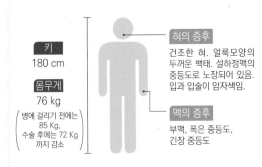

키
180 cm

몸무게
76 kg
병에 걸리기 전에는 85 Kg.
수술 후에는 72 Kg 까지 감소

혀의 증후
건조한 혀. 얼룩모양의 두꺼운 백태. 설하정맥의 중등도로 노장되어 있음. 입과 입술이 암자색임.

맥의 증후
부맥, 폭은 중등도, 긴장 중등도

복진의 증후

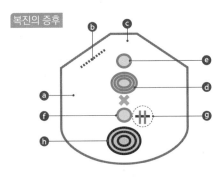

ⓐ 복력: 약간 부드러움
ⓑ 흉협고만: 오른쪽이 경도로(흉협만미결)
ⓒ 심하비경: 없음
ⓓ 제상동계: 고도
ⓔ 심하비: 경도
ⓕ 제하계: 경도
ⓖ 제방압통: 좌측에 중등도
ⓗ 제하불인: 고도

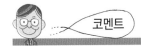

코멘트

본 증례는 설근암 수술에서 주치의가 직접 집도하지 않은 것에 불신과 불만을 가지고 있으며, 복진에서는 전형적인 시호계지건강탕증의 복후를 띠고 있었다. 시호계지건강탕을 복용한 후에 냉증이 개선되고 목소리도 커져 정신적으로 안정을 찾았다. 그러나 3개월 후에 체열감이 지속되고 자주 피곤하다는 호소로 증이 변했다고 판단하였다. 시호계지건강탕에서 보중익기탕으로 변경하였더니 며칠 지나지 않아 동계와 부정맥이 출현하였다. 이로써 증이 변하지 않았다는 사실을 확인하고 본래의 처방으로 다시 돌아왔다.

치료경과

병력에서는 우울과 불면 등 정신적인 문제가 있는 환자였다. 전형적인 시호계지건강탕증의 복후를 띠며, 계지복령환증과 우차신기환증을 동반하고 있었다.

제1진 ▶ X년 10/16

• 시호계지건강탕 1포 ⎫		매식전
• 계지복령환 1포 ⎬ X 3회		매식전
• 우차신기환 2포 X 1회		취침전

• Myslee® 10 mg

제2진 ▶ X년 11/16

복약을 시작한 3일째부터 몸이 따뜻해지고 컨디션이 호전되었다. 목소리가 아주 잘 나왔다. 긍정적인 생각을 하게 되고 적극성을 보였다. 피부가려움이 소실되고 숙면을 취할 수 있었다.

• 동일 처방

• 동일 처방

제3진 ▶ X년 12/4

기분은 좋다. 이명은 변함이 없고, 가려움증은 없다. 성대가 잘 움직인다는 느낌이 들었다.

• 동일 처방

• 동일 처방

제4진 ▶ X년+1년 1/8

냉증은 확실히 개선되었다. 새벽녘에 체열감이 있고 피로를 잘 느낀다. 1일 여러 번 배변을 하는데 그 중 한 번은 설사를 한다. 증에 변화가 생겼다고 보고 시호계지건강탕을 보중익기탕으로 변경하였다.

• 보중익기탕 1포 ⎫		매식전
• 계지복령환 1포 ⎬ X 3회		매식전
• 우차신기환 2포 X 1회		취침전

• 동일 처방

제5진 ▶ X년+1년 1/26

X+1년 1/13, 전화로「일하는데 가슴이 두근거리고 맥이 춤추듯이 뛰어 데파스®(Depas)를 먹고 회사 의무실에서 쉬고 있다.」는 연락이 왔었다. 보중익기탕의 복용을 중지하도록 지시하고, 그 다음 진료 때 보중익기탕에서 이전의 시호계지건강탕으로 바꾸었더니 이후 동계는 나타나지 않았다.

• 시호계지건강탕 1포 ⎫		매식전
• 계지복령환 1포 ⎬ X 3회		매식전
• 우차신기환 2포 X 1회		취침전

• 동일 처방

Column 시호계지건강탕과 보중익기탕

평상시의 한방진료에서 시호계지건강탕은 시호계지탕과 같이 가장 많이 사용하는 한방약이다. 그렇지만 암 진료에서는 사용 빈도는 그렇게 높지 않다. 암 환자에게 사용되는 시호제로서는 보중익기탕이 압도적으로 많고, 보중익기탕과 시호계지건강탕은 양쪽 모두 불면·불안·안절부절 못함·우울 등을 호소하는 환자에게 적용되므로 정확한 감별이 중요하다.

시호계지건강탕증은 분노·불만·문제제기 등의 감정이 표출된다. 복후는「제상·심하·제하의 계」가 뚜렷하고 심하비경은 없으며, 아주 미미한 흉협고만(흉협만미결)이 있다. 한편 보중익기탕증은 감정 표출은 부족하고, 복후에서는 제상계는 경도이며 심하비경과 우측에서 경도의 흉협고만이 확인된다. 그러나 실제로는 감별이 힘든 경우도 많기 때문에 이럴 때는 일단 어느 한 쪽을 투여한 다음, 환자의 반응을 살펴가면서 결정하는 것이 좋다.

File 02 경부원발불명암 : 방사선치료 후의 구강건조

연령·성별	65세 남성
병명	원발불명의 경부편평상피암, 경부림프절전이, 방사선치료 후
주소·증상	타액분비장애로 구강건조, 미각저하, 구어장애, 어깨결림
현병력	

→ X-1년 9/14, 도호쿠지방의 모 병원에서 원발불명편평상피암의 좌경부림프절전이라는 진단을 받았다.

→ X-1년 10/12. 좌경부근치적 림프절곽청술을 받았다. 절외침윤을 동반한 중분화편평상피암. pN2a.

→ X-1년 11/8~12/20. S-1병용(점막의 염증이 심해 3회로 중지)으로 방사선치료(60 Gy)를 받았다.

→ X년 7/4. 간켄아리아케병원 두경과에서 세컨드오피니언을 받았다.

→ 그 사이, 약사인 남동생으로부터 반하후박탕 3포, 맥문동탕 1포, 보중익기탕 1포, 십전대보탕 1포, 육군자탕 1포, 주목엑기스 (紅豆杉, Taxus) 12정을 받아 복용하였다.

→ X년 7/29. 두경과에서 소개를 받고 찾아왔다. 타액이 분비되지 않고 미각저하, 혀가 꼬여서 대화가 불가능하다. 어깨 결림 등의 증상이 있었다.

한방적 문진

→ 식욕저하, 가벼운 나른함. 수면양호. 보통 변 2회. 야간뇨 3회. 냉증은 없다. 입이 말라 1일 2리터의 냉수를 마심. 발한경향은 없다.

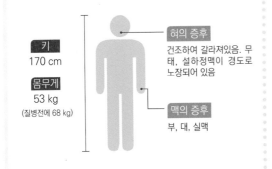

키 170 cm

몸무게 53 kg (질병전에 68 kg)

혀의 증후
건조하여 갈라져있음. 무태, 설하정맥이 경도로 노장되어 있음

맥의 증후
부, 대, 실맥

복진의 증후

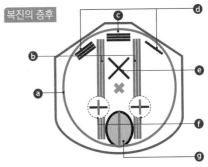

ⓐ 복력: 약간 실함, 경도의 팽만이 있으면서 타진시 고음(북두드리는 소리) 가 남
ⓑ 복직근긴장: 복부 전체에 해당하는 고도의 긴장이 있음
ⓒ 심하비경: 고도
ⓓ 흉협고만: 오른쪽이 고도, 왼쪽은 경도
ⓔ 심하진수음: 없음
ⓕ 제방압통: 양측에 경도
ⓖ 제하불인: 경도, 정중심을 수반함

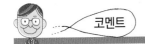
코멘트

　본 환자는 원발불명의 경부편평상피암 림프절전이에 대한 방사선치료 후에 타액분비장애가 발생하고, 미각장애, 구어장애, 어깨결림 등을 호소하였다. 한방적 진단에서는 확실한 실증인 구갈과 심하비경이 심하였다. 따라서 방사선으로 인한 타액선장애의 기본 처방인 맥문동탕에 백호가인삼탕을 같이

처방하였다. 그 결과 구강건조를 비롯해 여러 증상이 조금씩 개선되고 혈청타액선형 아밀라제[(총아밀라제)-(췌장형 아밀라제)]는 서서히 회복되었다.

　두경부의 방사선치료 후유증으로 갑상선기능저하가 일어나는데, 본 환자도 방사선 조사를 한 지 3년째 갑상선기능이 저하되어 보충요법으로 개선되었다.

치료경과

몸무게는 발병 전에 비해 15 kg 줄었다. 하지만 맥후와 복후를 살펴 환자는 실증이라고 판단되었다. 구갈이 심한 점을 근거로 백호가인삼탕과 맥문동탕을 병용하였다. 또한 야간 빈뇨와 제하불인이 있어 겸용방으로 취침 전에 우차신기환을 2포 투여하였다. 미각장애가 있고 혈청아연 : 61 μg/dℓ(기준치 65~120 μg/dℓ)로 낮았기 때문에 아연제제를 병용하였다.

제1진 ▶ X년 7/29

- 백호가인삼탕   1포 ┐
- 맥문동탕   1포 ┘ X 3회   매식전
- 우차신기환   2포 X 1회   취침전

- Promac® 2정, Panvitan® 2 g

제3진 ▶ X년 11/25

몸무게는 55 kg으로 2 kg 늘었다. 단맛을 느끼고 말하기가 편해졌다. 어깨결림은 소실되었다. 구강건조는 변함이 없지만 야간뇨는 2회로 줄었다. 타액분비를 촉진할 목적으로 살라겐®을 시도하였다.

- 동일 처방

- Promac®D 2정, Panvitan® 2 g, 살라겐® 3정

제4진 ▶ X년+1년 3/23

몸무게는 58 kg으로 증가하였다. 살라겐®은 효과가 없어 중지하였다. 식욕, 수면, 배변은 양호. ABAB법으로 보제를 병용하였다.

- 백호가인삼탕   1포 ┐
- 맥문동탕   1포 ┘ X 2회   아침, 저녁 식사전
- 십전대보탕   1포 ┐
- 우차신기환   1포 ┘ X 2회   아침식사전, 취침전

- Promac®D 2정, Panvitan® 2 g

제7진 ▶ X년+2년 7/25

몸무게는 63 kg로 10 kg 늘었다. 타액선형아밀라제[(총아밀라제)-(췌장형아밀라제)]는 증가하고 타액분비도 개선되었다(**그림1**).

- 동일 처방

- 동일 처방

제9진 ▶ X년+3년 3/24

갑상선기능이 저하되어 Thyradin®S 50μg/일을 투여하였다(**그림2**). 4개월 후, 갑상선기능은 정상으로 회복되었다.

- 동일 처방

- Promac®D 2정, Panvitan® 2 g, Thyradin®S 50μg

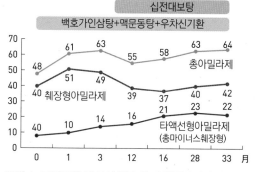

그림 1. 두경부암 방사선치료 후 타액선아밀라제

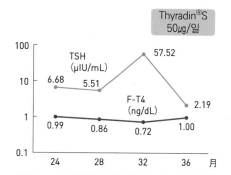

그림 2. 두경부암의 방사선치료 후, 갑상선기능 변화

File 03 설암 : 방사선치료 후·수술 후의 구강건조

연령·성별	49세 여성
병명	설암 방사선치료 후, 재발에 대한 수술 후
주소·증상	구강건조, 배변이상(설사 · 변비 · 복통)

현병력

→ X-10년, 설암(T3N0)으로 방사선치료 40 Gy를 받았다.

→ X-9년, 위암과 담석 때문에 위 부분적출수술과 담낭 적출수술을 받았다.

→ X-8년, 설암이 재발하여 혀의 1/3을 절제하였다.

→ 이후, 구강건조 때문에 야간 수면 중 숨이 답답하여 자주 잠을 깼다. 입안 건조는 새벽녘에 심하다. 위액이 목까지 역류하여, 내시경검사에서 식도열공헤르니아와 위식도역류증 진단을 받았다. 살라겐®을 복용하였지만 침처럼 타액이 흐르고 발한이 많아 중지하였다. 항상 물병을 가지고 다니면서 입을 축이고 있었다. 알레르기성비염에 에바스텔®(Ebastel)을 복용.

→ X년 8/11. 두경과에서 소개되어 한방협진과에서 진찰을 받게 되었다.

한방적 문진

→ 식욕과 수면은 양호하며 냉증은 약간 심한 편. 겨울에는 난방기를 끼고 산다. 배변은 3일에 1회이지만, 긴장하거나 추울 때는 설사를 한다. 야간뇨는 1회. 하루에 1리터의 물을 마시고, 땀은 보통. 생리는 25일 형으로 3일 만에 끝나며, 생리통은 가볍다.

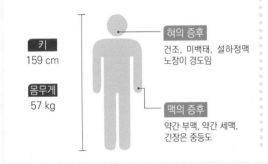

키
159 cm

몸무게
57 kg

혀의 증후
건조, 미백태, 설하정맥
노장이 경도임

맥의 증후
약간 부맥, 약간 세맥,
긴장은 중등도

복진의 증후

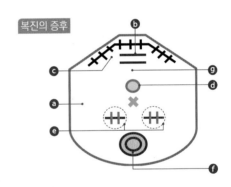

ⓐ 복력: 약간 부드러움
ⓑ 심하비경: 중등도
ⓒ 흉협고만: 없음
ⓓ 제상계: 경도
ⓔ 제방압통: 중등도
ⓕ 제하불인: 중등도
ⓖ 심하진수음: 없음

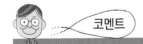

코멘트

본 증례는 설암으로 방사선치료를 받은 지 10년 만에 재발한 설암 부분절제술 후에 구강건조를 호소하였다. 두경부의 방사선치료로 인한 구강건조증에는 부교감신경자극약인 살라겐®이나 살리그렌®(Saligren)을 사용하는데 설사나 발한과다 등 부작용이 문제이다. 반면에 한방치료의 유효성은 높다. 기본 처방은 맥문동탕이고 여기에 사진(특히 복진)으로 판단한 한방약을 병용하면 효과가 높아진다. 한방치료로 많은 환자가 구강건조증상뿐만 아니라 기력이나 체력도 회복되고 건강을 되찾는다(58쪽).

치료경과

알레르기성비염에 대해 구강건조를 일으킬 가능성이 있는 에바스텔®을 중지하고 항히스타민작용이나 항콜린작용이 없는 오논®으로 변경하였다.

제1진 ▶ X년 8/11

• 맥문동탕	1포 X 3회	매식전
• 계지복령환	1포 X 3회	매식전
• 우차신기환	2포 X 1회	취침전

• 오논® 2 캡슐

제2진 ▶ X년 9/8

복약을 시작한지 바로 며칠 뒤 타액분비가 증가하였다. 구강건조는 점차 나아져 마시는 물의 양이 줄었다. 자다가 입안이 말라 간간히 잠을 깬다.

• 동일 처방

• 동일 처방

제3진 ▶ X년 11/10

입안에 타액이 고이고 물병이 필요 없어졌다. 자다가 입이 말라 깨는 것은 1회로 줄었다. 배변은 개선되어 설사와 변비를 반복하던 것이 사라졌다.

• 동일 처방

• 동일 처방

제5진 ▶ X년+1년 4/6

구강건조는 밤에 약간 남아있지만, 낮에는 의식하지 않게 되었다.

• 동일 처방

• 동일 처방

제10진 ▶ X년+2년 8/28

물병을 가지고 다니면서 입을 적시지 않을 정도가 되었다. 몸 상태는 괜찮은데 가벼운 갱년기장애가 있다.

• 동일 처방

• 동일 처방

 Column 한방약으로 변비치료

변비로 고생하는 암 환자는 많다. 원인은 암이나 수술로 인한 장관협착, 복수, 항암제나 항콜린작용이 있는 약, 지나친 안정, 갑상선기능저하증 등 다양하다. 기본원칙은 원인을 밝히고 여기에 맞는 치료를 행하는 것이다. 하지만 원인불명이거나 보통 하제로 효과가 없으면 한방치료가 유용하다. 하제적 한방약에는 겸용방으로 사용하는 것과 주처방으로 처방하는 것이 있다.

겸용방은 보통 1일 1회, 수면제로 사용하거나 낮의 식간에 투여한다. 암 환자의 대부분은 어혈을 동반하기 때문에 먼저 도핵승기탕을 사용하며, 투여량을 증감하여 1일 0.5~3포 사이에서 조정한다. 도핵승기탕으로 설사나 복통을 일으키면 대황감초탕, 조위승기탕, 마자인환, 통도산, 당귀작약산 등의 처방을 시도해본다.

주처방으로 사용하는 것은 대시호탕, 삼황사심탕, 부자사심탕, 방풍통성산, 대승기탕, 계지가작약대황탕, 대건중탕 등이 있다. 이들의 투여목표를 정리하여 기억해 두면 편리하다.

File 04 설암 : 방사선치료 후의 구강건조

연령·성별	70세 여성
병명	설암, 방사선치료 후
주소·증상	구강건조, 구어장애, 이명, 손발의 냉증, 하퇴와 상완의 가려움, 어깨결림이 심함
현병력	

→ X-7년 4/27. 설암Ⅳ기(T4N1M0)로 수술(기관절개, 혀 부분적출, 하악변연절제, 하악 정중부의 갈라진 부분 재고정, 후두수축근절제, 후두거상, pN3)을 시행한 후, 화학요법을 받았다(시스플라틴+5-FU)×4일간.

→ X-5년 5월, 설암이 재발되어 방사선치료(18 Gy)를 받았는데 그 후로 구강건조, 타액점조화, 구어장애, 이명, 손발 냉증, 하퇴와 상완의 가려움, 어깨결림이 나타났다.

→ X-2년 7월~X-1년 3월, 십전대보탕을 처방받았지만 증상은 개선되지 않았다.

→ 식사를 충분히 섭취할 수 없었기 때문에 ensure-liquid®를 1일 500 ㎖ 복용하였다.

→ X년 6/9, 구강건조 치료를 목적으로 치과에서 소개를 받고 한방협진과에 왔다.

한방적 문진

→ 식욕부진, 옅은 잠, 수족이 차다. 변비기미로 토끼 똥 형상. 야간뇨 1회. 구갈은 없지만, 구강건조가 심하고, 땀은 보통. 어깨결림이 심하여 매우 고통스럽다.

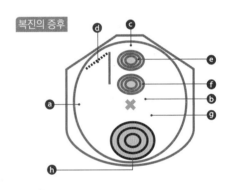

복진의 증후

ⓐ 복력: 부드러움
ⓑ 복부: 팽만, 타진시 고음
ⓒ 심하비경: 없음
ⓓ 흉협고만: 우측에 경도
ⓔ 심하계: 고도
ⓕ 제상계: 고도
ⓖ 제방압통: 없음
ⓗ 제하불인: 고도

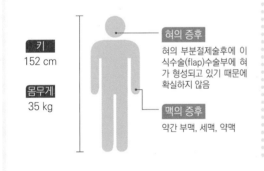

키 152 cm
몸무게 35 kg

혀의 증후
혀의 부분절제술후에 이식수술(flap)수술부에 혀가 형성되고 있기 때문에 확실하지 않음

맥의 증후
약간 부맥, 세맥, 약맥

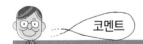

코멘트

본 증례는 [맥문동탕+시호계지건강탕]을 주처방으로 하고, 팔미지황환을 겸용방으로 투여한 결과, 구강건조는 빠른 속도로 좋아지고, 어깨결림, 이명, 변비, 식욕부진도 개선되었다. 방사선치료가 원인인 구강건조는 맥문동탕을 기본으로 하면서 복후 등을 살펴 결정한 증에 맞는 한방약을 병용하는 것이 정석이다. 그러나 본 증례에서는 시호계지건강탕으로 간기능장애가 발생하였기 때문에 이 한방약을 중지하였으며, 그 후 간기능은 정상화되었다(그림). 황금을 구성한약으로 하는 한방약(시호제나 사심탕류 등)을 투여하는 환자는 가끔 간기능장애를 일으키므로 정기적으로 간기능을 확인할 필요가 있다(25쪽 참조).

그 후의 경과 : 이 환자는 X+1년 6월부터 보중익기탕을 복용하고 있으며, 현재까지 7년 이상 설암은 재발되지 않고 건강하게 지내고 있다. 발병 전에 활동하던 어머니 합창단에서 다시 노래를 부르고 있다.

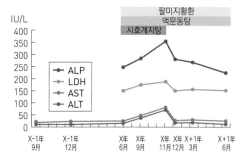

그림 간기능의 변화

치료경과

방사선치료로 인한 타액분비장애의 특효약인 맥문동탕에 덧붙여 복후를 근거로 한 시호계지건강탕을 투여하였다. 겸용방으로서는 음허증의 구강건조에 유효한 팔미지황환을 사용하였다.

제1진 ▶ X년 6/9

- 백시호계지건강탕 1포 ⎫
- 맥문동탕   1포 ⎬ X 2회 아침, 저녁 식전
- 팔미지황환   2포 X 1회 취침전

- Ensure-liquid® 500 mL

제2진 ▶ X년 6/25

구강건조는 약간 개선 경향을 보이고, 구어가 조금 명료해져 말을 알아듣기 쉬워졌다. 어깨결림이 좋아졌다.

- 동일 처방
- 동일 처방

제3진 ▶ X년 9/3

몸무게는 35.8 kg로 늘었다. 손발이 따뜻해지고 다리가 가벼워졌다. 이명이 개선되었고, 구어가 훨씬 확실해졌다. 이른 새벽에 잠에서 깨는 일이 없어졌다. 토끼 똥 같은 변이 보통 변으로 되었다.

- 동일 처방
- 동일 처방

제5진 ▶ X년 11/17

입안이 촉촉하여 된밥을 먹을 수 있게 되었다. 그러나 간장애가 있고(AST:81 (IU/L). ALT:72 (IU/L). 우계늑부통도 나타나 시호계지건강탕을 중지하였다.

- 맥문동탕   1포 X 2회   아침, 저녁 식전
- 팔미지황환   2포 X 1회   취침전

- 동일 처방

제6진 ▶ X년 12/21

간기능은 정상으로 되돌아왔다. 타액은 나온다. 우계늑부통은 사라지고 몸의 움직임이 편안하다.

- 동일 처방
- 동일 처방

제9진 ▶ X년+1 6/28

몸무게는 36.5 kg로 늘었다. 환자는 면역력을 높여 설암의 재발을 막고자 희망하였다. 그래서 간기능장애의 위험이 적은 보제인 보중익기탕을 가미하였다.

- 보중익기탕   1포 ⎫
- 맥문동탕   1포 ⎬ X 2회 아침, 저녁 식전
- 팔미지황환   2포 X 1회 취침전

- 동일 처방

제30진 ▶ X년+7년 6/9

초진 이후 7년이 경과하였다. 설암은 재발되지 않고 환자는 만 77세를 맞이하였다. 처방은 제9진과 동일하다.

File 05　중인두암 : 방사선치료 후의 구강건조

연령·성별	56세 여성
병명	중인두암, 방사선치료 후
주소·증상	구강건조, 구어장애, 치주병, 충치, 우울
현병력	

➜ X-2년 8/16, 간켄아리아케병원 두경과 초진. 중인두암(우편도암)Ⅳa기(T1N2bMO)의 진단을 받았다.

➜ X-2년 8월~10월, 방사선치료(60 Gy)를 받은 후, 구강이 건조해져 밤중에 여러 차례 일어나 물을 마셔야 했다. 식사중이거나 이야기를 할 때에도 반드시 물이 있어야 했다. 치주병과 충치가 늘 있었다. 기가 죽어 아무런 의욕도 생기지 않게 되었다.

➜ X-2년 12월~1년 8월, 화학요법[(CDDP+5-FU)×4회]를 3코스 받았다.

➜ 이 사이, X-1년 2월~10월, 십전대보탕을 1일 3포 투여받았지만, 구강건조는 개선되지 않았다.

➜ X년 7/7, 치과에서 한방협진과를 소개하여 진료하게 되었다.

한방적 문진

➜ 식욕부진, 옅은 잠, 배변은 토끼 똥 모양이지만, 종종 설사를 한다. 몸이 차지면 야간 빈뇨가 일어난다. 구갈은 없지만, 구강건조가 심하다. 땀은 나지 않는다.

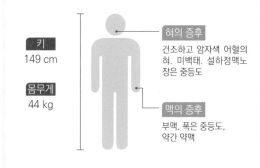

키
149 cm

몸무게
44 kg

혀의 증후
건조하고 암자색 어혈의 혀. 미백태. 설하정맥노장은 중등도

맥의 증후
부맥, 폭은 중등도, 약간 약맥

복진의 증후

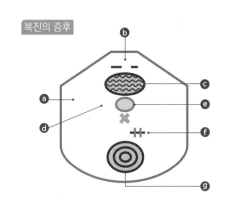

ⓐ 복력: 약간 부드러움
ⓑ 심하비: 중등도이나 심하비경은 없음
ⓒ 심하진수음: 고도
ⓓ 복직근긴장: 없음
ⓔ 제상계: 경도
ⓕ 제방압통: 좌측에 중등도
ⓖ 제하불인: 고도

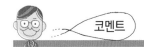

코멘트

　본 증례는 [맥문동탕+계지복령환]을 주처방으로 하고, 우차신기환을 겸용방으로 투여하였다. 그러자 구강건조는 3주 정도에서 빠르게 개선되고, 배변이나 식욕도 양호해졌다. 치료개시 후 3개월이 지나자 구강건조는 거의 치유되고, 그 대신 변비와 현기증이 나타나 증이 변하였다고 판단하였다. 중인두암의 재발억제도 기대해 보면서 [십전대보탕+당귀작약산]을 주처방, 우차신기환을 겸용방으로 하는 치료방향을

바꾸었다. 그러자 변비와 현기증은 개선되었다.
　그 후의 경과 : 동일 처방을 6년간 계속 투여하였다. 중인두암은 재발되지 않았다. 십전대보탕은 종양면역의 부활에 효과적이며 당귀작약산은 현기증과 변비에 각각 유용하였다고 생각된다. 음허증 환자의 변비에는 당귀작약산이 효과를 거두는 경우가 있다.

치료경과

방사선치료에 의한 타액분비장애의 특효약인 맥문동탕에 복후로 결정한 계지복령환을 함께 투여하였다. 겸용방으로 팔미지황환보다도 냉증이나 야간 빈뇨에 효과가 좋은 우차신기환을 사용하였다.

제1진 ▶ X년 7/7

- 맥문동탕   1포 ⎫
- 계지복령환   1포 ⎭ X 3회   매식전
- 우차신기환   2포 X 1회   취침전

- 산화마그네슘 0.5 g X 3

제2진 ▶ X년 7/28

구강건조는 개선되어 물 없이도 감자 칩을 먹을 수 있을 정도가 되었다. 타액이 조금 입안에 고이기 시작하였다. 쾌변을 보게 되고, 피부의 기미가 연해졌다.

- 동일 처방

- 동일 처방

제3진 ▶ X년 9/8

구강건조는 보다 더 개선되어 물 없이 빵을 먹을 수 있게 되었다. 말을 할 때는 아직 물이 필요하지만, 밤중에 깨어나 물을 마시지 않아도 되었다. 우울 상태는 개선되고 기력이 나서 집안 청소를 할 마음이 들었다. 몸무게는 3kg 증가하여 47kg이었다.

- 동일 처방

- 동일 처방

제4진 ▶ X년 11/9

구강건조는 개선되었지만, 현기증과 변비가 있었다. 환자가 암에 대한 면역력을 높이는 한방치료를 원했기 때문에 다시 한방의학적 진단을 실시하였다. 보제로서 십전대보탕을 선택하고 복후를 근거로 현기증과 변비에 많이 사용하는 당귀작약산을 합하여 주처방으로 하였다.

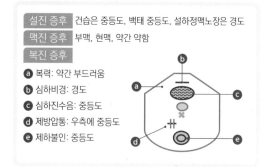

설진 증후 건습은 중등도, 백태 중등도, 설하정맥노장은 경도
맥진 증후 부맥, 현맥, 약간 약함
복진 증후
ⓐ 복력: 약간 부드러움
ⓑ 심하비경: 경도
ⓒ 심하진수음: 중등도
ⓓ 제방압통: 우측에 중등도
ⓔ 제하불인: 중등도

- 십전대보탕   1포 ⎫
- 당귀작약산   1포 ⎭ X 3회   매식전
- 우차신기환   2포 X 1회   취침전

- 산화마그네슘 0.5 g X 3

제5진 ▶ X년 12/14

간기능은 정상으로 되돌아왔다. 타액은 나온다. 우계늑부통은 사라지고 몸의 움직임이 편안하다.

- 동일 처방

- 동일 처방

Column 현기증의 한방치료

한방의학적으로 현기증은 기·혈·수의 이상(수독·어혈·기역)에서 일어난다고 보며, 이들을 개선하는 처방이 유효하다. 고방에서는 수독을 치료하는 영계출감탕(일어설 때 나타나는 현기증)·진무탕(휘청거림)·당귀작약산·오령산, 어혈을 치유하는 구어혈제·시호제·사심탕류, 기역을 치료하는 계지탕류나 용골모려제를 많이 사용한다. 후세방에서는 수독을 치료하는 반하백출천마탕이나, 어혈을 치료하는 조등산이 있다.

File 06 식도암·하인두암 : 수술 후, 담낭적출수술 후의 섭식장애로 인한 전신쇠약

연령·성별	70세 남성
병명	위궤양수술 후 식도암과 하인두암의 수술 후, 담석수술 후
주소·증상	설사, 전신쇠약
현병력	

→ X-34년, 위궤양으로 위부분적출술을 받았다.

→ X-3년 1월, 식도암 및 하인두암으로 후두완전적출·영구기관루설치술, 식도부분적출·잔위완전적출·공장간치술을 받았다. 목소리를 잃은 상태였지만 전동인공후두로 대화를 나눌 수 있었다. 수술 후, 설사를 하게 되었다.

→ X-3년 6~7월, 좌방기관림프절 전이로 방사선치료(70 Gy)를 받았다.

→ X년 4월, 총담관결석·담석·만성담낭염 진단으로 수술을 받았다. 수술 후에는 먹은 음식이 그대로 배설되었다. 우유를 마시면 백색의 상태로, 녹색 야채를 먹으면 녹색의 설사변을 보게 되었다. 몸무게는 수술 전의 65 kg에서 45 kg까지 줄었다. 비타민B$_{12}$:56 pg/mℓ, 아연:47 μg/dℓ, 철:12 μg/dℓ이었다. 모두 현저히 저하되었다. 갑상선기능저하증과 불면증이 있었다. 록소닌®, Thyradin®S, berizym®, Lac-B®, 렌돌민®을 복용하고 있었다. X년 5/18, 소개로 진료를 하게 되었다.

한방적 문진

→ 불면으로 수면제를 복용 중이며, 음식물을 체하여 충분히 먹을 수 없다. 수족이 냉하며, 겨울에는 전기담요를 사용. 설사변으로 2회. 야간뇨 2회. 입은 마르지만, 그다지 물을 마시지는 않는다. 땀이 나지만, 좌측 기관지 부위에 방사선치료를 받고 나서는 좌반신에 땀이 나지 않으며, 우반신에만 땀이 난다.

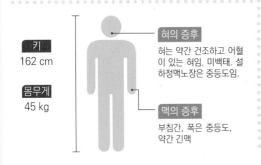

키
162 cm

몸무게
45 kg

혀의 증후
혀는 약간 건조하고 어혈이 있는 혀임. 미백태. 설하정맥노장은 중등도임.

맥의 증후
부침간, 폭은 중등도, 약간 긴맥

복진의 증후

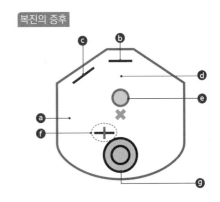

ⓐ 복력: 중등도
ⓑ 심하비경: 경도
ⓒ 흉협고만: 우측에 경도
ⓓ 심하진수음: 없음
ⓔ 제상계: 경도
ⓕ 제방압통: 우측에 경도
ⓖ 제하불인: 중등도

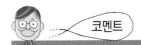 코멘트

　본 증례는 두경부와 소화기 수술을 여러 번 받은 후에 설사가 계속되어 쇠약해진 상태이다. 위완전적출, 간치공장의 굴곡으로 인한 섭식장애, 덤핑증후군, 담낭적출 후의 지방흡수장애 등, 다양한 기전으로 흡수불량증후군을 띠고 있었다. 몸무게는 20 kg 줄고, 철, 비타민B$_{12}$, 아연 등이 결핍되어 있었다. 부족한 영양소를 보충함과 동시에 한방의학적으로 환자의 기운을 회복시키는 보중익기탕과 우차신기환을 투여하였다. 그 후 여기에 복령음을 가미하자, 섭식장애는 개선되었다.

치료경과

berizym®을 3 g에서 9 g/일로 양을 늘렸다. 철, 아연
제제를 투여하고 비타민B$_{12}$를 근육주사로 보충하였다(그
림). 소화관의 기능을 개선하고 정신안정작용에 효과가
있는 보중익기탕을 주처방, 우차신기환을 겸용방으로 치
료를 시작하였다.

제1진 ▶ X년 5/18

- 보중익기탕　　　1포 X 3회　　　　　매식전
- 우차신기환　　　2포 X 1회　　　　　취침전

- berizym® 9 g
- 훼럼® 2정
- Thyradin®S 50 ug
- Promac®D 2정
- 프레스민®(Cyanocobalamin)S 근육주사

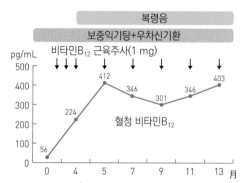

```
복령음
보중익기탕+우차신기환
비타민B₁₂ 근육주사(1 mg)
pg/mL
500
400                412      346      346  403
300                      301
200        224
100
0    56
   0    4    5    7    9    11   13  月
         혈청 비타민B₁₂
```

그림 위완전적출수술 후, 비타민B$_{12}$ 혈중농도의 변화

제2진 ▶ X년 6/8

얼굴에 생기가 돌았다. 식후 소화 안 된 설사변은 없어
졌다. 매 식사 후와 배변 후에 피로감이 있다.

- 동일 처방

- 동일 처방

제3진 ▶ X년 8/3

피로가 사라지고 아주 건강해졌다. 몸을 차게 하는 음식
은 설사하기 때문에 찬 음식, 과일, 생야채, 주스, 식초가
들어간 음식, 우유, 탄산음료는 섭취하지 않도록 하였다.

- 동일 처방

- 동일 처방

제4진 ▶ X년 9/28

수술 후 투시에서 종격내의 간치공장이 직각으로 구부
러져 있기 때문에 상부소화관의 연동을 촉진하는 복령음
을 추가하였다.

- 보중익기탕　　　1포 ⎫
- 복령음　　　　　1포 ⎬ X 3회　　매식전
- 우차신기환　　　2포 　X 1회　　취침전

- 동일 처방

제7진 ▶ X년+1년 4/19

음식이 체하는 것 외에는 순조로웠다. 주변에서도 건강
해졌다는 말을 듣게 되었다. 몸을 차게 하는 음식을 피하
면 설사를 하지 않는다.

- 동일 처방

- 동일 처방

Column 위완전적출 수술 후의 비타민B$_{12}$ 결핍증

비타민B$_{12}$는 위 체부의 벽세포가 분비하는 Castle내 인자와 결합한 다음 종말회장에서 흡수된다. 따라서 위완전적
출수술 후에는 종말회장에서 비타민B$_{12}$는 흡수되지 않으므로 프레스민® 등의 주사투여가 필요하다. 그러나 최근 경
구로 투여한 비타민B$_{12}$의 1~2%는 내인자와 결합하지 않고 수동적으로 흡수된다는 사실이 여러 임상시험에서 확인
되었다. 권장 투여량은 1.0~2.0 mg/일이다. 비타민B$_{12}$의 결핍은 대구성빈혈뿐만 아니라 안절부절 못함, 우울, 섬망,
착란, 망상증, 운동실조, 치매 등의 정신신경장애를 일으킨다. 특히 고령자는 비타민B$_{12}$의 간 내 저장량이 적기 때문
에 조기에 결핍되기 쉽다. 혈중농도를 체크하면서 보충할 필요가 있다.

File 07 식도암 : 방사선화학요법 후, 펩타이드 백신 임상시험 중 몸 상태가 나빠짐

연령·성별	60세 남성
병명	식도암, 방사선화학요법 후, 펩타이드 백신 임상시험 중
주소·증상	연하통, 현기증, 나른함, 변비, 일어설 때 현기증, 불면

현병력

→ X년 4/18, 식도암 진단. X년 5/12, 모 대학병원소화기외과에 입원하여 방사선치료(60 Gy)를 받고 여기에 화학요법(시스플라틴+5-FU)×2 코스가 가미되었다. 퇴원 후에 다른 대학병원에서 펩타이드 백신요법을 8회 받았다.

→ 연하통, 현기증, 나른함, 변비, 일어설 때 현기증, 불면증이 있다. 최근까지 술을 아주 즐겼으며(소주 360 ㎖ 정도), 젊었을 때는 줄담배를 피웠다(40세까지 30개피/일). Myslee®, Takepron®을 복용 중이다.

→ X년 10/2, 주치의의 소개로 진찰을 받으러 왔다.

한방적 문진

→ 식욕보통, 불면으로 수면제복용. 변비로 하제 복용. 야간 뇨 1회. 냉증 없음. 발한경향 없음. 구갈 없음.

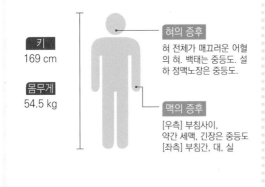

키
169 cm

몸무게
54.5 kg

혀의 증후
혀 전체가 매끄러운 어혈의 혀. 백태는 중등도. 설하 정맥노장은 중등도.

맥의 증후
[우측] 부침사이, 약간 세맥, 긴장은 중등도
[좌측] 부침간, 대, 실

복진의 증후

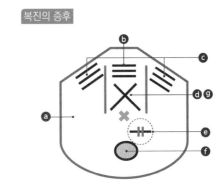

ⓐ 복력: 약간 실
ⓑ 심하비경: 고도
ⓒ 흉협고만: 양측에 고도
ⓓ 제상계: 없음
ⓔ 제방압통: 좌측에 중등도
ⓕ 제하불인: 경도
ⓖ 심하진수음: 없음

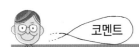
코멘트

본 증례는 식도암의 방사선화학요법 후의 펩타이드 백신 임상시험 환자이다. 초기에 증상과 복후에 기초하여 체질에 대한 치료약으로 A[대시호탕+계지복령환]을 정하고, 여기에 보제로서 B[십전대보탕+우차신기환]을 선택하여, ABAB법으로 치료하였다. 그 결과 식욕이 나고 기운이 생기게 되었다. 그러나 6개월 후부터 쉬 피로, 식욕부진 등이 나타났다. 복후에서 증에 변화가 생겼다고 판단하여 체질에 대한 한방약을

A[사역산+계지복령환]으로 하고, 여기에 보제를 B[보중익기탕+우차신기환]으로 변경하여 새로운 ABAB법으로 투여하였다. 그 결과 증상은 다시 개선되었다. 그 후, 환자는 인두암이 2회 재발되었지만 두 번 다 내시경으로 절제가 가능하였다. X+2년 7/29부터 [보중익기탕 1포+우차신기환 1포]만 처방하였다. 현재까지 펩타이드 백신 투여를 110회 실시하고 등록 증례 중 전국에서 최다 기록을 세우고 있다.

치료경과

복후에서는 A[대시호탕+계지복령환]를, 암증에 대해서는 B[십전대보탕+우차신기환]를 정해 ABAB법으로 투여하였다.

제1진 ▶ X년 10/2

· 대시호탕	1포	X 2회	아침, 저녁 식전
· 계지복령환	1포		
· 십전대보탕	1포	X 2회	조식전, 취침전
· 우차신기환	1포		

· Takepron® 15 mg Myslee®

제3진 ▶ X+1년 1/9

식욕, 수면의 질이 좋아져 몸무게는 2 kg 증가하였다. 여전히 연하통, 인후부 위화감, 경부의 걸림이 계속 남아 있어 프로톤 펌프 억제제의 양을 늘렸다.

· 동일 처방

· Takepron® 30 mg Myslee®

제5진 ▶ X+1년 6/12

쉬 피로, 식욕부진, 변비가 나타나고 몸무게는 50 kg으로 줄었다. 피부는 촉촉하였기 때문에 보제를 보중익기탕으로 하였다.

· 대시호탕	1포	X 2회	아침, 저녁 식전
· 계지복령환	1포		
· 보중익기탕	1포	X 2회	점심 식전, 취침전
· 우차신기환	1포		

· 동일 처방

제6진 ▶ X+1년 7/17

배변은 개선되고 연하통, 일어설 때 현기증, 식욕부진이 계속되었다. 손발은 차다. 다시 복후를 진찰하였더니 양복직근 전체의 이상긴장이 확인되었다. 증이 사역산증으로 변했다고 판단하고 처방을 바꾸었다.

· 사역산	1포	X 2회	아침, 저녁 식전
· 계지복령환	1포		
· 보중익기탕	1포	X 2회	점심 식전, 취침전
· 우차신기환	1포		

· 동일 처방

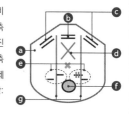

복진 증후

ⓐ 복력: 약간 실 ⓑ 심하비경: 중등도 ⓒ 흉협고만: 양측에 중등도 ⓓ 제상계, 심하진수음: 없음 ⓔ 제방압통: 좌측에 중등도, 우측에 경도 ⓕ 제하불인: 경도 ⓖ 복직근긴장: 전체에 해당하는 경도

제7진 ▶ X+1년 8/27

대시호탕을 사역산으로 바꾸고 났더니 식욕이 생기고 나른함도 가볍게 되었다. 몸무게는 51 kg로 회복되었다.

· 동일 처방

· 동일 처방

제11진 ▶ X+2년 7/29

그 후 표재형 인두암이 두 번 재발하였기 때문에 면역력 강화를 목적으로 한방약은 [보제+보신제]만으로 변경하였다.

| · 보중익기탕 | 1포 | X 3회 | 매식전 |
| · 우차신기환 | 1포 | | |

· 동일 처방

제24진 ▶ X+5년 3/7

갑상선기능저하증(FT4:0.65 ng/mℓ, TSH:184 μIU/mℓ)이 나타나서 Thyradin®S 50 μg/일 투여를 시작하였다.

File 08 식도암 : 수술 후의 다발전이와 호흡부전

연령·성별	49세 남성
병명	식도암수술 후, 경부림프절 · 폐전이, 암성림프관증
주소·증상	호흡곤란, 기침, 황색가래, 식욕부진

현병력

→ X-4년 2/12, 모 시중병원에서 저분화형하부식도암이라는 진단을 받고 수술을 하였다(식도~위분문부절제, 비장적출, 간치공장재건, T1bNOMO, IA기, 근치도A). 그 후 1년간 UFT를 복용하였다.

→ X-3년 8/18, 경부림프절전이곽청 후, 경부~후종격에 방사선치료(49.7 Gy)+화학요법(시스플라틴+5-FU). X-2년 9월, 좌폐하엽에 전이되어 폐엽절제수술 후, 화학요법(탁소텔(Taxotere)®+시스플라틴+5-FU)를 1년간 시행하였다. X년 2월, 흉막파종으로 인한 좌흉수저류로 재차 같은 항암제를 투여하였지만, X년 4월 폐전이가 악화되어 [시스플라틴+에토포시드(Eto-poside)]로 바꾸었다.

→ X년 5/28, 좌암성림프관증으로 PaO₂ : 59Torr로 저하, S-1으로 변경하여 옥시콘틴(Oxycontin)®과 인산코데인을 투여하여도 기침과 황색가래가 많아지고 호흡곤란이 지속되어 산소흡입하면서 한방협진과에서 진찰을 받게 되었다.

한방적 문진

→ 식욕은 전혀 없다. 옅은 잠이며, 야간에도 몇 번이나 잠을 깬다. 옥시콘틴®과 인산코데인으로 변비. 전신이 부종이다.

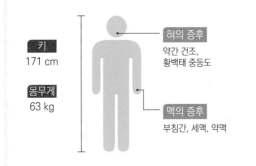

키
171 cm

몸무게
63 kg

혀의 증후
약간 건조, 황백태 중등도

맥의 증후
부침간, 세맥, 약맥

복진의 증후

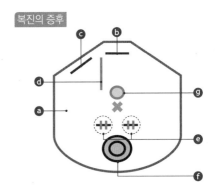

ⓐ 복력: 중등도
ⓑ 심하비경: 경도
ⓒ 흉협고만: 우측에 경도
ⓓ 복직근긴장: 우상복부에 경도
ⓔ 제방압통: 양측중등도
ⓕ 제하불인: 중등도
ⓖ 제상계: 경도

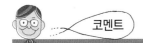

코멘트

본 증례는 말기 식도암 폐전이환자였는데 [인삼양영탕+우차신기환]으로 [가치 있는 삶 연장]이 가능하였다. 한방약을 복용한 후, 단시일 내에 체내의 과잉된 수분이 배출되어 몸무게감소와 호흡부전 개선이 보였다. 이 결과 산소호흡을 할 필요가 없어지게 되어 가족들과 두 번의 해외여행을 즐길 수 있었다.

인삼양영탕은 구성생약에 오미자나 원지 등 폐에 작용하는 생약이 들어가 있다. 본 처방은 호흡기증상이 심한 암 환자에게 제1선택 처방이며, 보통 우차신기환과 병용하여 사용한다. 또한 십전대보탕처럼 기혈양허에 대한 처방이므로 전신권태감이나 혈허로 인한 「피부건조」에 더하여 기침·가래·숨이 차는 등의 호흡기증상을 목표로 투여한다.

치료경과

호흡기증상이 있는 진행성 암 환자로, 복후도 고려하여 주처방을 [인삼양영탕+우차신기환]으로 하고, 겸용방을 계지복령환 2포로 하였다.

제1진 ▶ X년 6/14

• 인삼양영탕	1포 ⎫		
• 우차신기환	1포 ⎭ X 3회		매식전
• 계지복령환	2포 X 1회		취침전

• S-1 100 mg
• 옥시콘틴® 40 mg, 옥놈산® 5 mg 빈용

제2진 ▶ X년 6/28

소변 양이 늘고 부종이 개선되었다. 몸무게는 6 kg 줄은 57 kg로 되어 거동이 편해졌다. 황색담은 1일 3회로 아주 많이 줄어들고, 기침도 없어졌다. 식욕이 생겨 음식 섭취가 가능해졌다. 옥시콘틴®을 감량할 수 있었고 변비도 개선되었다.

• 동일 처방

• 동일 처방(옥시콘틴® 20 mg)

제3진 ▶ X년 7/20

산소흡입이 필요 없게 되어 가족 네 명이 하와이에 1주일간 여행을 다녀왔다. 야간에 5시간은 깨지 않고 잘 수 있었다. 혈액데이터를 보면 염증과 영양은 개선되었다. 식욕이 있어 몸무게는 59.5 kg로 조금 증가하였다. 감기 증상이 있어서 마황부자세신탕을 투여하였다.

• 동일 처방
• 마황부자세신탕   1포 X 3회   매식전

• 동일 처방

제4진 ▶ X년 8/23

어머니, 부인과 함께 중동 두바이 여행을 1주일간 즐기고 왔다. 7시간 깨지 않고 수면이 가능하였다. 감기에 자주 걸려 마황부자세신탕을 종종 복용한다.

• 동일 처방

• 동일 처방(옥시콘틴® 40 mg)

제5진 ▶ X년 9/20

S-1로 인한 과립구감소와 38.9도의 발열. CRP:22.3 mg/dℓ로 인해 10일간 입원하였다.

• 동일 처방

• 동일 처방(옥시콘틴® 60 mg)

제6진 ▶ X년 10/4

암에 수반하는 PTHrP생성에 따른 고칼슘혈증이 출현(혈청보정Ca:12.4 mg/dℓ, PTHrP : 3.7 pM/L). 소개해준 처음 시중병원에 입원하여 X년 11/24에 사망하였다.

• 인삼양영탕	1포 X 3회	매식전
• 우차신기환	2포 X 1회	취침전

• 동일 처방

Column 암 환자의 호흡부전에 인삼양영탕

인삼양영탕은 『화제국방』에 실린 보제로 십전대보탕에서 천궁을 빼고 원지·진피·오미자를 추가로 넣어 기혈을 모두 보하고, 정신안정·진해거담작용이 가미된 방제이다. 야카즈 도메이는 「호흡기·소화기 모두 문제가 생기고, 여기에 피로누적, 허손, 음양쇠약, 오장의 기력이 쇠잔해 여러 질병에 시달린 끝에 진액이 고갈되어 영양쇠약, 빈혈, 혹은 악액질을 띠며 피로감이 현저한 자에게 사용하여 체력을 보충하는 방제이다」(『한방후세요방해설』)라고 하였다. 필자는 폐암이나 소화기암 등의 폐전이에서 호흡기증상이 있는 환자에게는 [인삼양영탕+우차신기환]을 제1선택 처방으로 하는데, 그 반응이 꽤 괜찮은 경우가 많다.

File 09 · 고도진행성위암 : 총력전으로 5년 생존

연령·성별	72세 남성
병명	위암, 위완전적출수술 후
주소·증상	식욕부진, 몸무게감소, 전신권태감, 구토증·구토, 설사, 앞가슴 답답함
현병력	

→ X년 5월, 분문부의 3형 진행 위암이라는 진단을 받고, 시스플라틴과 S-1으로 수술 전 화학요법을 4주간 실시한 후, 7/13, 위완전적출수술을 받았다. 후복막림프절이 겹겹이 부어 있고, 수술 후 식욕부진이 계속되었으며, 2개월 반 입원 후, 10/1 퇴원하였다.

→ 입원할 때 몸무게가 66 kg이었는데 퇴원할 때는 50 kg으로 감소하였다.

→ 2개월 후에 종양마커가 증가하여 12/8부터 4일간 S-1을 투여하였다. 구토증·구토, 설사, 앞가슴에서 답답함이 나타나고, 식욕부진과 휘청거림이 지속되었다. 몸무게는 45 kg까지 줄어 12/12 긴급 입원을 하였다. 수액보충을 실시하고 berizym®, 아편틴크(Opium tincture), 로페민®(Lopemin), 우루소®(Uroso) 등을 투여하였지만 증상은 개선되지 않고 12/15, 소화기외과의 소개로 한방진찰을 받게 되었다.

한방적 문진

→ 식욕은 전혀 없으며, 전신 권태감이 심하였다. 다리가 냉하고, 전기담요를 사용함. 배변은 1일 6~8회 설사. 야간뇨는 1시간마다 자주 보며, 땀은 없고, 구갈은 약간 심한 편.

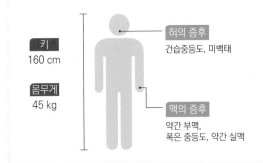

키
160 cm

몸무게
45 kg

혀의 증후
건습중등도, 미백태

맥의 증후
약간 부맥,
폭은 중등도, 약간 실맥

복진의 증후

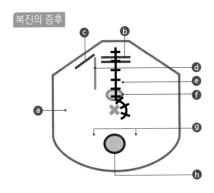

ⓐ 복력: 중등도
ⓑ 심하비경: 중등도
ⓒ 흉협고만: 우측에 경도
ⓓ 복직근긴장: 우상복부에 경도
ⓔ 심하진수음: 불명
ⓕ 제상계: 경도
ⓖ 제방압통: 없음
ⓗ 제하불인: 경도

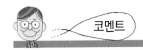

코멘트

본 증례는 위암으로 위완전적출수술을 한 후 식욕부진, 몸무게감소, 구토증·구토, 설사, 냉증, 전신권태감이 있었다. 이런 경우에는 우선 보제가 필요하게 되는데, 자율신경기능을 개선하는 작용이 강력한 보중익기탕과 위의 배출운동을 촉진하는 복령음의 병용으로 효과가 뛰어난 경우가 많다. 복령음은 『금궤요략』에 「심흉에 담이 정체해 있고 오래 된 물이 고여 있을 때, 스스로 물을 토해낸 다음 심흉간이 허하고, 기가 그득하여 식사를 할 수 없는 경우를 다스린다.」는 기술이 있다. 위하수나 위산과다증 환자에게 효과를 본 사례가 많다. 본 증례와 같은 위절제수술을 한 환자에게는 보중익기탕과 병용하면 효력이 뛰어나다.

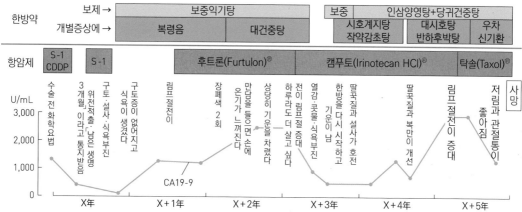

그림 진행위암수술 후의 암과의 공존

치료경과

진행성 암에는 정석 한방처방으로 십전대보탕과 우차신기환을 투여하였다.

제1진 ▶ X년 12/15

• 십전대보탕	1포 X 3회	매식전
• 우차신기환	2포 X 1회	취침전

• 없음

제2진 ▶ X+1년 12/27

야간뇨는 2시간에 한 번으로 줄고, 가슴 답답함은 없어졌다. 설사와 구토증은 변함이 없어 보중익기탕으로 변경하였다. 담즙산으로 인한 설사라고 추정하여 담즙흡착약을 병용하였다.

• 보중익기탕	1포 X 3회	매식전
• 우차신기환	2포 X 1회	취침전

• Cholebine®, 판크레아틴® 6 g

제3진 ▶ X+1년 1/19

구토증과 설사가 개선되어 X년 12/31 퇴원하였다. 퇴원 후에도 음식 섭취량이 많지 않고 체력이 회복되지 않아 산책도 못할 정도였다. 몸무게는 43 kg로 줄었다. 보중익기탕에 상부소화관운동을 개선하는 복령음을 병용하였다.

• 보중익기탕	1포 ⎫ X 3회	매식전
• 복령음	1포 ⎭	
• 우차신기환	2포 X 1회	취침전

• 동일 처방

제4진 ▶ X+1년 2/9

식욕은 회복되어 몸무게는 44.7 kg으로 늘었다. 식전 식후에 씁쓰름한 장액의 역류와 식후 설사는 여전하였다.

• 동일 처방

• 판크레아틴® 6 g, Cholebine® 3 g, Trancolon® 6정

제6진 ▶ X+1년 4/6

한방약을 3일간 중단하였더니 구토증이 악화되고 진흙 같은 변을 3번 보게 되었다. 한방약복약을 재개한 후 식욕은 회복되었다.

• 동일 처방

• 동일 처방

제9진 ▶ X+1년 9/8

X+1년 9월, 좌쇄골상의 Virchow림프전이가 생겼다. 후트론®을 투여 후, 전이병소는 축소되었다.

• 동일 처방

• 판크레아틴® 3 g, Trancolon® 6정, 후트론® 600 mg

제11진 ▶ X+1년 12/15

몸무게는 50.4 kg까지 회복되고 구토증이나 설사는 하지 않게 되었다. 이후 장기적으로 한방 협진을 시행하였다(그림).

File 10 위암 : S-1로 인한 설사와 구토증

연령·성별	72세 남성
병명	진행위암 수술 후, 화학요법 중
주소·증상	설사, 구토증, 식욕부진

현병력

→ X년 8/17, 진행위암 [T4(SE)N1M1(복수세포진양성), Ⅳ기]으로 유문측위부분적출수술을 받았다.

→ 수술 후 9/21부터 시스플라틴과 S-1로 화학요법을 실시했는데, 신장애(Cr:1.8)와 설사 때문에 10/26부터 시스플라틴을 중지하고, S-1(80 mg/일)단독 투여하였다. 1일 4회의 물 같은 설사와 구내염, 미각장애가 있고 가끔 구토증이 있다.

→ S-1과 한방약의 병용요법을 위해 한방협진과를 소개받아 왔다.

한방적 문진

→ 메슥거림 때문에 식욕부진. 불면으로 뉴로진®을 복용. 물 같은 설사를 하루에 4회. 꼬록꼬록하는 장명을 동반. 야간뇨는 2회. 냉증은 없다. 설사로 인한 구갈이 있어 물을 자주 마신다. 땀은 보통.

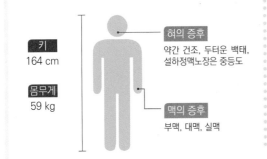

키
164 cm

몸무게
59 kg

혀의 증후
약간 건조, 두터운 백태,
설하정맥노장은 중등도

맥의 증후
부맥, 대맥, 실맥

복진의 증후

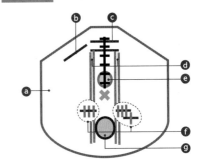

ⓐ 복력: 약간 실
ⓑ 흉협고만: 우측에 경도
ⓒ 심하비경: 중등도
ⓓ 복직근긴장: 전체에 해당하는 중등도
ⓔ 제상계: 경도
ⓕ 제방압통: 고도
ⓖ 제하불인: 경도

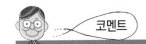

코멘트

본 증례는 진행위암수술 후에 보조화학요법을 실시했지만, 시스플라틴으로 신장애, S-1로 복명과 설사의 부작용이 있어 전자는 투여를 중지하고, 후자는 복용이 곤란하였다. 반하사심탕을 Trancolon®이나 로페민®과 병용 투여하자 복명과 설사는 개선되었다. S-1 단독 화학요법을 3년 가까이 계속할 수 있었다. 이 동안 화상검사나 종양마커검사에서 재발의 증후는 보이지 않았다. 최근 소화기암에 대한 화학요법

의 진보는 눈부시지만, 그 부작용에 고통스러워하는 환자나 치료를 계속 받지 못하는 환자도 적지 않다. 반하사심탕은 이리노테칸으로 인한 설사에 유효한 경우가 많은데, 본 증례처럼 S-1이 원인인 설사에도 유효한 경우가 있다. 진행성 암에서는 「항암제가 떨어지면 생명도 끝난다.」고 하지만, 한방약을 복용함으로써 부작용이 경감되고 항암제를 몇 년이고 계속 투여할 수 있는 환자도 꽤 많이 있다.

치료경과

설사와 구토증과 구내염이 있고 복후를 살펴 [반하사심탕+계지복령환]을 주처방으로 하고, 우차신기환을 겸용방으로 하였다. 미각장애에는 아연제제를 병용하였다.

제1진 ▶ X년 11/17

- 반하사심탕　　1포　⎫
- 계지복령환　　1포　⎬ X 3회　　매식전
- 우차신기환　　1포　 X 1회　　취침전

- S-1 80 mg, 프레탈®(Pletaal), 뉴로진®, 로페민®, Trancolon®, Promac®, Panvitan®

제2진 ▶ X+1년 2/6

소개해준 병원에서 S-1을 계속 투여하고 있었지만, 설사는 하지 않고 변은 단단해졌다. 면역력을 높이는 치료를 ABAB법으로 시작하였다. 철결핍성빈혈, 역류성식도염도 치료를 시작하였다.

- 반하사심탕　　1포　⎫
- 계지복령환　　1포　⎬ X 2회　아침, 저녁 식전
- 십전대보탕　　1포　⎫
- 우차신기환　　1포　⎬ X 2회　점심 식전, 취침전

- 동일 처방, Ferromia®, Takepron®

제4진 ▶ X+1년 4/9

몸무게 55.5 kg. 로페민® 1.5 mg으로 배변이 양호해졌다. S-1의 부작용인 콧물과 눈물, 미각이상이 있지만, 설사가 개선되어 S-1을 100 mg으로 늘렸다.

- 동일 처방

- 동일 처방(S-1 100 mg으로 증량)

제6진 ▶ X+1년 10/15

몸무게는 57 kg으로 증가하였다. 미각은 회복되고 구내염도 소실되었다.

- 동일 처방

- 동일 처방(S-1 100 mg을 격일복용으로 감량)

제12진 ▶ X+3년 3/3

몸무게는 56 kg으로 안정되고 몸의 컨디션도 좋으며 종양마커(CEA)나 CT에서 재발 징후는 보이지 않았다. 검사 데이터는 Hb:9.5→11.7 g/dℓ, 알부민:3.8→4.0 g/dℓ, 림프구수:920→1400/μℓ로 개선되었다.

- 동일 처방

- 동일 처방

Column 항암제가 원인인 설사 치료

부작용으로 설사를 잘 일으키는 항암제에는 이리노테칸(Irinotecan), 독소루비신(Doxorubicin), S-1 등의 테가푸르(Tegafur) 제제에 더하여 글리벡®(Glivec) 등의 분자표적약이 있다. 항암제투여 직후의 일과성 콜린작동성설사에는 부스코판 등의 항콜린약이 효과가 좋다. 투여하고 며칠 후에 발생하는 지발성설사는 소화관의 점막장애가 원인이며, 서양의학적으로는 유산균제제, 로페민®, 항콜린약, 아편틴크 등으로 대증요법을 시행한다. 한방약에서는 반하사심탕이나 시호계지탕의 어느 한 쪽에 작약감초탕을 병용하면 대부분 효과가 뛰어난다. File 10처럼 항암제투여 후 며칠간 하는 설사에 한방약을 투여하고, 그 외의 시기에는 체력유지를 위해 보제를 투여한다.

이리노테칸이 원인인 설사에 대한 반하사심탕의 작용기전은 그 일부가 해명되었다. 이리노테칸은 간에서 대사가 이루어져 활성체 SN38로 변화하여 항종양작용을 한다. 더욱이 글루크론산이 포함되어 비활성체SN38G로 되어 담즙 속으로 이행하여 장관 내로 방출된다. 장내세균이 있는 β-글루크로니다제로 인해 SN38G가 탈포합되면 장관 안에 출현한 SN38이 점막장애를 일으켜 설사가 유발된다. 반하사심탕이나 시호계지탕에 들어있는 항금 성분인 바이칼린이 β-글루크로니다제를 저해하여 SN38의 출현을 억제시킴으로써 설사를 하지 않게 된다.

File 11 위암 : 위 완전 절제수술 후의 장액역류와 변비

연령·성별	66세 여성
병명	위암, 위 완전절제수술 후
주소·증상	구강 안으로 장액역류가 되어 설통
현병력	

→ X-1년 9/29, 위 체상부 소만의 3형 진행위암이라는 진단에서 위 완전절제수술(담낭비장합병절제, D3 림프절 곽청)을 받았다. 수술 후 계속 식욕이 없어 몸무게는 발병 전의 56 kg에서 52 kg로 줄고 10/23에 퇴원하였다.

→ 퇴원 후에도 씁쓰름한 장액이 역류하여 혀에 달라붙어 혀가 깔깔해지고 저리며 아파서 하루 종일 사탕을 머금고 있었다. 허리에서 아래쪽이 저리고 차다. 항배부의 근긴장이 있다. 식욕이 없고 몸무게는 43 kg까지 떨어졌다.

→ X년 5/30부터 호이판®(Foipan), 비타메진®(Vitamedin), 유베라®(Juvela), 6/27부터 Takepron®을 투여하여도 효과는 없고, 가글용 Hachiazule®도 효력이 없었다. 7/10, 소화기외과의 소개로 진료를 하게 되었다.

한방적 문진

→ 식욕왕성. 불면으로 가끔 수면제를 복용. 허리 아래로 냉증과 발목이하에서 저림. 겨울에는 담요를 사용. 3일에 1회 보통 변. 야간뇨는 없음. 때로 식은땀을 흘림. 구갈은 없다. 좁은 장소에서 숨이 차며, 오래 있을 수 없다.

복진의 증후

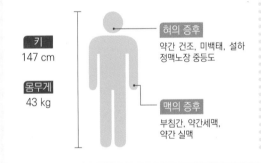

키
147 cm

몸무게
43 kg

혀의 증후
약간 건조, 미백태, 설하 정맥노장 중등도

맥의 증후
부침간, 약간세맥, 약간 실맥

ⓐ 복력: 약간 실
ⓑ 심하비경: 고도
ⓒ 흉협고만: 우측에 경도
ⓓ 제상계: 경도
ⓔ 제방압통: 좌측에 중등도
ⓕ 제하불인: 중등도

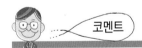

코멘트

본 증례는 [보중익기탕+복령음]이나 영강출감탕의 증은 아니었다. 실증으로 냉증(한실)이 있었는데 허증이라고 오인한 「오치」였다. 초진 때의 설후·맥후·복력을 살펴 실증이라고 판단하여 냉증, 변비, 폐쇄공간에서의 답답함 등의 자각증상과 복후(심하비경, 우흉협고만, 제상계)를 보고 부자사심탕을 선택했어야 하였다. 부자사심탕은 『상한론』에 실린 「태음병의 실」에 속하는 한방약으로 「심하비, 오히려 추위를 타고 땀이 나는 경우」에 적용되며, 냉증, 변비, 정신증상, 입에서 쓴 내, 미각이상 등을 가진 환자에게 제1선택약이다. 부자사심탕은 황련이 들어가 황련탕, 황련해독탕, 온청음 등과 같이 혀의 불쾌감 등 구강 내 증상에도 효과가 좋다. 본 증례는 위암 수술 후에 암은 완전 제거되어 「암증」이 아니었기 때문에 보제의 적용은 아니었다.

치료경과

위완전절제술수술 후 상부소화관내용물의 정체로 발생한 장액(담즙과 췌액)의 역류로 인한 증상이라고 보았다. 상부소화관운동을 촉진시키는 [보중익기탕+복령음]을 주처방으로 하고 복후를 근거로 우차신기환을 겸용방으로 하였다.

제1진 ▶ X년 7/10

• 보중익기탕	1포	} X 3회	매식전
• 복령음	1포		
• 우차신기환	2포	X 1회	취침전

• S할시온®(Halcion) 0.125 mg X 1회

제3진 ▶ X년 11/6

혀의 저림과 통증, 담즙의 역류는 개선되었다. 하지만 허리 밑으로의 냉증과 발목 아래가 저리는 것은 변함이 없고 손가락, 발가락도 따끔따끔 아팠다. 복령음을 허리 아래로 나타나는 심한 냉증에 효과가 뛰어난 영강출감탕으로 변경하였다.

• 보중익기탕	1포	} X 3회	매식전
• 영강출감탕	1포		
• 계지복령환	2포	X 1회	취침전

• 동일 처방

제4진 ▶ X년 11/20

영강출감탕으로 변경한 후, 팔꿈치 아래로, 무릎 밑으로 욱신욱신 저려서 복용을 중지하였다. 폐쇄공포증 등의 정신증상을 동반하고, 냉증으로 실증 및 변비가 있었기 때문에 복후를 근거로 주처방을 부자사심탕(삼황사심탕+부자말)으로 바꾸었다.

• 삼황사심탕	1포	} X 3회	매식전
• 부자말	1 g		
• 계지복령환	1포	X 1회	점심 식후
• 우차신기환	2포	X 1회	취침전

• 동일 처방

제5진 ▶ X년 12/7

기분이 맑아지고 상하지의 저림이 좋아져 저절로 웃음을 지을 만큼 회복되었다. 그러나 설통, 설태, 혀의 쓴맛은 여전하고 배변이 3일에 1회 정도였기 때문에 겸용방을 계지복령환에서 도핵승기탕으로 하였다. 정신적 긴장이 심해서「케세라세라 약」으로 근이완작용도 기대되는 Cercine®을 병용하였다.

• 삼황사심탕	1포	} X 3회	매식전
• 부자말	1 g		
• 도핵승기탕	1포	X 1회	점심 식후
• 우차신기환	2포	X 1회	취침전

• 할시온®	0.25 mg X 1		
• Cercine®	2 mg	X 3	매식후

제6진 ▶ X년 12/28

아주 기분이 좋아지고 상하지의 저림 증상은 소실되었으며 설통·설태·쓴 맛도 없어졌다. 배변도 매일 보게 되었다. 이전에는 쇼핑도 못했지만 어디든지 외출할 수 있게 되었다. 몸무게는 52 kg까지 회복되었다.

• 동일 처방

• 동일 처방

Column 암이 사라지면 암증은 아니다

암 환자의 한방치료에서 먼저 고려해야 할 점은 환자가 암을 가지고 있는지 없는지이다. 암 환자는「암증」이라고도 할 수 있는 특수한 상태에 있지만 치료 후에 완전관해(CR) 상태인 환자는 체내에 암은 남아있지 않다고 본다. 이 경우「암증」에 대한 보제는 필요 없으며, 표준적인 사진(四診)으로 결정한 한방약을 투여하여야 한다. 호르몬요법중인 유방암 환자나 방사선치료로 구강건조가 있는 환자도 마찬가지이다. 반드시 보제를 필요로 하지는 않는다. 보제를 투여하여도 상태가 개선되지 않는 환자는 이런 가능성을 염두에 두어야 한다.

File 12 잔위암(殘胃癌, Gastric Remnant Cancer) : 수술 후 적응장애로 인한 우울

연령·성별	74세 남성
병명	잔위암, 위완전절제수술 후의 후복막림프절전이, 화학요법 후
주소·증상	우울, 복통, 식욕부진
현병력	

→ X-35년, 위암으로 유문측위부분절제술을 받았다.

→ X-3년 4/23, 잔위암으로 판정받고 잔위전절제술을 받았다.

→ X-1년 12월, 종양마커가 증가하여 복부초음파검사와 CT에서 후복막림프절전이가 확인되었다.

→ X년 1/12, 화학요법을 받으려고 입원하면서 우울 상태가 나타났다. 퇴원 후에는 집에서 웃지도 떠들지도 않고 텔레비전도 신문도 보지 않게 되었다. 그리고 외출도 하지 않고 방에서만 조용히 지냈다. 경구항암제(S-1)는 현기증, 구강내출혈, 구각염 때문에 3코스로 중지하였다.

→ X년 8/25, 후복막림프절전이에 따른 종양이 증대하여 담당의는 완화의료를 권유했다.

→ 9/2, 큰딸이 통원 중인 근처 병원 정신과에서 진찰을 받고,「적응장애」라는 진단으로 향정신약이 아닌 보중익기탕을 처방받았다. 그 다음날부터 환자의 안색이 생기가 돌면서 오랜만에 외출도 하여 이발소에서 머리를 자르고, 콧노래를 흥얼거리기 시작하였다.

→ 9/16, 한방약의 뛰어난 효과에 놀란 정신과의사의 소개로 진료하게 되었다.

→ 초진 때의 혈액검사에서는 CEA:191 ng/㎖, CA19-9:190 U/㎖로 모두 수치가 높았다. 복부초음파검사에서는 간 전이는 없었고, 복부대동맥주변의 전이림프절이 한 덩어리로 뭉쳐있고 상복부에 지름 12 cm의 종양을 이루고 있었다. Bio-Three®, Maglax®, 로히피놀®(Rohypnol), 모빅®(Mobic)을 복용 중이었다.

한방적 문진

→ 보중익기탕을 복용한 후 식욕이 약간 회복되어 죽을 먹고 있었다. 불면으로 로히피놀®을 복용. 배변은 1일 1회. 가끔 구토와 설사. 야간뇨 1~2회. 냉증으로 취침 시 전기담요를 사용. 땀은 잘 나나 구갈은 없다.

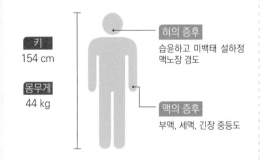

키
154 cm

몸무게
44 kg

혀의 증후
습윤하고 미백태 설하정맥노장 경도

맥의 증후
부맥, 세맥, 긴장 중등도

복진의 증후

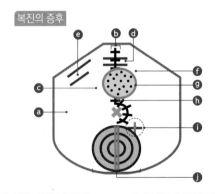

ⓐ 복력: 약간 부드러움
ⓑ 상복부정중에 수술상처 있음
ⓒ 복직근긴장: 없음
ⓓ 심하비경: 경도
ⓔ 흉협고만: 우측에 중등도
ⓕ 심하진수음: 없음
ⓖ 상복부에 주먹크기의 딱딱한 덩어리가 있음
ⓗ 제상계: 없음
ⓘ 제방압통: 좌측에 경도
ⓙ 제하불인: 고도, 정중심을 수반하고 있음.

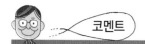

코멘트

본 증례는 고도진행위암 환자로 화학요법도입을 목적으로 입원한 후, 적응장애로 우울 상태에 빠져 마치 「살아있는 송장」같았다. 우연히 필자의 책(『한방으로 극적으로 바뀌는 암 치료』 메이지서원 간행; 졸역: 『한방 암 치료 기적』, 리스컴)을 읽은 정신과 의사가 시험 삼아 보중익기탕을 투여한 결과, 증상이 극적으로 개선되자 이에 깜짝 놀라 소개를 해 준 경우이다. 그 후, 보중익기탕을 주처방으로 하고 우

차신기환을 겸용방으로 사용하였더니 환자의 상태는 날로 개선되었다. 통증이 사라지고 종양마커도 확실히 감소하였다.

제2진에서 환자의 기허가 개선되었다고 보고 보중익기탕을 십전대보탕으로 바꾸었다. 그러나 유감스럽게도 2개월 후에 오연성폐렴으로 사망하였다.

「괴이과립」에 관해서는 56쪽을 참조하기 바란다.

치료경과

소개해준 병원에서 처방받은 보중익기탕을 계속 복용하면서 여기에 신허에 대한 우차신기환을 투여하였다. 상태가 심각해서 중국 정부가 인증한 항암생약 「괴이과립」을 권유하였다.

제1진 ▶ X년 9/16

• 보중익기탕	1포 X 3회	매식전
• 우차신기환	1포 X 1회	취침전
• 괴이과립	3 g X 3회	매식전

• Methycobal® 1 mg, Bio-Three®, Maglax®, 로히피놀®, 모빅®(Mobic)

제2진 ▶ X년 12/9

한방약과 괴이과립을 복용한 후, 매우 건강해졌다. 일반 식사를 할 수 있게 되고 몸무게는 3 kg가 늘어 47 kg까지 되었다. 복통은 개선되어 모빅®은 필요 없어졌다. 야간뇨는 사라졌다. CEA는 3개월 후 119 ng/㎖로 감소하였다. 보제는 「기혈양허」에 사용되는 십전대보탕으로 변경하였다.

• 십전대보탕	1포 X 3회	매식전
• 우차신기환	1포 X 1회	취침전
• 괴이과립	3 g X 3회	매식전

• Methycobal® 1 mg, Bio-Three®, Maglax®, 로히피놀®

Column 보제의 출은 백출인가 창출인가

보중익기탕과 십전대보탕 엑기스제제의 구성한약 중, 출의 종류는 회사마다 다르다. 쓰무라와 제이피에스제약 회사는 창출을 사용하고 그 밖의 제약회사는 백출을 사용한다. 인삼양영탕의 출은 모든 회사가 백출을 사용한다. 창출은 Atractylodes lancea, 백출은 Atractylodes japonica로서 각 생약의 약효는 다르다. 중의학의 약 효능은 창출은 「사(瀉)·조(燥)·산(散)·발한(發汗)」, 백출은 「보(補)·조(燥)·수(收)·지한(止汗)」으로 상당한 차이가 있다. 현대의학적 약효는 창출은 「건위, 이수, 진통, 진정, 강장, 거풍습, 혈당강하」, 백출은 「건위, 이뇨, 진통, 진정, 강장, 해열, 익기, 정장」과 거의 비슷하다. 그러나 함유 화합물은 다르다. 보익하는 힘은 창출보다 백출이 강하여 건비(식욕회복)에 적합하다고 한다. 그러나 필자는 창출을 포함한 약제를 사용하여 본서의 다수의 증례에서 제시된 것처럼 그 유용성을 확인하였다. 암 환자에게 사용하는 보제 속의 출로서 어느 쪽을 사용하여야 할지는 앞으로 검토할 필요가 있다.

File 13 : 조기위암 : 내시경절제술 후의 격렬한 통증

연령·성별	70세 여성
병명	조기위암, 내시경적 점막하박리술(ESD) 후
주소·증상	상복부의 격렬한 통증

현병력

→ 가족력에 위암이 많아 매년 위내시경검사를 받고 있었다.

→ X년 1월의 상부소화관 내시경검사에서 위전정부소만의 표재형 위암이라는 진단이 내려졌다.

→ 2/21, 내시경치료를 받기 위해 입원하여 그날 ESD(내시경적 점막하박리술)를 받았다. 수술 중~수술 후의 경과는 순조로웠다.

→ 그러나 ESD를 시행한 당일 밤부터 심와부의 격렬한 통증을 호소하여, 2/21에 2회, 2/22에 4회, 2/23에 4회, 펜타진®(pentagin) (15 mg)을 정맥주사로 투여할 필요가 있었다. 2/22 심야에는 위가 뒤틀리는 듯 아파서,「이런 통증이 언제까지 계속 될까」하며 불안해하였다. 펜타진®으로 복통은 경감되다가 3시간 정도 지나면 다시 통증이 와서 고통이 심했다. 2/23의 20시에 주치의로부터 병동 왕진의뢰가 들어 왔다.

한방적 문진

→ 냉증은 없으며, 배변은 이상 없고, 구갈도 없다.

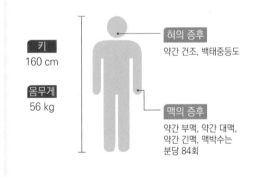

키
160 cm

몸무게
56 kg

혀의 증후
약간 건조, 백태중등도

맥의 증후
약간 부맥, 약간 대맥, 약간 긴맥, 맥박수는 분당 84회

복진의 증후

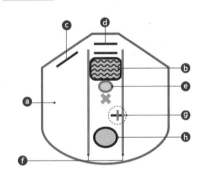

근성 방어나 반발압통(rebound tenderness) 등의 복막자극증후는 없었음.
ⓐ 복력: 약간 실
ⓑ 심하진수음: 중등도
ⓒ 흉협고만: 우측에 경도
ⓓ 심하비경: 중등도
ⓔ 제상계: 경도
ⓕ 복직근긴장: 복직근 전체 (전장)에 해당하는 경도
ⓖ 제방압통: 좌측에 경도
ⓗ 제하불인: 경도

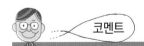 코멘트

　본 증례는 조기위암으로 ESD를 받은 날 저녁때부터 이틀 이상 심한 상복부통이 멈추지 않아 진통약 펜타진®을 수차례 정맥주사로 투여했다. ESD 후에 이런 격렬한 복통을 장시간 호소하는 환자는 드물지만, 본 증례는 이전부터 가끔 장딴지에 쥐가 나서 작약감초탕이 효과가 있었다는 과거력이 있었다.

이번에도 ESD 후의 천공이나 이 과정에서 일어나는 통증이 아니라 장딴지의 쥐와 유사한 복벽 혹은 소화관의 근육연축이 원인인 통증이라고 보고 작약감초탕을 투여하여 크게 효과를 보았다. 작약감초탕증의 복후는 본 증례처럼 복직근의 전장에 걸친 긴장이 특징적이다.

치료경과

복후에서는 육군자탕 또는 보중익기탕과 작약감초탕의 합방의 증이라고 보았다. 하지만 내시경 치료 후에 갑자기 발생한 심한 상복부통이라는 점에서, 급박한 증상이라고 판단하여 「선급후완」의 원칙에 따라 급성 통증성질환에 사용하는 작약감초탕을 단독으로 투여하였다.

제1진 ▶ X년 2/23

• 작약감초탕	2포 X 1회	돈복
↓		
• 작약감초탕	1포 X 4회	매식전·취침전

• 없음

제2진 ▶ X년 2/25

2/23의 21시에 작약감초탕 2포를 복용한 후 복통은 소실되고 아침까지 숙면을 취할 수 있게 되었다. 2/24는 1일 4회 작약감초탕을 투여하자, 그 후 통증은 사라지고 2/25의 오전 중에 퇴원할 수 있었다.

• 작약감초탕 1포 X 3회		매식전

• 없음

Column 작약감초탕은 통증의 특효약

작약감초탕은 작약과 감초의 두 가지 생약으로 이루어지는 단순한 구성의 한방약인데, 여러 통증성질환에 극적으로 효과를 나타낸다. 건강보험 적용은 「갑자기 발생한 근육 경련을 수반한 동통」이지만, 실제로는 횡문근이나 평활근이 원인인 다양한 통증에 유효하고 수비범위가 넓은 중요한 처방이다. 부자말을 가미하여 「작약감초부자탕」으로 요통증이나 관절류마티즘 등의 만성 동통성질환에 사용하는 경우도 많다.

적응 병태는 장딴지의 쥐, 딸꾹질, 요통, 어깨결림, 생리통, 안검경련, 항암제로 인한 저림, 마비·관절통·근육통, 복부수술 후의 복통이나 복부팽만, 소화관연축에 의한 식도·위·장에 유래하는 통증과 경련성변비, 담석과 요로결석으로 인한 산통, 늑간신경통이나 좌골신경통 등이다. 또한 소화관의 연동운동억제작용을 이용하여 내시경 검사, 치료, 조영검사의 사전 처치로도 응용된다.

작약감초탕의 복후는 양측 복직근의 전장에 걸친 이상긴장이지만, 급성질환에서 이 증후는 필수항목은 아니고 증상을 보고 투여하여도 유효하다. 작약과 감초의 두 가지 생약을 포함하는 처방에는 부인과질환에 사용하는 온경탕·궁귀교애탕·당귀건중탕·당귀사역탕, 소화기질환에 쓰는 계지가작약탕·소건중탕·사역산 등, 복통에 효과가 탁월한 것이 많다.

File 14 : 위암 : 수술 후 장기간 계속되는 딸꾹질

연령·성별	75세 남성
병명	위암수술 후, 수혈 후 C형 만성간염, 간세포암
주소·증상	위암수술 후의 딸꾹질
현병력	

→ 25년 전에 위암으로 위부분절제술을 받을 때 수혈로 C형 간염에 이환되어 그 후 경과관찰 중, 간우엽S7에 간세포암이 발현. X-3년 6/14, 간부분절제술을 받고 그 후 경피적 에타놀주입요법(PEIT)을 반복하여 시술하였다.

→ 위암수술 후부터 생긴 딸꾹질이 악화되어 X년 11/4, 간담췌내과에서 소개받고 진료를 하게 되었다.

→ 딸꾹질은 평소에도 늘 하고 있었지만, 여름철에 비교적 적고 추운 계절에 빈발한다. 이전에도 작약감초탕이나 시체탕을 시도해 봤지만 효과가 없었다.

한방적 문진

→ 식욕과 수면은 보통. 하지 냉증이 심하여 겨울에는 전기담요를 사용. 배변은 1일 3회로 보통. 야간뇨는 5~6회. 자한은 없으며 구갈도 없다.

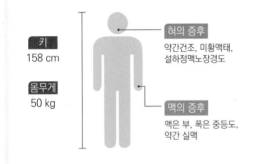

키
158 cm

몸무게
50 kg

혀의 증후
약간건조, 미황백태, 설하정맥노장경도

맥의 증후
맥은 부, 폭은 중등도, 약간 실맥

복진의 증후

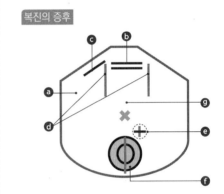

- ⓐ 복력: 약간 부드러움
- ⓑ 심하비경: 중등도
- ⓒ 흉협고만: 우측에 경도
- ⓓ 복직근긴장: 양상복부에 경도
- ⓔ 제방압통: 좌측에 경도
- ⓕ 제하불인: 중등도, 정중심을 수반함
- ⓖ 심하진수음: 없음

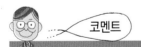
코멘트

본 증례는 25년 전의 위암수술과 3년 전의 간암수술로 인한 간 주위의 심한 유착이 딸꾹질의 원인이라고 보았다. 이 때문에 X+1년 7/26에, 간암이 재발하여 간부분절제술을 받았을 때 간주위의 유착이 심하고 수술 중에 대량 출혈로 10일 만에 다장기부전으로 사망하였다. 본 증례에는 딸꾹질의 특효약인 작약감초탕이나 시체탕은 전혀 효과가 없었다. 정석적인 한방약이 효력을 발휘하지 못할 때는 기본으로 돌아가 「망문문절」로 수집한 환자 정보를 바탕으로 처방을 결정한다. 본 증례에서의 딸꾹질은 추운 계절에 악화되는 경향이 있고, 야간 빈뇨를 수반하는 「신허」에 의한 증상이라고 판단하여 보신제인 우차신기환으로 효력을 보았다.

치료경과

이전에 효과가 없던 작약감초탕이나 시체탕은 선택 항목에서 배제하고, 야간 빈뇨가 많은 점과 복후를 근거로 우차신기환을 주처방으로 하였다.

제1진 ▶ X년 10/20

• 우차신기환	1포 X 3회	매식전
• 계지복령환	1포 X 1회	취침전

• 없음

제2진 ▶ X년 10/31

한방약을 복용한 5일째부터 그때까지 줄곧 하던 딸꾹질이 가끔 멈출 때가 생겼다. 발의 냉증은 약간 개선되었지만, 야간 빈뇨는 변함이 없고 동계가 나타나기도 하였다.

• 동일 처방

• 없음

제3진 ▶ X년 11/28

딸꾹질은 절반 정도로 줄었다. 냉증이 가벼워져 늦은 가을에도 골프를 할 수 있을 만큼 좋아졌다. 그러나 복사뼈의 냉증이 여전하여 우차신기환에 부자말을 추가하였다.

• 우차신기환 1포	} X 3회	매식전
• 부자말 1 g		
• 계지복령환 1포 X 1회		취침전

• 없음

제4진 ▶ X년 12/26

식욕이 생기고 몸무게는 54 kg까지 늘었다. 딸꾹질은 거의 없어지게 되었다. 발의 냉증은 개선되었지만 여전히 전기난로를 사용한다. 피부는 건조하여 가려움증이 있고 트림도 한다. 맥주는 삼가고 소주를 마시도록 권했다.

• 동일 처방

• 없음

Column 위암수술 후의 구토증이나 식욕부진에 복령음

복령음은 『금궤요략』에 실린 한방약인데, 그 효능으로 「심흉중에 담이 정체해 있고 宿水가 있을 때, 스스로 물을 토해낸 후에 가슴부분이 허해지고 기가 가득하여 식사를 할 수 없는 자를 치료한다. 담기를 해소시킴으로써 능히 식사를 하게 한다」는 기술이 있다. 위절제술 후 조기 환자의 구토증이나 식욕부진에 복령음과 보중익기탕의 병용이 효과적인 예가 많다. 복령음은 「수독」의 징후인 「위내정수」(위배출의 저하)를 강력하게 개선하고, 문합부의 부종상협착에 의한 통과장애 개선도 기대할 수 있다.

그렐린의 동태를 수식하는 육군자탕의 유용성이 최근 널리 알려졌는데, 위암수술 후의 환자에게는 육군자탕보다 복령음(+보중익기탕)을 사용해야 한다. 복령음에는 육군자탕에 비해 감귤계에서 진피의 양이 많고, 지실도 들어가 있어 위의 배출운동을 보다 더 강력히 촉진할 수 있고, 게다가 이수약의 복령의 양도 많아 훨씬 더 강한 힘으로 수독을 제거하기 때문이다.

File 15 위암 : 수술 후의 신체온도감각 이상

연령·성별	75세 남성
병명	위암, 유문보존위부분절제술 후, 과민성장증후군
주소·증상	배부의 열감과 흉복부의 냉증, 양측 흉부에 풀이 엉겨 붙어 있는 것 같은 불쾌감
현병력	

→ X-2년 4/13, 조기식도암을 내시경적점막절제술(EMR)로, 그리고 위체부의 지름 10 mm의 저분화조기위암을 점막하박리술 (ESD)로 절제하였다. 식도암은 완전 절제하였지만, 위암수술 후의 병리진단에서는 미분화암, 깊이 SM2, 수직으로 절제한 입구나 주변에 암 잔존, 림프관내의 암세포양성으로 추가절제 적응이라고 판정되었다. 6/19, 복강경하유문보존위부분절제술 (LAOPPG)과 담석담낭염에 대해 담낭절제술을 실시하였다.

→ X-2년 7월, 트림, 속쓰림, 심와부통이 있어 파리에트®(Pariet), Malfa® 배합내복액, 호이판®(Foipan), 가나톤®(Ganaton)을 투여해도 식욕부진으로 몸무게가 11 kg 감소하고 X년 6/30, 외과에서 소개되어 왔다.

한방적 문진

→ 식욕부진, 설사(1일 5회)와 변비(2일 1회)의 반복. 야간 뇨는 1회. 구갈은 심하여 냉수를 1일 2리터 마신다. 등 한가운데서 발바닥까지 후면부는 화끈거리나, 이와 반대로 앞가슴에서 배까지의 전면부에서는 으스스 춥다. 양측흉부에 풀이 붙은 끈적끈적한 불쾌감이 있다. 일어설 때의 현기증과 등에 가려움이 있다. 양쪽 귀의 이명과 심한 난청(오른쪽 50데시빌, 왼쪽 90데시빌)이다.

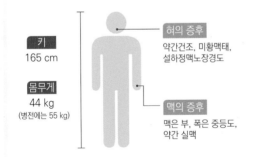

키
165 cm

몸무게
44 kg
(병전에는 55 kg)

혀의 증후
약간건조, 미황맥태,
설하정맥노장경도

맥의 증후
맥은 부, 폭은 중등도,
약간 실맥

복진의 증후

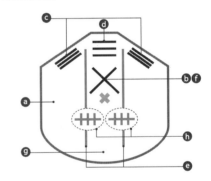

ⓐ 복력: 충실
ⓑ 심하진수음: 없음
ⓒ 흉협고만: 고도
ⓓ 심하비경: 고도로 상복부의 긴장이 강함
ⓔ 복직근긴장: 복직근의 전장에 해당하는 경도
ⓕ 제상계: 없음
ⓖ 제하불인: 없음
ⓗ 제방압통: 고도

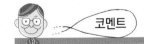

코멘트

본 증례는 위암수술 후에 갈증이 심해 찬물을 많이 마시고, 설사·변비를 반복하며, 신체 배면의 열감과 전면의 냉감을 호소하였다. 백호가인삼탕증의 특징은 갈증이 심해 찬물을 다량 마시고 맥과 복부는 충실하며 심하비경이 나타난다. 본 증례에서는 흉복부의 냉증에 측흉부의 끈적끈적한 불쾌감을 호소했지만, 이것은 『상한론』의 조문「배가 불러 몸이 무겁고 이로 인해 돌아눕기가 어려우며, 미각장애로 얼굴에 때가 낀다」로 설명되는 백호가인삼탕의 투여 목표 중 하나이다(93쪽).

치료경과

몸이 여위기는 해도 실증이면서 어혈이 심해 복후를 근거로 [대시호탕+계지복령환]을 주처방으로 하였다. 제하불인은 없었지만 신허는 있을 것이라고 판단해 취침 전에 우차신기환을 투여하였다.

제1진 ▶ X년 6/30

• 대시호탕	1포	} X 3회	매식전
• 계지복령환	1포		
• 우차신기환	1포	X 1회	취침전

• 없음

제2진 ▶ X년 7/14

증상은 개선되지 않고 갈증이 심해 찬물을 2 L 정도 마신다. 다시 복진을 해서 왼쪽의 흉협고만이 없었기 때문에 대시호탕을 백호가인삼탕으로 변경하였다.

• 백호가인삼탕	1포	} X 3회	매식전
• 계지복령환	1포		
• 우차신기환	1포	X 1회	취침전

• 없음

제3진 ▶ X년 8/4

식욕이 생기고 몸무게는 47 kg까지 증가하였다. 배부의 열감과 측흉부에 끈적끈적한 불쾌감은 변함이 없었지만 신체 전면의 바람이 통하는 냉감은 느끼지 않게 되었다.

• 동일 처방

• 없음

제4진 ▶ X년 9/8

배부의 열감은 허리 밑으로 줄어들고, 측흉부에 끈적거리는 이상감각은 해소되었다. 허리 아래로 발한이 있어 밤에 속옷을 3회 갈아입었다. 배변은 1일 1회 보통 변이었다. 속쓰림을 호소해서 프로톤펌프억제제(proton pump inhibitor)을 다시 처방하고 불면에는 데파스®를 잠들기 전에 추가하였다.

• 동일 처방

• Takepron® 15 mg X 1	매식전
• 데파스® 0.5 mg X 1	취침전

제5진 ▶ X년 10/23

배부의 열감은 둔부 밑으로 국한되었다. 밤에 속옷을 갈아입는 것은 2회로 줄었다. 「젊었을 때는 대주가로 술에 취해 난동을 부려 부인에게 폐를 많이 끼쳤다. 다음 달 결혼기념일에는 부인과 같이 샴페인을 마시고 싶다」고 한다.

• 동일 처방

• 동일 처방

Column 백호가인삼탕의 투여 목표

백호가인삼탕은 양명병기의 중요한 처방이다. 백호탕류 중에 백호탕은 심각한 급성열성질환에, 백호가계지탕은 만성 두통이나 상기증에 유용하다. 백호가인삼탕은 암 환자에게 자주 적용되는데, 투여 목표는 갈증이 심해 찬물을 많이 마시고, 체열감과 다한이 있다. 복후에서 심하비경을 나타내지만, 몸 어딘가에 냉증이 심한 경우가 많다. 『상한론』의 본 처방의 조문에는 「背微惡寒」이라고 되어 있는데, 후지히라 켄에 의하면 「微」는 「幽微」의 微로서, 즉 미약하다는 것이 아니라 「공연스레 매우 냉하다」는 뜻이다. 여름에도 핫팩을 사용하는 환자도 있다. 또 「背」라고 하는데 차갑게 느끼는 부위는 흉복부, 요부, 둔부, 손발 등 다양하다.

File 16 — 위암 : 수술 후 악화된 체감환각

연령·성별	72세 여성
병명	위암수술 후
주소·증상	우배부의 격렬한 통증, 걸쭉한 액체가 몸 안을 흐르는 느낌
현병력	

→ X-45년부터 매우 바쁠 때 가끔 과호흡발작이 있었다.

→ X-10년부터 매일 아침 10~12시가 되면 우배부에 격렬한 통증이 일어나는 것과 동시에 걸쭉한 액체가 복부와 배부에서 펑펑 쏟아져 피부 밑을 콸콸 흘러 입에서 토해낼 것 같은 느낌이 들기 시작하였다. 잠을 자다가 숨이 차오고 몸이 뜨거워져 식은 땀을 줄줄 흘린다.

→ X-8년부터 모 대학병원 정신과에 통원하였다. 항우울제로 인한 경련으로 데파스®만 복용하고 있었다.

→ X-1년 4/9, 위암 진단을 받고 복강경수술로 위의 대부분을 절제하였다. 몸무게는 52 kg에서 41 kg까지 떨어졌다. 수술 후에 기존의 증상이 악화되어 대응책에 고심하던 소화기외과의사로부터 X년 1/19에 한방협진과를 소개받고 진료를 하게 되었다.

한방적 문진

→ 식욕은 있으며, 잠자리가 나빠 옅은 잠이다. 발이 시리고, 취침 중에 전기담요를 사용. 배변은 1일 1회이지만, 변비기미. 야간뇨는 0~1회. 구갈은 없음. 야간에 몸이 뜨거워지고, 통증 때문에 식은땀을 흘린다. 손발 끝은 차다.

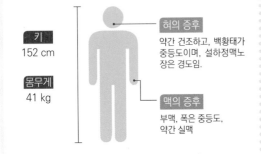

키
152 cm

몸무게
41 kg

허의 증후
약간 건조하고, 백황태가 중등도이며, 설하정맥노장은 경도임.

맥의 증후
부맥, 폭은 중등도, 약간 실맥

복진의 증후

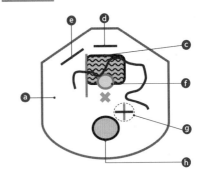

ⓐ 복력: 연약
ⓑ 장의 연동이 복벽을 사이에 두고 눈에 보임.
ⓒ 심하진수음: 중등도
ⓓ 심하비경: 경도
ⓔ 흉협고만: 우측에 경도
ⓕ 제상계: 경도
ⓖ 제방압통: 좌측에 경도
ⓗ 제하불인: 경도

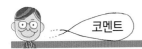

코멘트

본 증례는 위암발병 10년 전부터 우배부의 격렬한 통증과 몸속을 질척한 액체가 흐르는 이상감각이 있었지만, 이들 증상은 위암 수술 후에 악화되었다. 한방약을 복용한 후에 통증과 신체의 이상감각은 현저하게 개선되고 정신적으로도 안정을 찾아 활동적이 되었다. 이런 「체감환각」은 조현병(정신분열증)의 부분증상인 경우가 많은데, 대학병원의 정신과의사는 정신분열증이라고 보지 않았던 것 같다. 체감환각은 서양의학적으로는 치료가 어렵지만, 한방에서는 대부분 비교적 간단히 대응할 수 있다(95쪽). 또한 본 증례에서는 잠들기 전에 복용한 계지복령환으로 편안하게 수면을 취할 수 있었던 것 같다.

치료경과

복후는 대건중탕증을 시사했는데, 문진(問診)에서 정신적 심리적 문제가 확실했기 때문에 [보중익기탕+우차신기환]을 주처방으로 하였다. 불면과 가벼운 어혈이 있는 점을 참고로 계지복령환을 겸용방으로 하였다.

제1진 ▶ X년 1/19

- 보중익기탕　　　1포 ⎫
- 우차신기환　　　1포 ⎬ X 3회　　　매식전
- 계지복령환　　　1포　 X 1회　　　취침전

- 데파스 0.5 mg 3정

제2진 ▶ X년 2/2

우배부의 격렬한 통증과 인후부의 통증은 가벼워지고 밤에 식은땀을 흘리지 않고 잠을 잘 수 있었다. 그러나 끈적거리는 액체가 흐르는 감각은 변함이 없었다.

- 동일 처방

- 동일 처방

제3진 ▶ X년 2/23

우배부의 격렬한 통증은 둔통으로 바뀌고, 식사를 준비할 수 있었다. 배변은 쾌변을 보았다. 끈적끈적한 액체가 피부 밑을 지나가는 감각은 아직 남아 있다.

- 동일 처방

- 동일 처방

제5진 ▶ X년 3/22

끈적끈적한 액체는 우하복부에 머무르고 입까지 치고 올라오는 감각은 없어졌다. 밤에는 푹 잠들 수 있고 신문을 읽을 기분이 들었다. 위절제수술 후에 비타민B$_{12}$가 222 pg/㎖로 수치가 낮았기 때문에 근육주사 투여를 시작하였다.

- 동일 처방

- 동일 처방
- 비타민B$_{12}$ 1 mg　　　　　　근육주사

Column 체감환각

실체가 없는데도 현실처럼 느껴지는 환각 중에 신체에서 느끼는 환각을 「체감환각」이라고 한다. 증상은 개미가 기어가는 느낌, 따끔따끔한 느낌, 콕콕 쑤시는 느낌 등, 다양하다. 부위는 구강 내가 많고 음부, 항문주위, 경부, 하지 등에도 나타난다. 원인으로는 정신분열증, 우울증, 노년기정신병, 약제성정신장애, 코카인중독 등이 있는데, 체감환각 말고는 완전 정상인 환자도 있다. 치료에는 Luvox®나 팍실® 등의 항우울약을 사용하는데 거의 난치이다.

한방약으로는 방기황기탕이 효력이 뛰어나다. 「발밑에서부터 벌레가 기어 올라와 근질근질하다」고 하는 우울증을 앓는 초로의 여성에 대한 보고(야카즈 도메이:日東醫誌, 11:6, 1961)가 있다. 같은 한방약이 효과를 발휘한 「다리가 정원의 나무에 찔렸다」고 호소하여 수독을 띤 망상형 정신분열증의 중년 여성에 대한 보고(마츠하시 토시오: 한방으로 정신과치료. 128쪽, 콘고출판, 1988)도 있다. 황기계지오물탕이 효과가 좋았던 피부의 스멀거리는 느낌에 대한 보고(코바야시 유타카: 제53회 일본동양의학회학술총회, 2002) 등이 있다.

File 17 위암 : 유문보존위부분 절제술 후의 식욕부진과 몸무게감소

연령·성별	60세 남성
병명	위암, 유문보존위부분 절제술 후
주소·증상	수술 후 장기간 식욕부진, 몸무게감소(24 kg), 트림, 식후 체증
현병력	

➜ X-2년 3월, 위체부소만의 조기위암(Ⅱa+Ⅱc형) 진단을 받고 7/25, 복강경하유문보존위부분 절제술(LAPPG)을 실시하였다. 식욕부진으로 몸무게는 수술 전 76 kg이 2개월 후에는 62 kg까지 되었다. 파리에트®, 엑셀라제®(Excelase), 가스모틴®, Nauzelin®, Dogmatyl® 등을 복용하였지만 효과를 보지 못하였다.

➜ X-1년 1/19부터, [보중익기탕 1포+복령음 1포]×3회를 복용해도 효력이 없었다. 3/6, 상부내시경검사에서 위 안에 다량의 음식물 찌꺼기와 grade C의 역류성식도염, 4/15, 동 소견으로 유문륜의 ballon확장술을 시행. 11/4, 동 소견에서 다시 ballon확장술, grade A의 역류성식도염, 12/8, 외과의는 재수술을 검토하였다. X년 7/19, 상부내시경검사에서 동 소견, 육군자탕이나 복령음도 효과가 없음. 7/19부터 [가스모틴®+호이판®]을 투여해도 역시 변화가 없음. 인후두이상감은 없지만, 음식이 상부식도 부근에 걸린다.

➜ 8/30, 몸무게가 52 kg까지 감소하자 소화기외과의 소개로 진찰을 하게 되었다.

한방적 문진

➜ 식후의 트림과 체증이 심하고, 섭식량이 늘지 않는다. 식욕부진에 의한 몸무게감소는 현저하였지만, 전신 권태감은 없다. 배변은 2일에 1회로 변비 기미. 냉증. 야간뇨와 구갈은 없다. 자한은 없지만, 손바닥과 발바닥에 땀이 난다.

복진의 증후

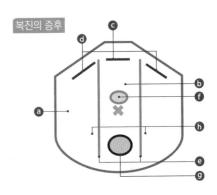

ⓐ 복력: 약간 실
ⓑ 심하진수음: 없음
ⓒ 심하비경: 경도
ⓓ 흉협고만: 양측에 중등도
ⓔ 복직근긴장: 복직근 전체에 해당하는 경도
ⓕ 제상계: 경도
ⓖ 제하불인: 경도
ⓗ 제방압통: 없음

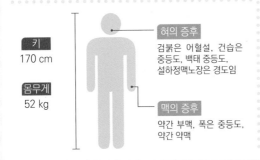

키 170 cm

몸무게 52 kg

혀의 증후
검붉은 어혈설, 건습은 중등도, 백태 중등도, 설하정맥노장은 경도임

맥의 증후
약간 부맥, 폭은 중등도, 약간 약맥

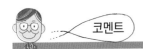

코멘트

본 증례는 조기위암 수술 후 2년 반 동안 몸무게가 24 kg 줄고, 위암수술 후의 섭식장애에 기본 처방인 [보중익기탕+복령음]으로 개선되지 않았다. 부득이 재수술도 피할 수 없다고 생각한 외과의로부터 정식으로 소개받은 후에 한방적진단을 하게 되었다. 복후를 살펴 실증으로 치료하고 최종적으로 대시호탕과 복령음합반하후박탕의 합방을 투여한 결과 증상이 개선되었다. 또한 야간 빈뇨에는 일반적으로 남성에게 유효한 우차신기환은 효력이 없었고, 여성에게 유효한 청심연자음이 주효하였다. 아무래도 어딘지 여성적인 면이 있는 남성 환자였다.

치료경과

손바닥과 발바닥에 땀이 난다는 점과 복후의 유형에서 주처방으로 사역산을 선택하고, 위배출을 촉진할 목적으로 복령음을 병용하였다. 또 변비와 검붉은 어혈설로부터 도핵승기탕을 겸용방으로 하였다.

제1진 ▶ X년 8/30

• 사역산	1포	⎱ X 3회	매식전
• 복령음	1포	⎰	
• 도핵승기탕	1포	X 1회	취침전

• 파리에트®, 가스모틴®, 호이판®

제2진 ▶ X년 9/27

트림은 줄고 식욕은 조금 개선되었다. 식후 체증은 30분 정도에서 나았지만 연변 상태로 되었다.

• 동일 처방

• 동일 처방

제4진 ▶ X+1년 1/24

몸무게는 52 kg으로 변함이 없었다. 계속 식욕부진과 몸무게감소가 있어 다시 한방의학적 진단을 실시하였다. 다음과 같은 복후를 근거로 처방을 변경하였다.

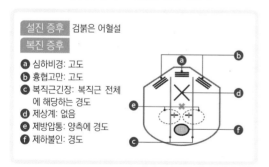

설진 증후 검붉은 어혈설
복진 증후
ⓐ 심하비경: 고도
ⓑ 흉협고만: 고도
ⓒ 복직근긴장: 복직근 전체에 해당하는 경도
ⓓ 제상계: 없음
ⓔ 제방압통: 양측에 경도
ⓕ 제하불인: 경도

• 대시호탕	1포	⎱ X 3회	매식전
• 복령음	1포	⎰	
• 도핵승기탕	1포	X 1회	취침전

• 동일 처방

제5진 ▶ X+1년 2/14

몸무게 53 kg. 트림 증상은 호전되고 체증은 상당히 개선되었다. 복령음을 복령음합반하후박탕으로 변경하였다. 배변은 1일 1회 보통 변으로 야간 빈뇨(2~3회)가 생겼다.

• 대시호탕	1포	⎱ X 3회	매식전
• 복령음합반하후박탕	1포	⎰	
• 도핵승기탕	1포	X 1회	아침 식사 전
• 우차신기환	2포	X 1회	취침전

• 파리에트®, 가나톤®, Dogmatyl®

제6진 ▶ X+1년 3/13

음식이 식도에 걸린 느낌이 들지만, 이전과 비교하면 오십보백보.

• 동일 처방

• 동일 처방

제7진 ▶ X+1년 5/15

몸무게는 56 kg으로 증가하였다. 식사를 하지 않을 때는 체증도 메슥거림도 전혀 없다. 배변은 1회이고 여전히 야간 빈뇨가 2회 있어 우차신기환을 청심연자음으로 변경하였다.

• 대시호탕	1포	⎱ X 3회	매식전
• 복령음합반하후박탕	1포	⎰	
• 도핵승기탕	1포	X 1회	아침 식사 전
• 청심연자음	1포	X 1회	취침전

• 동일 처방

제8진 ▶ X+1년 7/17

몸무게는 59 kg으로 늘고 야간뇨는 1회로 줄어 편안히 잘 수 있게 되었다. 식후의 체증, 메슥거림, 트림은 완전히 없어졌다. X+1년 7/29의 상부내시경검사에서 위 안의 음식물 찌꺼기는 보이지 않고 역류성 식도염도 치유되었다.

• 동일 처방

• 동일 처방

File 18 위암 : 수술 후 대건중탕에 의한 섭식장애

연령·성별	71세 남성
병명	위암, 복강경 위 완전절제술 후
주소·증상	식후 복통과 구토증, 변비, 식욕부진, 몸무게감소(24 kg)
현병력	

→ X-1년 1/7, 위암 진단으로 복강경 위 완전절제술을 받았다(T2N1MO PoHo, Ⅱ기). 수술 후에는 가끔 식후에 복부 전체에 격렬한 통증과 구토증이 있어 옆으로 누워 지내게 되었다. 전신 탈력감, 보행시의 휘청거림, 발이 땅을 제대로 밟지 못해 산책을 할 수 없었다. 음식물이 목에 걸리는 증상 등이 있다. 식욕은 있는데 식후 심한 구토증과 복통 때문에 먹지를 못한다. 식후 복통에는 진통제를 종종 복용한다. 대건중탕 6포/일에 가미하여 가나톤®, 데파스®, Dogmatyl®, Prusennid®, 렌돌민®을 복용하였다.

→ 수술 후 1년 반 만에 몸무게가 24 kg이나 줄어 X년 7/6, 소화기외과의 소개로 진료를 받게 되었다.

한방적 문진

→ 식후의 메슥거림과 복부팽만으로 심각한 식욕부진. 불면(잠들기가 어렵고 옅은 잠) 때문에 수면제를 상복. 냉증으로 전기담요를 사용. 배변은 수일에 한 번이지만, 저절로 나오는 것이 아니라 하제를 사용. 야간뇨는 1회. 구갈이나 발한경향은 없다.

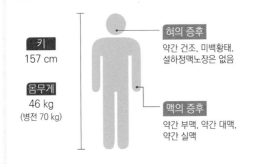

키 157 cm

몸무게 46 kg (병전 70 kg)

허의 증후
약간 건조, 미백황태, 설하정맥노장은 없음

맥의 증후
약간 부맥, 약간 대맥, 약간 실맥

복진의 증후

ⓐ 복력: 약간 실, 상복부는 긴장하고 그득하고, 타진시 북소리(고음)
ⓑ 심하비경: 고도
ⓒ 흉협고만: 우측에 중등도, 좌측에 경도
ⓓ 심하계: 없음
ⓔ 제하계: 없음
ⓕ 제방압통: 양측에 경도
ⓖ 제하불인: 경도
ⓗ 심하진수음: 없음

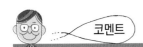

코멘트

본 증례는 위암으로 위 완전절제술 후에 나타난 식후 복통과 구토증 때문에 식사를 하지 못하여 눈에 띄게 수척해졌다. 그 원인은 외과의가 수술 후에 투여한 대건중탕에 있었다. 먼저 대건중탕을 중지하고, 「倂病」을 가정하여 복후와 자각증상으로부터 A[대시호탕+반하후박탕]를, 기력과 체력의 극도로 심한 저하에 B[보중익기탕+우차신기환]을 번갈아 투여하였다(ABAB법). 그 결과 식사를 할 수 있게 되었고 원기를 회복하였다(18쪽). 그러나 2개월 후에 대시호탕으로 인한 간기능장애가 발생해 대시호탕을 중지하자 4개월 만에 간기능은 개선되었다(그림, 54쪽). 또한 비타민B$_{12}$의 결핍증은 위 완전절제술 후의 합병증으로서 중요한데, 예전에는 근육주사를 투여해야 했지만 최근에는 경구투여도 가능해졌다.

치료경과

대건중탕은 위의 연동운동을 억제하고 식욕부진을 일으켜 중지하였다. 복후를 살펴 A[대시호탕+반하후박탕]와, 심각한 몸무게감소로 인한 허증이 심해 보제로 소화관의 운동개선작용이 있는 B[보중익기탕+우차신기환]를 교대로 투여하였다(ABAB법). 또한 변비에는 대황감초탕을 처방하였다.

제1진 ▶ X년 7/6

- 대시호탕   1포 ⎫ X 2회   아침, 저녁 식전
- 반하후박탕   1포 ⎭
- 보중익기탕   1포   X 2회   점심식사전·취침전
- 우차신기환   1포 ⎭
- 대황감초탕   1포   X 1회   저녁 식후

- 가나톤®, 데파스®, Dogmatyl®, Ferromia®, Prusennid®, 렌돌민®

제2진 ▶ X년 8/3

식후의 구토증과 복부의 격렬한 통증은 차차 나아져, 옆으로 누워있지 않아도 되면서 진통제도 필요 없게 되었다. 숨이 차지 않고 식사량이 늘었다. 양약은 모두 중지하고 비타민B$_{12}$는 207 pg/㎖로 수치가 낮아서 이후 간헐적으로 근육주사로 투여하였다.

- 동일 처방

- 프레스민® S 1 mg   근육주사

제3진 ▶ X년 9/7

몸무게는 47 kg까지 늘었다. 음식물이 목에 걸리는 일은 없어졌지만, 식곤증으로 눕게 되었다. 대시호탕이 간기능장애를 유발해 대시호탕을 중지하고 보제(보중익기탕)를 늘렸다(그림).

- 보중익기탕   1포 ⎫ X 3회   매식전
- 반하후박탕   1포 ⎭
- 우차신기환   2포 ⎫ X 1회   취침전
- 대황감초탕   1포 ⎭

- Pursennid®   2정

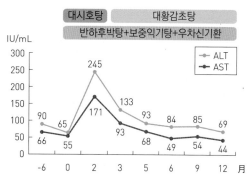

그림 위암수술 후, 대시호탕으로 인한 간기능장애

제6진 ▶ X+1년 1/14

대시호탕을 중지한 후, 간기능은 서서히 개선되었다(그림). 몸무게는 50 kg까지 회복되었다. 보중익기탕을 복용한 후에는 식후 복부의 격렬한 통증은 한 번도 발생하지 않았다. 매일 1시간 반씩 운동을 하고 있다. 자전거도 탈수 있게 되었다.

- 동일 처방

- Pursennid® 2정
- 프레스민® S 1 mg   근육주사

File 19 : 위암간전이 : 한방약과 세포면역요법으로 암과의 공존

연령·성별	68세 남성
병명	절제불능진행위암, 다발간전이, 화학요법 중
주소·증상	전신권태감, 발진, 가려움증

현병력

→ X-1년 12월 초순, 모 대학병원에서 위 체상부의 거대한 Borrmann3형 미분화진행위암의 다발간전이라는 진단을 받았다. 12/18부터 S-1을 내복하기 시작하였다. X년 5/22, CT에서 간전이병소가 증대되고, CEA:31.9 ng/㎖로 증가하였기 때문에 S-1은 효과가 없다고 판단되어 탁소텔®(Taxotere)로 변경하였다. 이 사이 프로폴리스, 천선액(天仙液), 핵산드링크, 현미식사, 은하수(銀河水) 등 여러 건강보조식품을 시도하였다.

→ X년 6/15, 한방협진과에 소개를 받고 왔다. 초진 때, 전신권태감, 발진, 가려움증이 있었다. 복부초음파검사에서는 최대 지름 6 cm까지의 다발간전이가 있었다.

한방적 문진

→ 식욕왕성. 수면양호. 냉증 없음. 보통 변 5회. 야간뇨 1회. 구갈 없으며, 발한 경향도 없다.

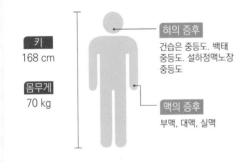

키 168 cm

몸무게 70 kg

혀의 증후
건습은 중등도. 백태 중등도. 설하정맥노장 중등도

맥의 증후
부맥, 대맥, 실맥

복진의 증후

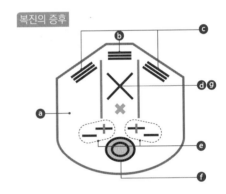

- ⓐ 복력: 충실
- ⓑ 심하비경: 고도
- ⓒ 흉협고만: 양측에 고도
- ⓓ 제상계: 없음
- ⓔ 제방압통: 양측에 중등도
- ⓕ 제하불인: 중등도
- ⓖ 심하진수음: 없음

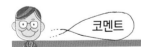

코멘트

본 증례는 다발간전이를 수반한 절제불능진행위암 환자로 대학병원에서 화학요법을 받으면서 한방협진과에서 진료를 받았다. 그 후, 환자가 원해 세포면역요법과 한방치료를 병용하여 암과의 공존을 목표로 하였다. 당시에는 보제로서 십전대보탕을 선택하였다. 복후와 맥후를 참고로 대시호탕증에 어혈과 신허가 병존하고 있다고 보고 A[대시호탕+계지복령환], B[우차신기환+십전대보탕]를 ABAB법으로 번갈아 투여하였다.

그 후, 호흡기증상이 나타나 제3진부터 보제를 인삼양영탕으로 변경하였더니 기침은 멈추었다. 시스플라틴을 투여한 후 딸꾹질을 하고 식욕이 살짝 떨어져 보제의 비율을 늘렸다.

종양마커(CEA)는 아주 느리게 증가하여 암은 분명히 진행되고 있지만, 환자는 몸 상태가 매우 좋고 죽음의 문턱까지 암과 공존하며 살았다.

치료경과

환자의 희망대로 처음에는 한방치료를 하지 않고 세포면역요법 클리닉을 소개하였다. X년 7/3부터 월 1회, 수상세포면역요법을 받았다.

제1진 ▶ X년 6/15

- 없음

- 대학병원에서 화학요법(탁소텔®)을 계속함.

제2진 ▶ X년 7/10

CEA:73 ng/㎖. 환자가 원해 한방약 투여를 시작하였다. 복후를 살펴 A[대시호탕+계지복령환], 암증에는 B[십전대보탕 1포+우차신기환]를 선택하여 「ABAB법」으로 번갈아 투여하였다.

- 대시호탕   1포
- 계지복령환   1포 } X 2회   아침, 저녁 식전
- 십전대보탕   1포
- 우차신기환   1포 } X 2회   점심 식사 전, 취침전

- 동일 처방

제3진 ▶ X년 8/7

CEA:120 ng/㎖. 피부의 가려움증과 나른함은 소실되었다. 환자는 건강해져 스포츠센터에 나가 운동을 하고 골프도 치러 다녔다. 가끔 기침을 해서 보제를 인삼양영탕으로 변경하였다.

- 대시호탕   1포
- 계지복령환   1포 } X 2회   아침, 저녁 식전
- 인삼양영탕   1포
- 우차신기환   1포 } X 2회   점심 식사 전, 취침전

- 동일 처방

제4진 ▶ X년 9/11

CEA:209 ng/㎖. X년 9/7부터 시스플라틴과 S-1을 투여한 후, 딸꾹질과 기침을 하고 식욕이 약간 떨어져서 보제의 양을 늘려 [BBBA법]으로 변경하였다.

- 대시호탕   1포
- 계지복령환   1포 } X 1회   아침, 저녁 식전
- 인삼양영탕   1포
- 우차신기환   1포 } X 3회   점심 식사 전, 취침전

- X년 9/7부터 대학병원에서 화학요법을 [시스플라틴+S-1]으로 변경하였다.

제6진 ▶ X년 12/4

CEA:379 ng/㎖. 2코스 6회의 면역요법 후, 기침은 멈추고 암 환자라는 사실을 잊어버릴 정도로 건강해졌다. 스포츠센터에 다니고 골프도 쳤다. 내시경검사에서 위암을 둘러싸고 있는 부분은 평탄해졌지만, 간전이병소는 유합되어 커졌다.

- 동일 처방

- 동일 처방

그 후의 경과

X년 12월 중순에 황달이 생겨 X+1년 1/7에 대학병원에 입원한 후 사망하였지만 투병 중의 삶의 질은 한방을 중심으로 한 총력전을 펼쳐 유지할 수 있었다고 생각한다.

Column 암에 대한 사고방식과 의료의 역할

건강할 때는 생각도 해보지 않지만 일단 암에 걸리면 사람은 누구나 남은 시간이 얼마나 짧고 귀중한가를 비로소 깨닫는다. 교통사고·심근경색·지주막하출혈 등에 비해 죽음까지의 시간적 여유가 있다는 점에서 암은 그나마 낫다. 그러나 남겨진 시간을 의미 있게 보내는 데는 여러 증상이 완화되고 마음과 몸이 자유로워야 한다. 이것은 서양의학의 3대치료법과 완화의료에, 동아시아 4천년의 지혜가 결집한 한방을 잘 조합하면 대부분 실현가능하다.

File 20 S상결장암 방광침윤 : 수술 후의 변비·복부팽만·섭식장애

연령·성별	50세 여성
병명	S상결장암 방광침윤의 수술 후
주소·증상	변비 · 복부팽만 · 음식물섭취불능(3개월간 퇴원을 못함)
현병력	

➜ X-1년부터 하복부통이 있어 근처 병원에서 진찰을 받았다. 부인과, 비뇨기과에서 이상이 없어 심료내과(心療內科)에서 진료를 받았다.

➜ X년 6월, 하복부에 종양이 있다는 낌새로 다른 병원에서 정밀검사를 받고, S상결장암의 방광침윤으로 진단되었다.

➜ 본 병원 외과를 소개받고 X년 7/23, 복강경하S상결장 절제술, 자궁·양측부속기절제, 방광부분절제, 소장을 이용한 방광성형술을 받았다. 수술 후, 대건중탕을 투여하였지만 7/29에 장폐색증이 생겼다. 이후, 일레우스관삽입을 여러 차례 시도해도 개선되지 않고 8/20 소장부분절제와 일레우스해제술을 받았다.

➜ 9/4부터 대육군자탕을 복용하고 9/11부터 음식섭취를 시도했는데 복부팽만으로 섭취가 불가능하였다.

➜ 9/18, 환자가 희망하여 병실에 가게 되었다. 차, 냉수, 온수 등을 마시면 상복부가 팽팽해져 토하고 가스모틴®이나 육군자탕을 복용하면 상복부가 쥐어짜듯이 아프다.

한방적 문진

➜ 나른함이 너무 심하고, 식욕은 없다. 옅은 잠이고, 변비 기미로 소량씩 잦은 배변. 야간뇨는 없으며, 냉증으로 전기담요를 사용. 구갈과 발한은 없다.

복진의 증후

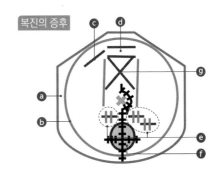

키 159 cm

몸무게 36 kg

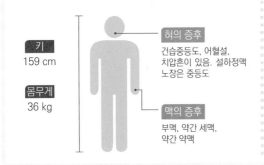

허의 증후
건습중등도, 어혈설, 치압흔이 있음. 설하정맥 노장은 중등도

맥의 증후
부맥, 약간 세맥, 약간 약맥

ⓐ 복력: 약간 실
ⓑ 복부: 팽만이 있으면서, 타진시 북소리(고음)
ⓒ 흉협고만: 우측에 경도
ⓓ 심하비경: 중등도
ⓔ 제방압통: 양측에 중등도 (좌〉우)
ⓕ 제하불인: 경도
ⓖ 심하진수음, 심하계: 없음

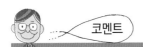 코멘트

본 증례는 고도진행대장암 수술 후에 반복적으로 장폐색이 일어났다. 그리고 식후에 구토를 하여 음식물 섭취가 불가능하다 보니 부득이하게 장기간 입원을 하고 있었다. 육군자탕이나 가스모틴® 등의 위운동촉진제는 도움이 되지 못하였다.

『금궤요략』의 대황감초탕 조문을 보면 「음식을 먹으면 바로 토하는 사람은 대황감초탕으로 다스린다」에 따라 복후에서 강한 어혈의 존재가 분명하였기 때문에 하제적 구어혈제인 도핵승기탕을 투여하였다. 그랬더니 구토증이 가라앉고 음식 섭취가 가능하였다.

본 증례는 도핵승기탕을 취침 전 1포부터 시작하여 3포까지 양을 늘려 쾌변을 보았다. 가장 적절한 투여량은 증례에 따라 다르므로 개별적으로 판단해야 한다.

치료경과

가스모틴®과 육군자탕을 중지하도록 하였다. 복부단순 X선 사진에서 위에서 대장까지 가스가 차 있어서 장관의 운동저하와 확장으로 인해 위의 배출이 방해를 받고 있다고 판단하였다. 대건중탕가부자로 하부장관의 연동운동을 자극하고 도핵승기탕으로 배변을 촉진시켰다.

제1진 ▶ X년 9/17

- 대건중탕　　　1포　⎫
- 부자말　　　　1 g　⎬ X 3회　　　매식전
- 도핵승기탕　　1포　X 1회　　　취침전

- Excelase®, Gascon®, Myslee®

제2진 ▶ X년 9/24

식후 복통은 사라지고 2일에 1회 배변이 있으면서 장관 가스는 현저하게 감소하였다. 도핵승기탕을 2포로 늘리고 기능성 소화불량에 유효한 Acofide®와 위산분비를 억제하는 Takepron®을 추가하였다.

- 대건중탕　　　1포　⎫
- 부자말　　　　1 g　⎬ X 3회　　　매식전
- 도핵승기탕　　2포　X 1회　　　취침전

- 동일 처방, Acofide®, Takepron®

제5진 ▶ X년 11/14

입원한 지 3개월 후, 10/23에 퇴원하였다. 몸무게 37.7 kg, 도핵승기탕을 3포로 늘렸다.

- 대건중탕　　　1포　⎫
- 부자말　　　　1 g　⎬ X 3회　　　매식전
- 도핵승기탕　　3포　X 1회　　　취침전

- 동일 처방

제6진 ▶ X+1년 2/6

설사변이 2~3회 있고, 몸이 나른하고 냉증은 여전하였다. 주처방은 [보중익기탕+대건중탕+부자말]로 변경하고 부자의 양을 늘렸다.

- 보중익기탕　　1포　⎫
- 대건중탕　　　1포　⎬ X 3회　　　매식전
- 부자말　　　1.5 g　⎭
- 도핵승기탕　　1포　X 1회　　　취침전

- 동일 처방

제7진 ▶ X+1년 4/24

나른함은 많이 개선되고 배변은 1일 1회의 뭉쳐지는 변으로 되며, 몸무게는 39 kg이 되었다.

- 동일 처방

- 동일 처방

Column 「南風北窓」:구토증·구토·식욕부진에 하제적 한방약

중국·명나라 말에 『溫疫論』을 지은 吳有性은 「남쪽 바람을 얻고자 하면 먼저 북쪽 창을 열어야 한다.」에 빗대어 구토증·구토·식욕부진은 하제로 치료한다고 하였다. 소화관은 입에서 항문까지 하나의 길로 연결되어 있어, 변비가 되면 입에 음식찌꺼기가 남아 복만·역류·구토가 발생한다.

최근 섭식장애인 고령자에게 위루로 인한 경관영양을 많이 사용하는데 환자의 대부분은 누워 지내고 변비를 동반하기 때문에 역류로 인한 오연성폐렴이 자주 발생한다. 하제적 한방약(대시호탕, 삼황사심탕, 도핵승기탕, 반하후박탕, 마자인환 등)을 선택하면 대부분 이런 트러블은 피할 수도 있다.

File 21 직장암 : 방사선화학요법 후의 변실금

연령·성별	73세 남성
병명	직장암내시경치료 후, 방사선화학요법 후
주소·증상	방사선화학요법 후의 배변이상

현병력

→ X-3년 3월, 모 대학병원 소화기내과에서의 대장내시경검사에서 중부직장의 직경 5 cm의 조기직장암(Ⅰ+Ⅱa+Ⅱc)이라고 진단받았다. 내시경적 점막절제술(EMR)을 하였다. 병리진단에서는 고분화선암으로 광범위한 점막하침윤과 혈관내침윤이 있었고 수평으로 절제한 부분이 암 양성이었다.

→ X-3년 9월, PET에서 국소재발 가능성이 있다고 판단되어 소개를 받고 본 병원을 찾았다. 이후 4개월간 방사선치료(50.4 Gy)+화학요법(후트론®×6주간)을 실시하였다. 그 후 대변선이 가늘어지고 1일 2~3회 설사변을 보았다 . 변의를 느껴 배변할 때까지의 시간이 짧고 가끔은 출 · 퇴근 중에 도중에 변실금이 있었다.

→ X년 1월. 소화기내과 진찰에서 Cerekinon®, Trancolon®, Polyful®를 투여하였지만 점액성 설사를 하여 이후 복약을 중지하였다. 2/19, 소화기내과 소개로 한방협진을 하게 되었다.

한방적 문진

→ 식욕은 있지만, 먹으면 곧 바로 배가 부어오른다. 옅은 잠이다. 냉증은 없다. 배변은 1일 3회 식후 연변에서 설사변이며, 매우 가늘다. 야간뇨 2회, 자한이나 구갈은 없다.

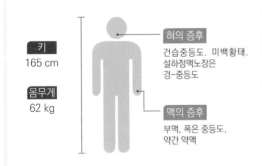

키	165 cm
몸무게	62 kg

혀의 증후

건습중등도. 미백황태. 설하정맥노장은 경-중등도

맥의 증후

부맥, 폭은 중등도, 약간 약맥

복진의 증후

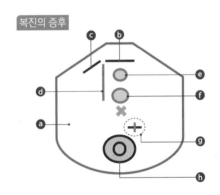

ⓐ 복력: 약간 부드러움
ⓑ 심하비경: 경도
ⓒ 흉협고만: 우측에 경도
ⓓ 복직근긴장: 우상부에 경도
ⓔ 심하계: 경도
ⓕ 제상계: 경도
ⓖ 제방압통: 좌측에 경도
ⓗ 제하불인: 중등도

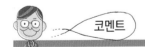

코멘트

본 증례는 직장암의 방사선치료 후, 2년 이상 배변 횟수가 많고 때로는 변실금이 있었다. 과민성장증후군에 사용되는 Cerekinon®, Trancolon®, Polyful® 등은 효과가 없었다.

보통 설사형 과민성장증후군이라면 양약으로는 이리보®, 한방약으로는 시호계지탕, 사역산, 계지가작약탕 등이 효과를 발휘하는 경우가 있다. 이런 소화기암에 대한 방사선치료 후의 소화관 운동기능장애에는 보중익기탕이 적합할 때가 많다. 보중익기탕은 「기허」의 특효약으로 서양의학적으로 해석하면 자율신경기능을 정상화시켜 배변이상을 개선하는 한방약이다.

치료경과

직장암의 방사선화학요법 후의 배변이상이다. 기본 처방인 보중익기탕을 주처방으로 하고 복후를 바탕으로 우차신기환을 겸용방으로 투여하였다.

제1진 ▶ X년 2/19

• 보중익기탕	1포 X 3회	매식전
• 우차신기환	1포 X 1회	취침전

• 없음

제2진 ▶ X년 3/19

복약을 시작한 후, 식욕이 생겨 먹는 음식의 양이 늘고 변은 두꺼워지고 쾌변을 보았다.

• 동일 처방

• 없음

제3진 ▶ X년 6/11

배변은 매우 순조롭고 아침과 오후에 보통변이 있다. 잠을 편하게 자고 야간뇨는 1회로 줄었다.

• 동일 처방

• 없음

제7진 ▶ X+1년 3/17

배변, 식욕, 수면은 양호해지고 변이 굵어졌다.

• 동일 처방

• 없음

제9진 ▶ X+1년 9/29

아주 편안해지고 「방사선치료 후의 힘든 상태에서 드디어 벗어났다는 기분이 든다.」고 한다. 치료 종료.

Column 간암의 치료는 전국시대(戰國時代)

최근, 원발성간암에 대한 치료는 외과적절제, 간동맥화학색전술(TACE), 에탄올주입요법(PEIT), 고주파열치료(RFA), 고밀도초점식초음파치료법(HIFU), 전신화학요법(Sorafenib), 혈관내치료 등 다양한 치료가 표준치료·적응외치료·선진의료·자유진료의 의료구분에서 이루어지고 있다. 마치 전국시대의 양상을 띠고 있다. 그러나 실제로는 시술자의 기량과 경험이 모두 다르므로 각각의 적응과 한계를 일률적으로 말할 수 없다.

예를 들면 RFA의 경우 그 적응증은 일반적으로는 「지름 3 cm 이하의 원발성간암에서 3개 이내」라고 하는데 쥰텐도의원의 시나 슈이치로교수는 「전이성간암, 지름 3 cm이상, 3개 이상」인 환자에게도 RFA를 적용하기도 한다. 암의료에 종사하는 의사는 끊임없이 최신 정보를 모으고 최선의 치료법을 환자에게 제공할 의무가 있다.

File 22 대장암복막파종 : 화학요법 후의 보행장애

연령·성별	52세 여성
병명	상행결장암수술 후, 복막파종, 화학요법 후
주소·증상	항암제가 원인인 손발 저림으로 보행장애
현병력	

→ X-1년 7/22, 모 대학병원에서 저분화형 상행결장암(tub2 > por)이라는 진단으로 회맹부절제술을 받았다. 대망에 파종이 확인되었다(SE, ly1, v2, pN1, M0. IV기). 수술 후에 남은 기간이 반년에서 1년이라는 통보를 받았다. 그 후 다른 대학병원에 소개를 받고 화학요법(UFT+유젤®+옥살리플라틴)을 받았다. 3코스 종료 후에 종양마커가 증가하고 PET-CT에서 복막파종이 확인되어 치료 효과가 없다고 판단되었다.

→ X년 2/5부터 XELOX+베바시주맙(옥살리플라틴+젤로다(Xeloda)®+아바스틴(Avastin)®)을 투여한 후, 복막파종은 소실되고 종양마커는 [CEA:7.0, CA19-9:699]에서 [CEA:2.2, CA19-9:14]로 낮아졌다.

→ 7/1부터 모 동양의학연구소의 진료를 받고 십전대보탕가영지를 처방받고 3개월간 복용하였다.

→ 10/21, 한방협진과를 소개받고 찾아왔다. 옥살리플라틴이 원인으로 손발이 저려 보행장애가 있다. 미각이 약간 떨어진 상태다. 아침에 일어날 때 손가락 관절통이 있고 손가락을 구부리기 힘들다.

한방적 문진

→ 식욕보통, 가벼운 전신 권태감, 수면양호. 보통 변 1일 1회. 야간뇨 1회. 냉증이 있지만, 온열기구는 사용하지 않는다. 구갈 없으며, 발한경향도 없다.

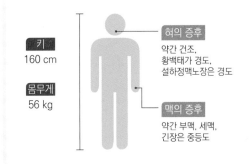

키
160 cm

몸무게
56 kg

혀의 증후
약간 건조,
황백태가 경도,
설하정맥노장은 경도

맥의 증후
약간 부맥, 세맥,
긴장은 중등도

복진의 증후

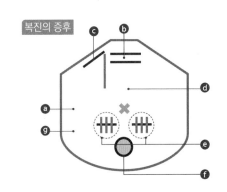

ⓐ 복력: 중등도
ⓑ 심하비경: 중등도
ⓒ 흉협고만: 우측에 경도
ⓓ 심하진수음: 없음
ⓔ 제방압통: 양측에 고도
ⓕ 제하불인: 경도
ⓖ 피부: 습윤

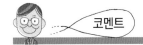

코멘트

　본 증례는 진행대장암으로 복막파종이 있다. 험난한 예후에 대한 설명은 들었지만, 두 번째 화학요법의 결과가 좋아 완전관해 상태가 되었다. 그 후 한방협진과에서 한방치료를 계속하며 3년 이상 재발되지 않았다.

　최근, 대장암의 화학요법은 눈부시게 발전하였지만 복막파종을 수반한 진행대장암의 치료 목적은 현시점에서는 치유가 아닌 연명이다. 한편 한방약을 사용하면 환자의 전신상태가 개선되고 암이 치유될 가능성이 있다. 환자를 절망에 빠트리지 않고 암을 극복하려는 기력을 유지시킬 수 있다.

치료경과

피부는 습윤하고 나른함도 가벼워 보제로 보중익기탕을 선택하였다. 어혈이 심해 계지복령환을 병용하였다. 손발 저림에 겸용방으로 우차신기환을 잠자기 전에 투여하고 미각저하에는 아연제제를 처방하였다.

제1진 ▶ X년 10/21

- 보중익기탕   1포 ┐
- 계지복령환   1포 ┘ X 3회   매식전
- 우차신기환   2포 X 1회   취침전

- Promac®D

제3진 ▶ X+1년 1/13

저림으로 인한 보행장애가 개선되어 평상시처럼 걸을 수 있게 되었다. 몸 상태가 좋아지고 체력은 회복되었다.

- 동일 처방

- 동일 처방

제9진 ▶ X+2년 3/26

몸무게 60 kg. 직장에 복귀를 했는데도 피곤함을 느끼지 않았다. 종양마커는 증가하지 않고 복부 CT에서도 재발이 없다. 미각이 회복되어 아연제제를 중지하였다.

- 동일 처방

- 없음

제11진 ▶ X+2년 12/27

몸무게 62 kg. 저리는 증상은 호전되었다. 보행장애는 없다. 순조롭다.

- 동일 처방

- 없음

제15진 ▶ X+3년 12/26

몸무게 63 kg. 컨디션은 좋고 건강하다. 흉복부 CT에서 전이재발은 없으며, CEA와 CA19-9의 증가는 더 이상 없었다.

- 동일 처방

- 없음

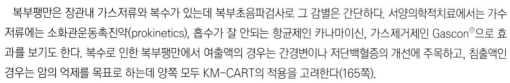

Column 복부팽만의 한방치료

복부팽만은 장관내 가스저류와 복수가 있는데 복부초음파검사로 그 감별은 간단하다. 서양의학적치료에서는 가수저류에는 소화관운동촉진약(prokinetics), 흡수가 잘 안되는 항균제인 카나마이신, 가스제거제인 Gascon®으로 효과를 보기도 한다. 복수로 인한 복부팽만에서 여출액의 경우는 간경변이나 저단백혈증의 개선에 주목하고, 침출액인 경우는 암의 억제를 목표로 하는데 양쪽 모두 KM-CART의 적용을 고려한다(165쪽).

한편 한방의학적 치료에서는 긴만(緊滿) 강도로 실만과 허만으로 나눈다. 실만에는 승기탕류(대승기탕, 소승기탕, 후박삼물탕, 후박칠물탕), 대시호탕합반하후박탕, 방풍통성산 등을 처방하고, 허만에는 계지가작약탕, 소건중탕, 당귀건중탕, 후박생강반하감초인삼탕 등을 사용한다.

복수에는 오령산, 인진오령산, 시령탕, 복령사역탕 등을 이용한다. 와다 토카쿠의 『導水瑣言』에는 분소탕이나 「이어탕(잉어를 고아서 만든 스프)」등 여러 한방약을 제시하고 있는데 각각의 유용성에 대한 검토는 앞으로의 과제이다.

File 23 직장암 : 화학요법에 의한 부작용이 한방약으로 「명현」을 일으켜 개선

연령·성별	55세 여성
병명	직장암수술 후, 화학요법 중
주소·증상	구토증, 식욕부진, 차멀미 같은 현기증

현병력

→ X-1년 10/27, 직장암 진단으로 복강경하저위전방절제, 양측부속기절제술을 받았다. 림프절전이 N(7/21), 좌난소전이, 복수 세포진양성으로 N2H0P0M1, Ⅳ기였다.

→ X-1년 12월, XELOX+베바시주맙(옥살리플라틴/젤로다®+아바스틴®)를 시작하였다. 항암제 투여 후, 설사 10회. 구토증, 식욕부진, 차멀미 같은 현기증, 손가락 끝이 갈라졌다.

→ X년 2/7에 3회째의 화학요법 후, 부작용을 경감시킬 목적으로 2/14, 소화기외과 소개로 한방협진과의 진료를 받게 되었다.

한방적 문진

→ 몸이 무겁고, 식욕은 있지만, 미각저하이다. 맛이 강하지 않으면 먹을 수 없다. 소량씩 수회 배변. 가끔 항문통이 있다. 불면으로 Amoban®을 복용. 35도 대의 저체온. 냉증으로 전기담요나 난로를 사용. 야간뇨 1~6회. 땀은 나지 않는다.

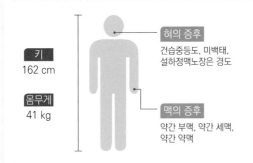

키
162 cm

몸무게
41 kg

혀의 증후
건습중등도, 미백태, 설하정맥노장은 경도

맥의 증후
약간 부맥, 약간 세맥, 약간 약맥

복진의 증후

ⓐ 복력: 약간 실
ⓑ 흉협고만: 우측에 경도
ⓒ 심하비경: 중등도
ⓓ 심하진수음: 중등도
ⓔ 제상계: 없음
ⓕ 복직근긴장: 양측 복직근 전체에 해당하는 경도
ⓖ 제방압통: 양측에 경도
ⓗ 제하불인: 경도

코멘트

최근 대장암에 대한 화학요법의 성적은 나아지고 있지만, 그 부작용 때문에 치료를 단념할 수밖에 없는 환자도 많다. 본 증례는 항암제의 부작용을 줄이기 위해 한방치료를 시행하였다. 한방약을 복용한 직후에 여러 차례 설사를 해서 환자는 불안감을 느끼고 전화로 상담을 했다. 설사는 해도 복통은 없고 항암제로 생긴 구토증이나 혀의 위화감이 없어지고 식욕도 있었다. 이런 반응은 한방치료 중에 드물게 관찰되는 「명현」이라고 생각된다. 명현이란 만성난치질환을 한방으로 치료할 때 치유과정에서 아주 가끔 나타나는 호전반응이라고 한다(30, 57쪽).

치료경과

항암제로 유발된 설사, 구토증이 있었다. 반하후박탕과의 감별이 문제가 되기도 했지만 몸이 심하게 나른하고 현기증과 불면이 있는 점을 근거로 보중익기탕을 선택하였다. 심하진수음과 냉증이 강해 당귀작약산가부자를 겸용 방으로 하였다.

제1진 ▶ X년 2/14

• 보중익기탕	1포	X 3회	매식전
• 당귀작약산	2포 ⎫		
• 부자말	2 g ⎬	X 1회	취침전

• 항암제(옥살리플라틴, 젤로다®, 아바스틴®)

제2진 전화로 재진 ▶ X년 2/15, 오후 3시

환자에서 조제 약사를 통해 연락이 왔다. 「어제 저녁을 먹기 전에 보중익기탕을 복용했는데 식후에 여러 번 설사를 하였다. 오늘도 설사를 계속 하고 식사 때마다 설사를 하는데 복통은 없고 항암제로 인한 메슥거림과 혀의 까칠한 감은 사라졌다. 식욕이 있어 오늘 점심은 수제비를 먹었다」고 한다. 전체적으로 고려해 설사는 「명현」에 의한 것으로 판단하고 계속 약을 복용하도록 지시하였다.

제3진 ▶ X년 2/24

2/15의 밤에는 설사를 안 하고 혀도 까칠하지 않고 공복감이 느껴졌다. 현기증도 없어졌다.

• 동일 처방

• 동일 처방

제4진 ▶ X년 3/17

옥살리플라틴 투여 후에 경도의 메슥거림과 식욕부진이 있었지만 견딜만했고, 설사는 3회로 줄었다. 체온은 36.4℃로 상승하여 부자말을 줄였다. 젤로다®로 손가락 끝이 갈라진 데는 자운고를 처방하였다. 정신적 긴장이 있어 Cercine®을 잠들기 전에 추가 처방하였다.

• 보중익기탕	1포	X 3회	매식전
• 당귀작약산	2포 ⎫		
• 부자말	1 g ⎬	X 1회	취침전
• 자운고	30 g		손 끝에 도포

• 동일 처방
• Cercine® 5 mg X 1 취침전

제5진 ▶ X년 5/12

식사량이 늘고 찰밥도 거뜬히 먹었다. Cercine®을 복용 후부터는 긴장감이 줄고 산책이나 삼림욕도 가능하였다. 친구들과 잡담도 하였다. 자운고로 손끝 균열이 개선되었다. 가끔 변비가 있어 토끼 똥 같은 변을 봤다. 변비 때에 마자인환을 가끔 복용하도록 처방하였다.

• 보중익기탕	1포	X 3회	매식전
• 당귀작약산	2포 ⎫		
• 부자말	1 g ⎬	X 1회	취침전
• 마자인환	2포		변비시 자주 사용

• 동일 처방
• Cercine 5 mg® X 1 취침전

제11진 ▶ X+1년 6/28

몸무게 43 kg. 항암제는 아바스틴®만 투여하고 있다. CT에서 재발은 없었다. 손발 저림이 있어서 우차신기환과 부자말을 추가하였다.

• 보중익기탕	1포 ⎫		
• 우차신기환	1포 ⎬	X 3회	매식전
• 부자말	1 g ⎭		
• 당귀작약산	2포 ⎫		
• 부자말	1 g ⎬	X 1회	취침전

• 동일 처방(항암제는 아바스틴을 복용)

제18진 ▶ X+2년 10/10

몸무게는 45 kg까지 늘었다. 미각이상, 메슥거림, 설사는 없고 식욕이 생겼다. 종양마커, CT에서 재발 증후는 확인되지 않았다.

• 동일 처방			
• 자운고	50 g		손 끝에 도포

• 동일 처방

File 24 대장게실 : 수술 후의 소장내 세균증식증

연령·성별	73세 남성
병명	대장게실수술 후, 소장부분절제술 후
주소·증상	장폐색이 반복됨

현병력

→ X-1년 5월, 복통과 미열을 주소로 모 대학병원에서 진료를 받았다. 대장게실염 진단으로 결장부분절제술을 하였다. 수술 후 3개월간 식사를 하지 못해 재수술을 권유 받았지만 거부하고 다른 병원에서 진찰을 받았다. 그 후에도 설사와 구토가 계속되었다. 유착성장폐색으로 입퇴원을 반복하고 몸무게는 67 kg에서 48 kg까지 줄었다.

→ X-1년 11/29, 본 병원 소화기내과에서 진료를 받고 그날로 입원하였다. 일레우스관을 삽입하고 경과를 관찰하였다. X년 1/17, 소장결핵이 의심되어 개복술을 받았는데 유착에 의한 협착이었다. 퇴원할 때 몸무게는 45 kg이었다.

→ 퇴원 후 얼마동안은 상태가 괜찮았다. X년 2월 하순에 산화마그네슘을 복용한 후, 설사와 복부팽만이 출현하고 섭식불능상태로 몸무게는 40 kg까지 떨어졌다.

→ X년 3/1, 소화기내과 소개로 한방진료를 받아 왔다.

한방적 문진

→ 식욕부진, 불면으로 수면제 복용. 변비기미로 변이 시원하게 나오지 않는다. 야간뇨 1회. 가벼운 수족 냉증. 구갈이나 발한은 없다.

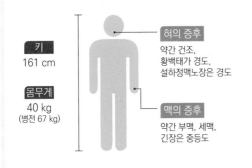

키
161 cm

몸무게
40 kg
(병전 67 kg)

혀의 증후
약간 건조,
황백태가 경도,
설하정맥노장은 경도

맥의 증후
약간 부맥, 세맥,
긴장은 중등도

복진의 증후

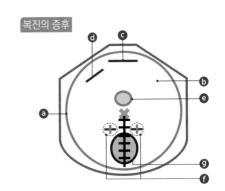

ⓐ 복력: 약간 부드러움, 전체적으로 팽만하고 복벽은 얇음
ⓑ 진수음: 복부 전체에 고도
ⓒ 심하비경: 경도
ⓓ 흉협고만: 우측에 경도
ⓔ 제상계: 경도
ⓕ 제방압통: 경도
ⓖ 제하불인: 경도

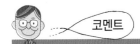

코멘트

본 증례는 대장게실염수술 후의 유착성장폐색증 환자이다. 초진 때부터 항상 복부팽만이 있고 소장에서 대장으로 가스가 가득 차 있어 소장내세균증식증(bacterial overgrowth:BOG)를 생각하였다(111쪽). BOG의 치료 기본은 흡수가 잘 안되는 항균제인 카나마이신의 경구투여다.

본 증례에서는 하부소화관의 운동이상에 [보중익기탕+대건중탕]을 투여하였다. 식욕은 회복되었어도

8개월 후에 복부팽만과 위트림을 호소하여 위운동을 억제하는 대건중탕에서 촉진시키는 복령음으로 변경하였다.

그 후의 경과 : 환자는 그 후 4년 동안 한 번도 장폐색이 일어나지 않았다. 매년 부인과 함께 건강하게 해외여행을 즐기고 있다. 몸무게는 2년 후 50 kg, 4년 후에는 51 kg으로 늘었다.

치료경과

복부단순X선 사진(**그림**)에서 소장내에 가스가 대량으로 차 있는 것이 확인되었다. 소장내세균증식증(bacterial overgrowth)으로 판단하고 흡수가 잘 안되는 항균제인 카나마이신을 투여하였다. 한방약은 장폐색의 기본 처방인 [보중익기탕+대건중탕]을 투여하였다.

제1진 ▶ X년 3/1

> • 보중익기탕　1포 ⎫
> • 대건중탕　　1포 ⎭ X 3회　　　　매식전
>
> • 카나마이신 6 캡슐, 렌돌민®, Gascon®, 데파스®

제2진 ▶ X년 3/16

약을 복용한 후에는 변이 보통변이 되면서 음식물 섭취량도 늘었다. 몸무게는 42.8 kg으로 증가하고 복부팽만은 사라졌다. 카나마이신은 3cap으로 줄이고 데파스®와 Gascon®은 중지하였다.

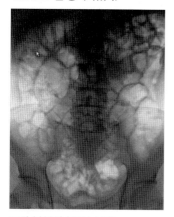

그림 복부단순X선 사진
소장에서 대장으로 가스가 가득 차 있다.

> • 동일 처방
>
> • 카나마이신 3 캡슐, 렌돌민®

제3진 ▶ X년 5/25

몸무게는 43.6 kg였다. 안절부절 못함, 속쓰림을 호소하여 데파스®와 Takepron®을 추가하였다.

> • 동일 처방
>
> • 카나마이신 3 캡슐, 렌돌민®, Takepron®, 데파스®

제6진 ▶ X년 11/30

몸 상태는 괜찮은데 위트림과 복부팽만 때문에 식사량은 줄었다. 배변은 1일 2회. 대건중탕을 복령음으로 바꾸고 카나마이신을 원래대로 6cap으로 늘렸다.

> • 보중익기탕　1포 ⎫
> • 복령음　　　1포 ⎭ X 3회　　　매식전
>
> • 카나마이신 6 캡슐, 렌돌민®, Takepron®

제7진 ▶ X년 12/21

몸무게는 48.2 kg이 되었다. 위 트림은 없어지고 식욕은 회복되었다. 처방은 제6진과 동일하다.

Column 소장내 세균증식증에 카나마이신

소화관수술을 받은 환자가 복부팽만·변비·설사·복통을 호소하고 복부단순X선 사진에서 소장의 확장과 소장내의 가스저류가 생기는 경우가 있다. 이 병태는 소장운동의 저하로 인해 소장내의 세균증식을 일으킨다. 발효를 하며 발생하는 수소나 탄소가스로 인한 복부팽만뿐만 아니라, 세균 활동으로 생성되는 유리담즙산이나 단쇄지방산(short-chain fatty acid)의 자극으로 장액분비가 항진하여 설사를 한다. 이 병태에는 흡수가 잘 되지 않으므로 부작용이 적으면서 가격도 저렴한 카나마이신이 장내세균억제에 효과가 있다. 1일 1.5 g 정도로 시작하여 효과가 나타나면 서서히 양을 줄인다. 설사의 원인인 담즙산을 흡착시키는 Cholebine®이나, 장관에서의 수분흡수를 촉진하는 로페민®을 병용하기도 한다.

File 25 소장 GIST : 수술 후 단장(短腸)증후군과 글리벡®에 의한 난치성설사

연령·성별	61세 남성
병명	소장GIST수술 후, 십이지장GIST, 단장증후군
주소·증상	소장다량절제술 후의 난치성설사

현병력

→ X-5년 2월, 홋카이도의 모 병원에서 소화관간질종양(GIST) 진단을 받고 광범위하게 장관(소장~회맹부, S장결장)을 절제하였다. 잔존소장은 1.5 m 정도밖에 없고, 설사를 하는 흡수불량증후군이 있었다.

→ X-2년 7월, 십이지장에의 GIST재발로 글리벡® 400 mg을 복용하기 시작하였다. 그 후, 매 식사 후에 복통이 따르는 1일 8회 전후의 설사를 하였다. 로페민® 두 캡슐과 아편틴크 2 ㎖를 복용하였지만 몸무게는 5 kg 감소하고 안면에 부종이 있었다.

→ X년 1/16, 본 병원 소화기내과로 옮겼다.

→ 1/31, 설사와 복통을 조절하기 위해 소개를 받고 한방협진실에 오게 되었다.

한방적 문진

→ 매 식사 후 바로 복통을 동반한 설사가 1일 8회 전후로 일어나고 있으며, 발은 냉증은 이지만, 온열기구는 사용하지 않고 있다. 야간뇨 3회, 가벼운 구갈, 땀은 보통.

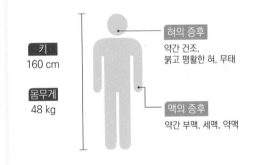

키
160 cm

몸무게
48 kg

혀의 증후
약간 건조,
붉고 평활한 혀, 무태

맥의 증후
약간 부맥, 세맥, 약맥

복진의 증후

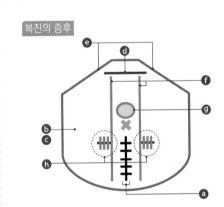

ⓐ 하복부정주에 수술 흔적 있음
ⓑ 복력: 중등도
ⓒ 복부팽만: 경도
ⓓ 심하비경: 경도
ⓔ 흉협고만: 없음
ⓕ 복직근긴장: 복직근 전체에 해당하는 경도
ⓖ 제상계: 경도
ⓗ 제방압통: 양측에 고도

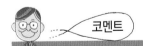
코멘트

　GIST에 대한 회맹부~소장에 걸친 광범위한 절제술 후의 단장증후군으로, 식후의 복부팽만, 설사, 매우 심한 복통의 원인으로 다음과 같은 병태를 가정하였다. ①회맹판이 없기 때문에 회장내에 대장내용물이 역류하여 소장내세균증식(bacterial overgrowth:BOG)이 발생하였다. ②담즙산이 종말 회장에서 흡수되지 않고 대장내에 유입되어 담즙산성의 설사를 하고 있다. ③소장의 광범위한 절제로 인한 단장증후군 때문에 음식물 찌꺼기가 대장내로 이동해 장내세균에 의한 가스와 단쇄지방산이 생성되었다.

　본 증례에 카나마이신으로는 효과가 없었다. 담즙산흡착제인 Cholebine과 장관운동을 억제하는 아편틴크의 병용이 효과가 있어 ②와 ③이 관여하고 있다고 보았다. 한방약은 당귀건중탕과 우차신기환이 냉증과 설사, 복통에 효과적이었다.

치료경과

설·맥·복후에서 허증이고 냉증, 설사, 복부팽만을 띤다는 점에서 장의 기능을 개선하는 소건중탕과 인삼탕가부자(부자이중탕)을 주처방으로 하였다. 장관내 발효를 가정하여 흡수가 잘 안되는 항균제인 카나마이신을 투여하였다.

제1진 ▶ X년 1/31

- 소건중탕 　　　　　　　　　1포 ⎫
- 부자이중탕(인삼탕 + 부자) 　1포 ⎬ X 3회 매식전
- 계지복령환 　　　　　　　　2포 ⎭
- 우차신기환 　　　　　　　　2포 　 X 1회 취침전

- 카나마이신 6 캡슐

제2진 ▶ X년 2/14

카나마이신으로 설사가 악화되어 중지하고 Polyful®, Trancolon®, Cholebine Mini®으로 변경하였다. 한방약은 복부팽만이 같이 나타나는 설사에 유효한 당귀건중탕으로 변경하였다.

- 당귀건중탕 　1포 X 3회 　　　　　매식전
- 우차신기환 　1포 X 1회 　　　　　취침전

- Cholebine Mini®(1.81 g) 1포, Trancolon®, Polyful®

제3진 ▶ X년 2/21

손발의 냉증은 개선되었다. 배변은 유형변(有形便) 5회로 개선되었지만 식후 바로 복부팽만이 있어 거의 먹지를 못하였다. 아편틴크를 소량 병용하였다.

- 동일 처방

- 동일 처방, 아편틴크 1 mL

제4진 ▶ X년 3/27

손발의 냉증이 해소되어 우차신기환을 중지하였다. 배변은 유형변이 10회였다. 때로는 격렬한 복통이 있었지만 아편틴크로 나아졌다.

- 당귀건중탕 　1포X 3회 　　　　　매식전

- 동일 처방

제10진 ▶ X+1년 1/9

몸무게는 51 kg으로 3 kg 증가하였다. 당귀건중탕은 서서히 양을 줄여 중지하였다. Cholebine Mini® 1포와 아편틴크 1 ㎖로 유형변으로 바뀌고 Polyful®와 Trancolon®는 중지하였다.

- 없음

- Cholebine Mini 1포, 아편틴크 1 ㎖

Column 글리벡®의 부작용과 한방치료

글리벡®(이마티닙)은 분자표적약의 하나로 티로신키나제의 선택적저해로 인해 만성골수성백혈병이나 소화관간질종양에 효과가 뛰어나다. 분자표적약은 보통 항암제에 비해 부작용은 경미하다고 하지만, 실제로는 여러 부작용이 있다. 이레사®(제페티닙) 등과 마찬가지로 「약이 떨어지면 목숨도 끊어진다.」는 약으로 부작용 경감이 치료를 성공시키는 열쇠가 된다. 증례를 보자. 72세 남성, 개인택시 운전사, 토하혈을 주소로 근처 병원을 찾아, 위GIST라는 진단으로 위부분절제술을 받았다. 1년 후에 남은 위부분에서 재발되어 재수술을 받았다. 반년 후에 다수의 복막파종이 출현하여 글리벡® 400 mg/일의 복용을 시작하였다. 그런데 전신에 심한 냉증, 시력저하, 불면, 구토, 하지의 근경련, 두통, 경부의 근경직 등의 부작용으로 인해 1개월 만에 복약을 단념하였다.

2개월 후에 환자가 원해 한방협진과의 진찰을 받았다. [(십전대보탕 1포+우차신기환 1포)×3회, 계지복령환 2포×1회를 투여하였다. 3주 후에는 몸이 따뜻해지고 잠도 편하게 잘 수 있어 그날 본 병원 소화기화학요법과에 소개하여 글리벡® 300 mg/일의 투여를 재개하였다. 1개월 후 재진에서 부작용으로는 입 주변의 피진만 남고 구토증, 시력장애, 두통 등은 개선되었다. 복용한 지 10개월이 된 현재, 복막파종은 축소되어 환자는 건강하게 택시 업무에 임하고 있다.

File 26 B형간경변과 간암 : 한방약으로 종양마커가 정상화

연령·성별	65세 남성
병명	B형간경변, 간세포함, 당뇨병, 고혈압
주소·증상	난치성복수, AFP와 PIVKA-II의 수치가 높음

현병력

➡ X-9년부터 당뇨병, 간경변으로 근처 병원에서 치료하였다. X-7년 11월, CT에서 간(S8+S3)에 결절이 확인되었다.

➡ X-6년, 본 병원 소화기내과에 소개. 조영CT에서 간암 진단을 받고 고주파열치료(RFA), 간동맥화학색전술(TACE)을 반복하였다.

➡ X-1년 8월, 간(S3+S4)에 재발되어 간부분절제술을 실시하였다. 그 후, 복수가 차서 복수여과농축재정주법(CART)과 알부민 제제 투여를 한 달에 1~2회 받고 있었다.

➡ X년 7월, 종양마커가 PIVCA-II:12153, AFP:1,888로 증가하여 더 이상의 적극적 치료는 힘들다고 판단되었다. 한방약으로 전신상태를 개선하기 위해 한방협진과에 소개받아 왔다. CT와 복부초음파검사에서 간암, 간경변, 비종이 나타나고 복수의 양이 많았다.

한방적 문진

➡ 쉬 피로, 식욕부진, 손끝이 시리다. 변은 딱딱하고, 2~3일에 1회 배변. 야간뇨 2회. 땀은 보통. 구갈은 없음.

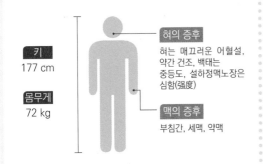

키 177 cm

몸무게 72 kg

혀의 증후
혀는 매끄러운 어혈설, 약간 건조, 백태는 중등도, 설하정맥노장은 심함(强度)

맥의 증후
부침간, 세맥, 약맥

복진의 증후

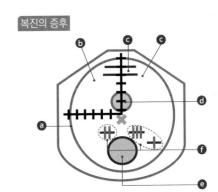

ⓐ 복력: 중등도, 팽만하고, 파동이 있음
ⓑ 흉협고만: 없음
ⓒ 심하비경: 중등도
ⓓ 제상계: 경도
ⓔ 제하불인: 경도
ⓕ 제방압통: 좌측에 고도, 우측에 중등도

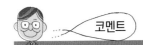

코멘트

본 증례는 B형간경변을 배경으로 발증한 간세포암이다. 간세포암에 대해 수차례 고주파열치료(RFA)와 간동맥화학색전술(TACE), 간절제술을 실시하였는데 조절불능이었다. 간암에 종양억제효과가 기대되는 한방약은 십전대보탕, 혹은 [십전대보탕+우차신기환]이다. 후자를 투여했더니 종양마커는 극적으로 저하되고 4개월 정도 지나자 정상화되었다(그림1,2).

바이러스간염을 배경으로 하는 간세포암에 한방약의 효과를 발휘한 예는 지금까지 여러 증례가 보고되었다. 필자 자신은 본 증례를 포함해 3증례를 경험하였다. 바이러스성만성간염에서 유발된 간세포암에는 한방약이 적합할 수도 있다. 앞으로 본 종양에 적응이 되는 한방약의 항종양작용에 대한 검토가 이루어져야 할 것이다.

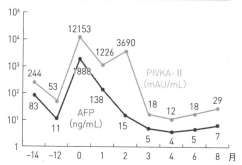

그림 1 B형간경변+간암 종양마커의 추이

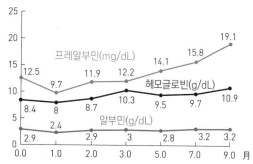

그림 2 빈혈, 영양상태의 개선

치료경과

육군자탕을 중지하고, 보제는 간암의 기본 처방인 [십전대보탕+우차신기환]으로 하고, 변비에 어혈이 심하기 때문에 [도핵승기탕+계지복령환]을 겸용방으로 하였다. 검사 데이터는 Hb:8.4, 알부민:2.9, 프레알부민:12.5, Cr:1.55, HbA1c:7.0이다. 저단백혈증에는 분지쇄아미노산제제를 투여하고 아연제제를 병용하였다.

제1진 ▶ X년 7/11

• 십전대보탕	1포 ⎫	
• 우차신기환	1포 ⎬ X 3회	매식전
• 도핵승기탕	1포 ⎫	
• 계지복령환	1포 ⎬ X 1회	취침전

• 리박트®(Livact), Promac®, Methycobal®, Kaywan®, 아마릴®(Amaryl), Takepron®, 우루소®, 암로디핀®, Micardis®, 코니엘®(Coniel), 알닥톤A®(Aldactone A)

제2진 ▶ X년 8/8

약 1개월 후에 종양마커는 격감(PIVCA-II:1,226. AFP:138)하였는데 여전히 피곤함을 많이 느꼈다.

• 동일 처방

• 동일 처방

제3진 ▶ X년 9/12

신기능은 Cr:1.21로 개선되었다. 변비가 계속되어 도핵승기탕을 2포로 늘렸다. 당뇨병이 개선(HbA1c:5.9)되어 아마릴®은 중지하였다.

• 십전대보탕	1포 ⎫	
• 우차신기환	1포 ⎬ X 3회	매식전
• 도핵승기탕	2포 X 1회	취침전

• 동일 처방(아마릴® 중지)

제5진 ▶ X년 12/5

종양마커는 더욱 감소하여 정상 범위로 되었다(PIVCA:18, AFP:5).

• 동일 처방

• 동일 처방

제7진 ▶ X+1년 3/27

혈액 데이터는 Hb:10.9, 알부민:3.2, 프레알부민:19.1, Cr:1.37, HbA1c:5.7로 개선되고 알부민제제를 보충할 필요가 없어졌다. 하지만 한 달에 1~2회의 KM-CART에 의한 복수제거가 필요하였다.

• 동일 처방

• 동일 처방

File 27 C형간염과 간암 :한방약으로 강력 네오미노화겐씨®가 불필요하게 되고 생명 연장 가능

연령·성별	83세 남성
병명	C형만성간염, 간세포암, 선골·두개저전이, 고혈압, 통풍, 간신증후군에 의한 신부전
주소·증상	글리치리친제제의 정맥주사 중지와 간암 재발을 막고 싶어 했다.

현병력

➜ X-40년 무렵에 만성간염이라고 들었다. X-25년 무렵부터 근처 병원에서 강력 네오미노화겐 C® (Stronger Neo-Ninophagen C)의 정맥주사를 주 2~3회 맞았다.

➜ X-1년 6/4, 간세포암 진단을 받고 간동맥화학색전술을 1회, 고주파열치료를 5회 받았다.

➜ 간암 재발도 막고 싶고, 3개월간 세계일주의 크루즈여행도 가고 싶어서 주 3회의 강력 네오미노화겐씨(100 ㎖)의 주사를 중지하고자 소원했다. X년 7/16 소개로 한방협진진료를 받았다. C형 만성간염이었지만 LKM항체양성, 단백뇨(4+), Cr의 높은 수치로 간신증후군으로 진단 받았다. Livact®, 우루소®, Alositol®, 올메텍®(Olmetec), 아달라트®(Adalat)를 복용 중이다.

한방적 문진

➜ 식욕왕성, 옅은 잠. 설사와 변비를 반복. 때로 마자인환을 복용. 야간뇨 3~4회. 냉증은 없다. 구갈이 있어 1일 2리터의 물을 마시며, 땀이 많다.

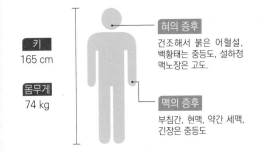

키 165 cm

몸무게 74 kg

허의 증후
건조해서 붉은 어혈설, 백황태는 중등도, 설하정맥노장은 고도.

맥의 증후
부침간, 현맥, 약간 세맥, 긴장은 중등도

복진의 증후

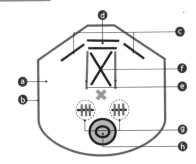

ⓐ 복력: 약간 실한데 팽륭해 있음
ⓑ 피부: 세락이 다수 있고, 약간 서늘함
ⓒ 흉협고만: 양측에 경도
ⓓ 심하비경: 중등도
ⓔ 복직근긴장: 경도
ⓕ 제상계: 없음
ⓖ 제방압통: 고도
ⓗ 제하불인: 중등도

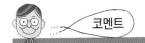
코멘트

　본 증례는 C형만성간염을 배경으로 발증한 간암에 대해 간동맥화학색전술 및 고주파열치료를 반복 실시하였다. 한방약과 괴이과립을 복용하기 시작하면서 강력 네오미노화겐씨 투여를 할 필요가 없어졌다. 그리고 오래전부터 꿈이었던 부인과의 세계일주 크루즈여행도 갈 수 있었다. 간암이 더 이상 커지지 않아서 환자는 그 후 2년 동안 필생의 사업인 과학사에 관한 저서를 여러 권 출판할 수 있었고, 본인이 할 일을 다 마치고 세상을 떠났다.

치료경과

간암에 대한 기본 처방인 [십전대보탕+우차신기환]을 주처방으로 하고 복후를 근거로 [대시호탕+계지복령환]을 겸용방으로 투여하였다.

제1진 ▶ X년 7/16

• 십전대보탕	1포	} X 3회	매식전
• 우차신기환	1포		
• 대시호탕	1포	} X 1회	취침전
• 계지복령환	1포		

• Livact®, 우루소®, Alositol®, 올메텍®, 아달라트®L

제3진 ▶ X년 10/18

배변은 보통변 1회로 개선되고 야간뇨는 3회였다. 대시호탕을 중지하고 계지복령환을 잠들기 전 2포로 하였다. 8/2부터 괴이과립60 g/일을 병용하였다.

• 십전대보탕	1포	} X 3회	매식전
• 우차신기환	1포		
• 계지복령환	2포	X 1회	취침전
• 괴이과립	60 g		

• 동일 처방

제5진 ▶ X+1년 1/26

몸 컨디션은 좋다. 강력 네오미노화겐씨를 주 1회 100㎖로 줄여도 간기능은 기준치를 유지하였다. 괴이과립을 20 g/일로 줄였다.

• 동일 처방
• 괴이과립 <u>20 g</u>

• 동일 처방

제7진 ▶ X+1년 7/9

강력 네오미노화겐씨를 중지해도 간기능은 기준치내였기 때문에 부인과 3개월 동안 세계일주 크루즈여행을 즐길 수 있었다.

• 동일 처방

• 동일 처방

제10진 ▶ X+1년 11/12

X+1년 10/1과 11/2에 간동맥화학색전술을 받았다.

• 동일 처방

• 동일 처방

제14진 ▶ X+2년 7/4

CT와 MRI에서 간암이 3개 발견되고 PIVKA-II가 증가하였다.

• 동일 처방

• 동일 처방

제20진 ▶ X+3년 1/23

간암은 커지지 않고 축소경향을 보였지만 MRI에서 선골에 전이가 확인되어 방사선치료를 한 후 PIVKA-II는 감소하였다.

• 동일 처방

• 동일 처방

그 후의 경과

2월초부터 좌상악의 치아에 통증이 심해 구강외과 진료에서 삼차신경통 진단을 받았다. 리리카®를 투여했지만, 구어장애와 하지탈력이 있어 중지하였다. 2/21부터 투여한 셀레콕시브®와 입효산으로 통증은 약간 가벼워졌지만, 두개저전이로 인한 좌측두부통이 나타나고, 5/10에 사망하였다.

File 28

췌장암간전이 : 젬자®로 인한 관절통

연령·성별	76세 남성
병명	췌암, 다발간전이
주소·증상	젬자®(Gemzar)가 원인인 관절통, 후각 · 미각과민
현병력	

→ X-1년 11월, 당뇨병 진단. X년 3/1, 우측복부통이 생겨 CT에서 다발간종양을 발견하였다. 생검을 통해 원발불명선암의 간전이로 판명되어 본 병원을 소개받았다. 초음파내시경검사에서 지름 2 cm의 종양이 있어 조직검사 소견에서는 췌장암의 간전이로 수술이 불가능하였다.

→ 5/18부터 젬자®를 주 1회 투여(3주 투여 1주 쉼)하는데 발열, 관절통, 변비, 구토증, 식욕부진, 후각 · 미각과민(된장국이나 조림 등의 맛과 냄새가 불쾌) 등의 부작용이 나타났다. 오른쪽 팔이 아파서 들어 올릴 수가 없었다. 경구당뇨병약과 혈압강하제를 복용하였다. 젬자®로 인한 발열과 구토증에는 Naixan®과 Kytril®을 복용하였다. 관절통에는 볼타렌®(Vlotaren) 파스를 붙이고 있었다.

→ 6/9, 소화기내과 소개로 한방협진을 받았다. 종양마커는 CA19-9:109, DUPAN-2:500.

한방적 문진

→ 식욕부진, 수면은 양호. 평소에 변비로 시판 중인 대황감초탕을 상복. 야간뇨 4회. 냉증은 없다. 평소에는 땀이 났지만, 최근에는 나지 않는다. 구갈은 없다.

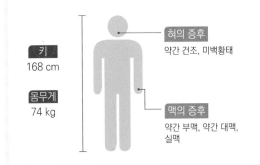

키
168 cm

몸무게
74 kg

혀의 증후
약간 건조, 미백황태

맥의 증후
약간 부맥, 약간 대맥, 실맥

복진의 증후

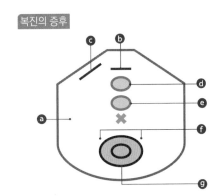

ⓐ 복력: 약간 부드러움
ⓑ 심하비경: 경도
ⓒ 흉협고만: 우측에 경도
ⓓ 심하비: 경도
ⓔ 제상계: 경도
ⓕ 제방압통: 없음
ⓖ 제하불인: 중등도

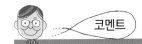

코멘트

본 증례에서는 암증에 대한 십전대보탕과 신허에 대한 우차신기환으로 전신권태가 개선되었다. 또한 젬자®의 부작용(관절통, 발열 등)은 투여 2일전부터 5일간 작약감초탕을 복용함으로써 좋아졌다. 예상을 넘기고 1년 반 동안 삶의 질이 높은 생활을 보낼 수 있었다. 젬자® 투여 2일전부터 작약감초탕을 복용하면 효과가 있다는 것은 환자 자신이 발견하였

다. 처음에는 「젬자® 투여 후의 5일간 복용」으로 처방하였는데 환자가 나름대로 변경한 것이다. 이것은 타시로 신이치박사의 「생리통에 작약감초탕을 사용할 때는 생리가 시작되기 며칠 전부터 복용하면 효과적」이라는 보고처럼 작약감초탕에 포함되어 있는 화합물이 장내세균에 의해 변화할 시간이 필요하기 때문인 것 같다.

치료경과

진행췌장암의 기본 처방으로 암증에 대한 십전대보탕을 주처방으로 하고, 신허에는 우차신기환을 겸용방으로 하여 치료를 시작하였다. 젬자® 투여 후의 발열에는 작약감초탕을 병용하였다.

제1진 ▶ X년 6/9

- 십전대보탕   1포 X 3회   매식전
- 우차신기환   2포 X 1회   취침전
  [젬자의 투여후 5일간]
- 작약감초탕   1포 X 3회   매식전

- Axtos®, Luprac®, Basen®, Naixan®, Kytril®, Takepron®, Toughmac®-E, Wasser-V®
- 볼타렌 파스

제2진 ▶ X년 7/7

오른 팔을 들어 올릴 수 있었다. 이전에는 젬자® 투여 후 38℃대의 발열 때문에 며칠 동안은 식욕이 없었다. 그런데 투여 2일전부터 5일간 작약감초탕을 복용하자 열은 나지 않고 식욕도 떨어지지 않았다. 젬자®의 효과가 부족하여 전분과립에 의한 간동맥색전술(DMS-TAE)을 X년 7/11부터 월 1회(총 9회)시행하였다.

- 동일 처방(작약감초탕은 젬마의 투여 2일전부터 2일후까지의 5일간으로 변경)

- 동일 처방

제6진 ▶ X년 11/24

작약감초탕을 복용하였더니 열이 나지 않고 오른쪽 어깨의 통증도 없었다. 젬자® 투여는 격주로 변경하였다.

- 동일 처방

- 동일 처방

제9진 ▶ X+1년 4/27

몸 상태가 좋다. 식욕이 있고 부종도 없다. CT로 간전이병소는 축소되고 몸무게는 76.5 kg까지 늘었다.

- 동일 처방

- 동일 처방

제10진 ▶ X+1년 6/8

몸 상태는 좋다. 식욕도 있고 몸무게는 77 kg이 되었다. 종양마커는 CA19-9:44, DUPAN-2:49로 떨어졌다.

- 동일 처방

- 동일 처방

그 후, 간전이병소가 새로 생겨 급속하게 증대하였다. 항암제의 간동맥주사를 2회 실시했지만 효과가 없어 8/19에 응급 입원하고, 4일 후에 사망하였다. 치료를 시작한 지 1년 반이 지났다.

Column 중국고대의 수많은 의사를 신격화한 「神農」

신농은 고대 중국의 전설속의 의약과 농업의 신으로 머리에 뿔이 두 개 있고 몸은 투명하여 내장이 투시되었다. 자연계에 존재하는 방대한 동물·식물, 광물을 직접 먹어보면서 독인지 약인지를 감별하였다. 독이면 장애가 있는 내장이 검게 변하였다. 약이 되는 것을 「생약」으로 분류하고 몇 가지를 조합하여 「처방」을 구성하였다. 이를 통해 여러 질병을 고치는 의학체계를 만들어나갔다. 「신농」이란 실제로는 중국고대에 활약한 수많은 박물학자, 의사를 신격화한 존재이다. 현대를 살아가는 우리들은 그들에게 엄청난 은혜를 입고 있다. 지금도 그들의 훌륭한 능력에는 경탄을 금하지 않을 수 없다.

File 29 : 췌장암 : 重粒子(heavy particle)선 치료 후, 수술 후, 화학요법 후의 설사

연령·성별	75세 여성
병명	췌장암의 중립자선치료 후, 수술 후, 화학요법 후
주소·증상	양쪽 족저부의 이물감, 우상지의 통증과 저림, 왼쪽 귀 이명

현병력

→ X-2년 9월, 복통으로 근처 병원에서 진료를 받았다. 복부초음파검사에서 췌두부에 지름 3 cm의 종류와 주췌장관확장이 발견되었다. 같은 해 10/1, 본 병원 소화기내과를 찾게 되었다. 생검에서 췌장암이란 진단이 내려지고 CT에서 상장간막동맥 주위에 침윤이 있어 수술이 불가능하다고 하였다. X-1년 3월, 중립자선조사로 췌장종양은 축소되었고, 그 후 젬자® 투여로 더욱 축소되었다. 12/4, 모 대학병원외과에서 췌두십이지장절제, 문맥합병절제술을 받았다. 수술 후에도 젬자®를 투여했는데 부작용 때문에 3코스로 중단하였다.

→ X년 7/29, 소개로 한방협진과에서 진료를 받았다. 1일 6회 복명을 수반한 설사를 하고 복부 여기저기에 통증이 있었고, 양하지가 붓고 발톱이 까맣게 되어 잘 갈라졌다. 판크레아틴 6 g, Takepron® 30 mg, 가스모틴® 3정, 미야비엠®(Miya-BM) 3 g, 로페민® 4 mg, 렌돌민® 0.125 mg을 복용하고 있었다.

한방적 문진

→ 식욕은 보통. 전신 권태감이 심하다. 불면으로 렌돌민®을 복용. 설사변이 6회. 야간뇨 6회. 냉증으로 전기담요를 사용. 설사로 인한 구갈 때문에 자면서도 물을 마신다. 땀은 없다.

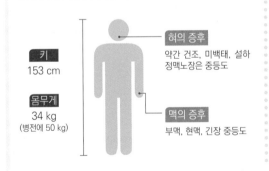

키	153 cm

몸무게	34 kg (병전에 50 kg)

혀의 증후
약간 건조, 미백태, 설하정맥노장은 중등도

맥의 증후
부맥, 현맥, 긴장 중등도

복진의 증후

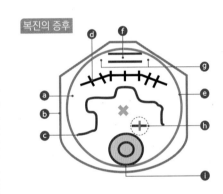

ⓐ 복력: 연약 무력
ⓑ 복벽: 얇음
ⓒ 장연동이 투과되어 보여짐
ⓓ 상복부에 가로로 주행하는 수술 자국이 있음
ⓔ 진수음: 복부 전체에서 들림
ⓕ 심하비경: 중등도
ⓖ 흉협고만: 없음
ⓗ 제하압통: 좌측에 경도
ⓘ 제하불인: 중등도

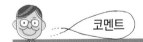

코멘트

본 증례는 문맥침윤 때문에 수술이 불가능한 췌장암이었는데, 중립자선치료와 항암제로 종양이 축소되어 수술을 할 수 있었다. 수술 후에는 부작용 때문에 젬자®를 사용하지 못하고 경과관찰이 이루어졌다. 그래도 발병 후 4년 이상, 수술 후 3년 이상, 거의 정상적으로 건강하게 생활할 수 있었던 것은 서양의학적 병태생리에 기초한 다양한 보충요법, 한방약 및 괴이과립으로 기력과 체력 회복 등의 종합적 결과 덕분이라고 생각된다. 췌장암 환자의 예후를 개선하기 위해서는 수술 후의 세심한 보살핌이 필요하다.

치료경과

판크레아틴을 6 g에서 9 g으로 늘렸다. 난치성 설사에는 아편틴크 투여를 시작하였다. 혈청의 철과 아연의 수치가 낮아서 보충하였다. 불면과 설사 증상이 있어 보중익기탕을 처방하고 우차신기환을 병용하였다. 불면과 야간 빈뇨를 목적으로 취침 전에 청심연자음과 계지복령환을 병용하였다.

제1진 ▶ X년 7/29

• 보중익기탕	1포	} X 3회	매식전
• 우차신기환	1포		
• 계지복령환	1포	} X 1회	취침전
• 청심연자음	1포		

• 아편틴크 1.5 ml, 판크레아틴 9 g, Promac®D, 페로미아®, Takepron®OD(15) 각 2정, Panvitan® 2 g, 가스모틴® 3정, 미야비엠® 3 g, 로페민® 2 mg, 렌돌민® 0.125 mg

제2진 ▶ X년 8/20

몸무게는 35 kg이다. 야간뇨는 2회로 줄어들어 잠을 편안히 잘 수 있었다. 야간에 설사 때문에 깨는 일은 없어지고 아침에는 유형변이다. 하지만 낮에는 3회 정도 진흙 같은 변을 보았다. 여전히 몸이 나른함을 느껴 십전대보탕으로 바꾸었다.

• 십전대보탕	1포	} X 3회	매식전
• 우차신기환	1포		
• 계지복령환	1포	} X 1회	취침전
• 청심연자음	1포		

• 동일 처방

제3진 ▶ X년 10/6

하지 부종이 개선되었다. 몸무게는 33 kg로 줄고, 걸음은 빨라졌다. 변의 2/3는 유형변, 1/3는 진흙 같은 변이다.

• 동일 처방

• 동일 처방

제11진 ▶ X+2년 1/10

몸무게는 29 kg으로 줄었다. 저녁때가 되면 몸이 나른해지고 혼자서는 일어서지 못해 버스 계단도 올라가지 못하였다. 판크레아틴 9 g에서 Lipacreon® 1.8 g으로 변경하였다. 기운회복을 목표로「괴이과립」을 추천하였다.

• 동일 처방
• 괴이과립 20 g

• 동일 처방(판크레아틴에서 Lipacreon® 1.8 g으로 변경)

제16진 ▶ X+3년 4/4

괴이과립 20 g/일을 복용한 지 1개월이 지나 나른한 증상이 경쾌해지고 체력이 회복되었다. 아주 건강해져 요리, 산책도 한다. 몸무게는 32 kg으로 늘었다.

• 동일 처방

• 동일 처방

Column 소화기암수술 후의 난치성 설사

소화기암수술 후의 난치성 설사에는 아편틴크(아편말)가 필요할 때가 많다. 아편은 주성분인 모르핀 외에도 각종 알칼로이드를 함유한다. 따라서 장관운동억제작용은 모르핀보다 강하지만, 진통·진정·호흡억제작용 등은 모르핀보다 약하다. 아편은 흡입하는 것과는 달리 경구로는 의존증이 되기 어렵다. 이 때, 보조적으로 사용하는 한방약은 보중익기탕 혹은 (보중익기탕+당귀건중탕)이 유효하다. 냉증이나 전신권태감이 심한 데는 복령사역탕이 필요하다.

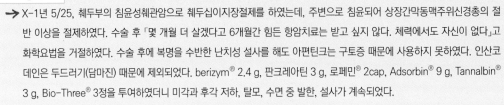

File 30 췌장암 : 수술 후의 난치성 설사

연령·성별	58세 여성
병명	췌장암 수술 후
주소·증상	난치성설사, 부작용이 있어 지사제를 사용하지 못함
현병력	

→ X-1년 5/25, 췌두부의 침윤성췌관암으로 췌두십이지장절제를 하였는데, 주변으로 침윤되어 상장간막동맥주위신경총의 절반 이상을 절제하였다. 수술 후 「몇 개월 더 살겠다고 6개월간 힘든 항암치료는 받고 싶지 않다. 체력에서도 자신이 없다」고 화학요법을 거절하였다. 수술 후에 복명을 수반한 난치성 설사를 해도 아편틴크는 구토증 때문에 사용하지 못하였다. 인산코데인은 두드러기(담마진) 때문에 제외되었다. berizym® 2.4 g, 판크레아틴 3 g, 로페민® 2cap, Adsorbin® 9 g, Tannalbin® 3 g, Bio-Three® 3정을 투여하였더니 미각과 후각 저하, 탈모, 수면 중 발한, 설사가 계속되었다.

→ X년 5/25, 난치성설사 때문에 소화기외과 소개를 받고 한방협진을 찾아왔다.

한방적 문진

→ 식욕은 보통, 손발 끝이 시리다. 설사 5~6회. 장 가스가 나갈 때 대변실금. 야간뇨 2회. 조금만 움직여도 가슴이 두근거리고 땀이 난다. 도한이 있으며, 구갈은 없다. 자신의 몸에서 냄새가 난다고 느낀다.

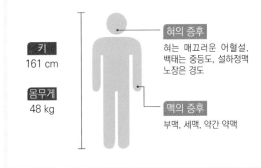

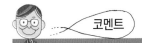

키
161 cm

몸무게
48 kg

혀의 증후
혀는 매끄러운 어혈설, 백태는 중등도, 설하정맥 노장은 경도

맥의 증후
부맥, 세맥, 약간 약맥

복진의 증후

ⓐ 복력: 중등도, 경도로 팽만하면서, 타진시 고음.
ⓑ 흉협고만: 없음
ⓒ 심하비경: 중등도
ⓓ 심하계: 경도
ⓔ 제상계: 경도
ⓕ 제하불인: 경도
ⓖ 제방압통: 없음
ⓗ 심하진수음: 없음

코멘트

본 증례는 진행췌장암수술 후에 화학요법을 거부하였는데, 설사가 멈추지 않고 몸 상태가 회복되지 않았다. 췌장암수술 후의 난치성 설사에는 보통 위산분비를 억제하는 프로톤펌프억제제, 감소한 췌장액을 보충하기 위해 대량의 소화효소와 탄산수소나트륨, 장관에서 수분흡수를 촉진하는 로페민®, 장연동을 억제하는 아편틴크와 코데인 등을 사용하였다. 그러나 본 증례에서는 아편틴크와 코데인은 부작용으로 인해 복용할 수 없었다. 처음에는 담즙산성의 설사를 생각해 담즙산흡착제인 Cholebine®을 투여하였는데 두드러기(담마진)가 생겨 중지하였다. 한방약으로는 [진무탕+인삼탕]도 효과가 없었다. 복령사역산과 괴이과립을 투여한 후부터 빠른 속도로 설사가 개선되고 몸무게도 증가해 현재까지 5년째 재발하지 않고 살고 있다.

또한 본 증례에서는 췌장암의 종양마커 CEA가 수술 후(X년 2월)의 1.2 ng/㎖에서 10.0 ng/㎖(X+3년 12월)까지 조금씩 증가하였지만, 가족들에게 금연을 하게 하면서 서서히 감소하여 4.6 ng/㎖로 정상화되었다(그림). CEA는 간접흡연도 포함해 담배에 따른 위양성이 있어 전이재발 판정에 주의가 필요하다.

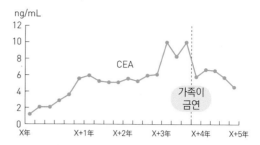

그림 췌장암수술 후의 종양마커CEA의 변화
(남편과 큰 딸의 흡연으로 간접흡연의 영향)

치료경과

몸무게 48.7 kg. 담즙산성의 설사를 상정하여 담즙산흡착제인 Cholebine® Mini을 처방하였다. 췌장절제 후에 분비가 줄어든 탄산수소나트륨을 보충하였다. 소화관운동을 개선하기 위해 보제로서 보중익기탕을 사용하였다.

제1진 ▶ X년 5/25

- 보중익기탕 1포 X 3회　　　　　　　매식전

- berizym® 6 g, 로페민® 2 캡슐, Cholebine® Mini 2포, Trancolon® 6정. Gascon® 6정, Takepron® 15 mg, 탄산수소나트륨 3 g

제5진 ▶ X년 9/3

보중익기탕, 이어서 [진무탕+인삼탕]도 설사에는 효과가 없었다. 손발 냉증, 설사 5~6회, 동계가 자주 나타나 복령사역탕(포부자는 2 g으로 시작)을 투여하였다. 진행암이라서 항암생약 괴이과립을 병용하도록 하였다.

- 복령사역탕(복령 4 g, 인삼·건강·감초 각 3 g, 포부자 2 g) 탕약　　　　　　X 3분복　　매식전
- 괴이과립 9 g

- 동일 처방

제6진 ▶ X년 9/24

설사는 4회로 줄고 방귀로 실변하는 일은 없어졌다. 몸무게는 50 kg으로 증가하였다. 무릎 위로 냉하다.

- 동일 처방(포부자 4 g으로 증량)
- 괴이과립 9 g

- 동일 처방

제8진 ▶ X+1년 2/4

몸무게 51.5 kg이다. 설사는 멈추고 연변 상태이다. 미각과 후각이 회복되고 탈모나 도한도 없어졌다.

- 동일 처방(포부자 5 g으로 증량)
- 괴이과립 9 g

- 동일 처방

제18진 ▶ X+3년 10/4

몸무게는 54.5 kg으로 보통변이 되었다. 복부CT에서 재발 징후는 없지만 CEA는 10 ng/㎖까지 서서히 증가해 남편과 딸에게 금연을 부탁하였다. 복령사역탕의 포부자의 양은 냉증의 정도를 보면서 조정하였다.

- 동일 처방(포부자는 X+3년 12월부터 6 g, X+4년 6월부터 5 g을 유지)
- 괴이과립 9 g

- 동일 처방

제24진 ▶ X+5년 3/20

몸무게는 53 kg이다. 몸의 컨디션은 좋고 재발 증후는 없다. 남편과 딸이 금연함으로써 CEA는 서서히 줄어 정상화되었다(그림).

- 동일 처방
- 괴이과립 9 g

- 동일 처방

File 31 : 췌장암간전이 : 한방약과 혈관내 치료로 장기간 연명

연령·성별	55세 여성
병명	췌암, 다발간전이
주소·증상	발열, 구토증

현병력

→ X년 4/4, 췌두부암 진단으로 췌두십이지장절제술을 받았다. 수술 후, 7/10부터 젬자®를 투여하였다. 8/27, 간 안에 직경 6 cm까지의 전이병소를 다수 확인하고 효과가 없다고 판단하여 S-1로 변경하였다. 38℃의 발열이 있고 구토증이 심해, 록소닌®, 파리에트®, Nauzelin®, 가스모틴®을 투여하였다.

→ 9/25, 소개를 받고 한방협진과에서 진료를 하였다. S-1을 중지하고 발열은 종양열이라고 판단해 NSAIDs을 투여하였다. 구토증은 Nauzelin®로는 개선되지 않아 PZC를 사용하였다.

한방적 문진

→ 식욕부진, 불면으로 수면제로 잠이 든다. 냉증은 없다. 배변은 1~2회로 보통. 야간뇨는 1~2회, 구갈은 없으며, 땀도 없다.

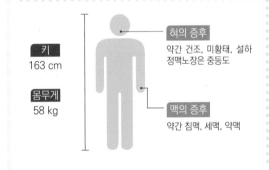

키
163 cm

몸무게
58 kg

혀의 증후
약간 건조, 미황태, 설하정맥노장은 중등도

맥의 증후
약간 침맥, 세맥, 약맥

복진의 증후

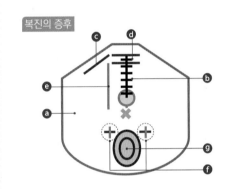

ⓐ 복력: 약간 부드러움
ⓑ 심하진수음: 없음
ⓒ 흉협고만: 우측에 경도
ⓓ 심하비경: 중등도
ⓔ 복직근긴장: 우측에 경도
ⓕ 제방압통: 경도
ⓖ 제하불인: 중등도

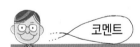

코멘트

본 증례는 췌두부암수술 후, 화학요법이 효력이 없어 다발간전이가 나타났다. 당 병원에서 한방치료를 받으면서 Clinica-E.T.에서 혈관내치료를 받고 1년 후에 간전이는 완전히 소실되었다. 그 후, 한방약과 괴이과립을 복용하며 간전이는 재발하지 않았는데 4년 후에 남은 췌장에 암이 재발하였다. 여기에는 혈관내치료를 반복해 실시하고 2년간 종양의 진행이 억제되었다. 췌장암은 난치암의 선두주자 같은 존재이다. 본 증례에서는 혈관내치료, 저용량의 젤로다®(500 mg), 한방약, 괴이과립 등으로 치료에 총력전을 펼친 결과, 췌장암발증으로부터 6년 이상 건강하게 삶을 지속시킬 수 있었다. 이런 치료법은 앞으로 현대의 표준치료를 뛰어넘은 새로운 치료법으로 자리매김하여야 할 것이다.

치료경과

진행췌장암에서 불면증상은 있어도 불안이나 안절부절 못하는 면은 없어, 보제는 십전대보탕을 선택하고 우차신기환과 함께 주처방으로 하였다. 겸용방은 불면과 어혈을 고려하여 계지복령환(취침전)으로 하였다.

제1진 ▶ X년 9/25

• 십전대보탕	1포	} X 3회	매식전
• 우차신기환	1포		
• 계지복령환	1포	X 1회	취침전

• PZC®, Naixan®

제2진 ▶ X년 10/17

구토증 때문에 한방약은 2주간 복용하고 중지하였다. 숨이 차는 것과 가슴이 막히는 느낌 등, 호흡기증상이 있어서 인삼양영탕으로 변경하였다. 진행췌장암이었기 때문에 괴이과립을 병용하였다.

• 인삼양영탕	1포 X 3회	매식전
• 우차신기환	2포 X 1회	취침전
• 괴이과립 9 g		

• 동일 처방

제3진 ▶ X년 12/25

10/20과 11/21, 요코하마 시의 병원에서 [벨케이드®, Vectibix®, 마이토마이신, 젬자®]로 혈관내치료를 받고 구토증과 발열은 소실되었다. 그 후에는 탈리도마이드(Thalidomide)와 젤로다®를 복용하여 간전이병소는 축소되었다.

• 동일 처방

• 탈리도마이드, 젤로다® 500 mg

제9진 ▶ X+1년 10/26

X+1년 4월로 탈리도마이드는 중지하였다. CT에서 간전이 소실을 확인하였다.

• 동일 처방

• 젤로다®

제19진 ▶ X+4년 2/7

X+3년 7월부터 젤로다®를 중지하고 몸무게는 53 kg까지 증가하였는데 CT에서 남은 췌장 부위에 재발되었다는 진단을 받았다. 남은 췌장을 전부 절제하는 것을 원하지 않아 2월부터 3회의 혈관내치료를 받고 췌장종양은 소실되었다.

• 동일 처방

• Takepron®

제33진 ▶ X+6년 5/29

X+5년에 1회, X+6년에 2회, 혈관내치료를 받았다. 그 동안 몸 상태는 좋고 가끔씩 외국여행을 즐기고 있다.

• 동일 처방

• 동일 처방

 Column 고도진행암에 혈관내치료

암의 혈관내치료는 암 주변에 형성되는 "신생혈관"을 대퇴동맥에서 삽입한 카데터를 통해 Pin Point에 소량의 약제를 주입하여 소멸시키는 치료이다. 벨케이드®, 허셉틴®(Herceptin), 얼비툭스®(Erbitux), Vectibix® 등의 항암제 외에, 피시바닐®(Picibanil), 아레디아®(Aredia), Maxacalcitol® 등의 약제에서 증례에 맞는 몇 가지를 혼합하여 주입한다. 혈관내치료에는 신생혈관을 소멸시키는 것 이외에 뼈 전이억제, 세포자살유도, 항암제감수성증강 등도 기대된다. 고도진행암에 대한 국소치료로서 매우 유용하고 통증 등의 증상완화뿐만 아니라 File 31처럼 암의 병세를 억제시켜 생명이 연장되는 효과를 경험할 수 있었다.

File 32

췌장암 : 종양마커의 감소와 유미복수의 소실

연령·성별	55세 남성
병명	췌장암수술 후, 화학요법 후, 총담관 스텐트 삽입수술 후
주소·증상	유미복수와 복부전체의 묵지근한 통증

현병력

→ X-1년 6/14, 췌체부암으로 췌체미부 절제술을 받았다. 수술 후 젬자® 1 g을 투여(3주 투여, 1주 휴약)하였다.

→ X년 5월, 전신권태감과 폐색성황달이 출현. 경피경 쓸개관 배액술(PTCD) 시행 후, 스텐트로 내루화술(內瘻化術)을 시행. 젬자®로 효과가 없어 S-1 (80 mg/일)을 투여했는데 마찬가지여서 2개월 만에 중지하였다. 이 기간(6/23∼24)에 바늘을 삽입하여 유미복수를 4 L 배액 시켰다.

→ X년 7/11, 세컨드 오피니언을 목적으로 가족이 병원을 찾아 왔다. 멀리서 온 환자였기 때문에 지방의 대학병원 한방진료부에서 치료를 권했지만 7/14, 환자 본인이 진찰을 받으러 왔다. 당뇨병에는 인슐린과 아토스®(Atos) 15 mg을 투여하고 복수에는 라식스®와 알닥톤A를 복용하고 있었다. 초진 때, 혈당 : 474, HbA1c : 11.2, CEA:8.0, CA19-9:22.776, DUPAN2 : 910, SPan 1 : 4,300이었다.

한방적 문진

→ 식욕 약간 저하, 깊은 잠이지만 2회 정도 잠에서 깬다. 배변은 1회로 굳은 편. 야간뇨와 냉증은 없음. 땀과 구갈도 없음.

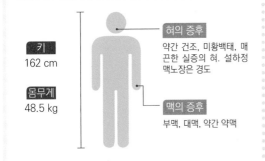

키
162 cm

몸무게
48.5 kg

혀의 증후
약간 건조, 미황백태, 매끈한 실증의 혀. 설하정맥노장은 경도

맥의 증후
부맥, 대맥, 약간 약맥

복진의 증후

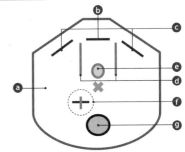

ⓐ 복력: 약간 실증, 경도 팽륭
ⓑ 심하비경: 경도
ⓒ 흉협고만: 경도
ⓓ 복직근긴장: 상복부에만 경도
ⓔ 제상계: 경도
ⓕ 제방압통: 우측에 경도
ⓖ 제하불인: 경도

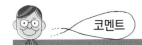
코멘트

본 증례는 젬자®와 S-1으로 효력이 없는 췌장암에서 복부의 림프관∼흉관의 폐색으로 인한 유미복수가 차 있었다. 한방약을 복용한 후, 복수가 차지 않게 되고 전신상태가 개선되었다. 종양마커도 눈에 띄게 감소하고 8개월간 건강하게 삶을 유지할 수 있었다. 한방치료로 이런 극적인 효과를 가끔 경험할 수 있다. 말기환자에 대한 한방치료의 목적은 「힘겹게 목숨을 보전」하는 것에서 「가치 있는 삶의 연장」으로 바꾸는 것이다. 본 증례에서는 십전대보탕과 소시호탕의 병용이 유효하였다. 본 증례에서는 여주차로 복수나 부종이 줄었다는 생각이 들었다. 당뇨병이나 췌장암에 대한 여주의 효과는 검토할 가치가 있다.

치료경과

복후를 근거로 소시호탕을 처방하고 암증에는 십전대보탕을 선택하여 병용 투여하였다.

제1진 ▶ X년 7/14

- 소시호탕   1포 ┐
- 십전대보탕   1포 ┘ X 3회   매식전
- 우차신기환   2포   X 1회   취침전

- 라식스® 40 mg, 알닥톤®A 50 mg, 헬시온®, 가스모틴®

제2진 ▶ X년 8/29

혈당 : 205, HbA1c : 11.2, 8/4와 8/8에 각각 2 L의 유미복수는 바늘을 삽입하여 배액 하였다. 8월 초부터 여주를 얇게 썬 것을 햇볕에 건조시켜 차로 만들어 마셨다. 이틀 정도로 부종이 사라지고 복통도 느끼지 않게 되었다. 식욕이 왕성해져 몸무게는 55 kg로 증가하였다. CT에서 췌두부 부근의 종류가 축소된 것을 확인하였다. 복수는 소실되고 당뇨병도 개선되었다. 종양마커는 현저하게 감소하였다(CA19-9 : 1,254).

- 동일 처방

- 인슐린, 아토스®, Takepron®

제3진 ▶ X년 11/28

식욕이 생기고 몸무게는 57.5 kg까지 늘었다. 부종이나 복수는 없고 평상시 생활을 할 수 있었다. 당뇨병은 인슐린 18단위로 HbA1c : 6.6으로 양호하게 조절되었다. 종양마커는 약간 증가하였다(CA19-9:2,500).

- 동일 처방

- 동일 처방

제4진 ▶ X+1년 2/6

종양마커는 더 증가(CA19-9:8,847)하였다. 심와부가 팽만해지고 구토를 하였다. 복수가 다시 차는 일은 없었지만, 상부소화관조영으로 십이지장의 벽외성 압박에 의한 협착이라고 진단하고 [보중익기탕+복령환]으로 변경하였다. 그 후, 처음 소개해준 병원에서 바이패스수술을 받고 음식 섭취가 가능해졌다. 2개월 후에 사망하였다.

- 보중익기탕   1포 ┐
- 복령음   1포 ┘ X 3회   매식전
- 우차신기환   1포   X 1회   취침전

- 동일 처방

Column **한방은 100%의 치유를 목표로 한다.**

서양의학과 한방의학의 약물치료의 근본적 차이는, 전자가 효용률 60%로 만족하는 것에 비해 후자는 100%의 치유를 목표로 치료약을 계속 변경해 간다는 점이다. 『상한론』에서는 시간축을 정해 환자의 출생부터 죽음까지 변해가는 각각의 병태를 바르게 파악하여, 가장 적합한 처방을 결정하는 노하우를 보여준다. 실은 이런 기술법은 다양한 치료약을 시간축 위에 배열하고 환자의 병태에 맞추어 최상의 처방을 선택하는 『상한론』저자의 고심 끝에 나온 것이다.

후지히라 켄은 고생 끝에 난치질환의 치료가 성공하였을 때는 절로 「南無漢方大明神(저는 한방의 신에게 의지하며 구원을 청합니다.)」라고 환희와 감사의 말을 입에 담게 된다고 한다. 또한 오구라 시게나리는 난병환자를 구하려는 절절한 마음에서 「서양의학→한방→침구→식양(食養)→단련→좌선」으로 계속 「다음 수단」을 찾으면서 통합의료를 전개하였다. 두 사람은 모든 환자를 낫게 하려고 심혈을 기울였다. 우리는 이런 정신을 배워야 한다.

File 33 유방암과 췌장암 : 방사선폐렴과 젬자®의 부작용

연령·성별	70세 남성
병명	유방암방사선화학요법 후, 췌장암수술 후, 방사선폐렴
주소·증상	기침, 젬자®의 원인으로 나른함과 냉증

현병력

→ X-20년, 오른쪽 유방암 수술, X-2년 8월에 유방암이 재발하여 화학요법(CAF요법×6코스) 후, X-1년 3월~X년 9월, 젤로다®를 투여하였다.

→ 이 동안 X-1년 8월에 PET에서 췌미부 암이 의심되어 경과관찰을 하였는데, 서서히 커져갔기 때문에 X년 9월에 췌장암 진단을 받고 췌체미부 절제를 하였다. 젤로다®를 투여 후, 전신권태감과 냉증이 심해졌다.

→ X-1년 4월부터 흉벽과 림프절에 전이가 나타나 방사선치료(60 Gy)를 받았다. 그 후, 기침이 계속되고 9월의 CT에서 우상엽의 침윤음영 보여 방사선폐렴이라고 진단하였다.

→ Huscode®를 상용하고 Huscode®로 인한 변비에 Pursennid®를 복용하였다. X년 11/27, 소화기내과 소개로 진찰을 받았다. 당뇨병에 Starsis®을 복용하였다. Hb:9.2 g/dℓ로 빈혈이 있었다.

한방적 문진

→ 냉증으로 전기담요를 사용. 변비기미로 굳은 변 1회. 야간뇨 1회. 땀과 구갈은 없다.

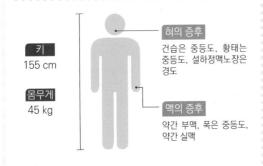

키
155 cm

몸무게
45 kg

혀의 증후
건습은 중등도, 황태는 중등도, 설하정맥노장은 경도

맥의 증후
약간 부맥, 폭은 중등도, 약간 실맥

복진의 증후

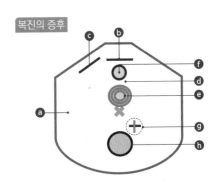

ⓐ 복력: 중등도
ⓑ 심하비경: 경도
ⓒ 흉협고만: 우측에 경도
ⓓ 심하진수음: 없음
ⓔ 제상계: 고도
ⓕ 심하계: 경도
ⓖ 제방압통: 좌측에 경도
ⓗ 제하불인: 경도

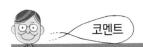
코멘트

본 증례는 재발 유방암의 방사선화학요법 후에 췌장암이 발현하였다. 유방암에 방사선치료를 한 후 폐렴으로 기침을 하고, 젬자®로 인해 나른함과 냉증을 호소하였다. 이런 호흡기증상이 있는 진행암 환자에게 제1선택이 되는 보제는 인삼양영탕이다. 우차신기환과 계지복령환을 병용하는 경우도 많다. 한

방치료로 본 증례의 방사선폐렴에 따른 기침은 확실하게 좋아졌으며, 냉증이나 나른함도 개선되었다. 그러나 그 후, X+1년 6/17, CT에서 전이와 췌장절제를 한 부분에 국소 재발이 있었다. 거주지의 병원 완화케어센터에 소개를 받고 X+2년 2/27에 사망하였다.

치료경과

호흡기증상이 있는 진행암이기 때문에 보제로 [인삼양영탕 2포+계지복령환 1포]를 1일 2회 투여하였다.

제1진 ▶ X년 11/27

- 인삼양영탕   2포 ⎫
- 계지복령환   1포 ⎬ X 2회   아침·저녁 식전
- 우차신기환   1포   X 1회   취침전

- Huscode®, Pursennid®, Starsis®

제2진 ▶ X년 12/11

몸이 따뜻해지고 기침은 많이 줄었다.

- 동일 처방

- 동일 처방

제3진 ▶ X년 12/25

기침은 전혀 안 하고 Huscode®와 Pursennid®는 필요 없게 되었다. 몸 컨디션이 좋아졌다.

- 동일 처방

- Starsis®

제4진 ▶ X+1년 1/22

기침이 경도로 있어 소량의 Huscode®를 재개하였다. 당뇨병이 악화되어 암에 따른 인슐린 저항성 개선을 기대할 수 있는 아토스®와 β세포로부터 신속한 인슐린분비를 촉진시키는 글루패스트®(Glufast)를 병용하였다. 우차신기환을 중지하였다. 빈혈이 있어 철분제를 투여하였다.

- 인삼양영탕   2포 ⎫
- 계지복령환   1포 ⎬ X 2회   아침 저녁 식전

- Ferromia®, Huscode, 글루패스트, Atos, Takepron®

제6진 ▶ X+1년 4/16

Huscode®를 중지하였지만 기침은 거의 하지 않았다. 식욕이 있고 잠도 잘 잤다. 통증은 없다. 빈혈과 당뇨병은 개선되었다.

- 동일 처방

- Ferromia®, 글루패스트®, Atos®, Takepron®

Column 임상검사기술의 진보와 한방의학

중국고대 전설속의 명의, 편작(扁鵲)은 신인 장상군(長桑君)에게 물려받은 비약을 먹고 인체의 내부를 투시할 수 있었다고 한다. 그러나 오늘날의 의사는 최근 수 십 년 사이에 여러 검사기기를 통해 편작 이상으로 정확하게 환자의 신체 내부 상태를 파악할 수 있게 되었다. 임상시험을 중히 여긴 에도시대의 명의, 요시마스 토도나 오다이 요도가 지금 살아있다면 뛸 듯이 기뻐하며 이들을 임상에 활용하였을 것이다.

오늘날 우리들은 임상검사와 영상진단이라는 강력한 안내자(내비게이터)를 한방 임상에 이용할 수 있다. 「순차적으로 수정을 가하는 의학」인 한방의학에서는 환자의 상태 변화를 실시간으로 파악하기 위해 데이터나 영상진단이 매우 중요하다. 따라서 임상검사부와 영상진단과의 협력은 필수불가결하다.

File **34** 유방암 : 화학요법후의 저림과 통증

연령·성별	65세 여성
병명	왼쪽 유방암 수술 후 , 화학요법 후, 방사선치료 후
주소·증상	양쪽 발 앞부분의 저림과 통증, 하지 부종

현병력

→ X-1년 9/24에 왼쪽 유방암 절제술. X-1년 11월~X년 6월, 화학요법(파클리탁셀(Paclitaxel)×10코스).

→ 그 후, X년 6월부터 CAF요법[엔독산®(Endoxan)+Adriacin®+5-FU]를 4코스 시행. 피부가려움증과 양발의 저림, 부종이 출현하였다. 아주 작은 쌀알 정도만 밟아도 격렬한 통증이 느껴지는 통각과민이 있다.

→ X년 7/8부터 왼쪽 잔존 유방에 방사선치료(26 Gy)를 받았다. 이 사이에 호르몬요법(아리미덱스®(Arimidex))이 시작되고 양 하지가 붓기 시작하였다. 11/21, 유선과의 소개로 한방협진을 받으러 왔다.

한방적 문진

→ 식욕은 있으며, 수면은 양호. 1일 1회 약간 단단한 변. 야간뇨 2회. 냉증으로 겨울에는 전기담요를 사용. 발한 경향이나 구갈은 없다. 다리가 붓는다.

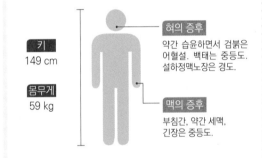

키	149 cm
몸무게	59 kg

혀의 증후
약간 습윤하면서 검붉은 어혈설. 백태는 중등도. 설하정맥노장은 경도.

맥의 증후
부침간, 약간 세맥, 긴장은 중등도.

복진의 증후

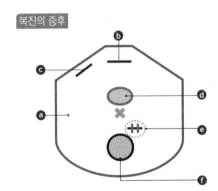

ⓐ 복력: 약간 부드러움
ⓑ 심하비경: 경도
ⓒ 흉협고만: 우측에 경도
ⓓ 제상계: 경도
ⓔ 제방압통: 좌측에 중등도
ⓕ 제하불인: 경도

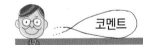

코멘트

본 증례는 유방암에 파클리탁셀를 투여한 후 손 발 저림과 하지부종이 나타난 것으로, 주처방 [우차신기환] + 겸용방 [계지복령환]이 효과가 뛰어났다. 2개월 정도로 저리는 증상이 없어져 한방약 복용을 끊었다. 반년 후에 저림이 다시 나타났을 때는 주처방 [계지복령환] + 겸용방 [우차신기환]으로 효과를 보였다. 항암제가 원인인 말초신경장애는 구어혈제와 보신제의 병용이 유용한 경우가 많다. 하지만, [우차신기환+부자말], [작약감초탕+부자말], 혹은 이들의 병용 [우차신기환+작약감초탕+부자말]이 유효할 때도 있다. 이들을 감별하는 데는 복후가 필수 항목이다. 사용하는 부자말의 양은 1일양을 1.5 g부터 시작하여 2~4주간 간격으로 3.0 g→4.5 g→6.0 g으로 단계적으로 늘려간다. 이 때 부자의 부작용(동계, 안면홍조, 입 주변의 저림 등)이 출현하는지 주의 깊게 살핀다. 만약에 부작용이 발생하면 부자말의 양을 줄인다.

치료경과

제하불인은 심하지 않았지만, 말초신경장애가 주소였기 때문에 우차신기환을 주처방으로 치료하였다.

제1진 ▶ X년 11/21

• 우차신기환	1포 X 3회	매식전
• 계지복령환	1포 X 1회	취침전

• 아리미덱스®	1정	⎫
• 산화마그네슘	0.5 g	⎭ X 3회

제2진 ▶ X년 12/5

약을 복용한 지 3일 후에는 발의 통증이 6/10으로 줄고 저리는 증상이 분산되었다. 쌀알 같은 것을 밟았을 때의 심한 통증이 없어졌다. 전신권태감이 사라지고 빨리 걸을 수 있게 되었다. 손끝의 저림도 개선되었다.

• 동일 처방

• 동일 처방

제3진 ▶ X+1년 1/23

하지부종이 개선되고 몸무게는 7 kg 감소하였다. 발의 통증은 없어졌다. 잠들기 전에 계지복령환을 복용하면 숙면을 취할 수 있었다. 하지 저림이 개선되어 한방약을 중지하였다.

• 없음

• 동일 처방

제4진 ▶X+1년 8/30

하지부종, 족저부의 저림과 통증이 다시 나타나 한방약을 재개하였다. 복후에서 제방압통이 심하고 제하불인이 경도인 점을 근거로 계지복령환을 주처방, 우차신기환을 겸용방으로 하였다.

• 계지복령환	1포 X 3회	매식전
• 우차신기환	2포 X 1회	취침전

• 동일 처방

제6진 ▶ X+1년 11/13

발의 저림은 제3~5 발가락에 가볍게 남아있는 정도다. 하지부종이 개선되고 양쪽 무릎 사이에 틈이 생겼다.

• 동일 처방

• 동일 처방

Column 계지복령환은 한방수면제

암 환자는 교감신경긴장상태로 수면장애를 겪는 경우가 많고, 때로는 악몽에 시달린다. 벤조디아제핀계의 수면유도제를 많이 복용하는데 특히 고령자는 근이완작용으로 넘어질 위험이 높아 사용하기 힘들다. 항히스타민약(Polaramine®)과 멜라토닌유도체(Rozerem®)도 수면유도제로 처방하는데 이들의 효과는 불확실하다.

이럴 때는 한방치료가 유용하다. 하지만 「불면증의 한방약」이라는 산조인탕과 가미귀비탕, 혹은 용골이나 모려를 포함한 처방을 잠들기 전에 복용하여도 숙면을 취하는 환자는 그렇게 많지 않다. 필자는 겸용방으로 구어혈제인 계지복령환을 가끔 취침 전에 처방한다. 많은 환자가 잠을 편안하게 잘 수 있었다고 하고 수면유도제가 필요 없게 되었다는 환자도 꽤 있다. 아마 구어혈제 중에서 계지복령환만이 기혈수에 작용하는 생약을 모두 고르게 포함하고 있기 때문인 것 같다(35쪽, **그림4**).

File 35 　유방암의 전신전이 : 화학요법 후의 다리 저림

연령·성별	74세 여성
병명	오른쪽 유방암 수술 후, 화학요법 후, 호르몬요법 후
주소·증상	전신권태감, 다리가 저리고 통증, 몸 여기저기에 순간적으로 벌레가 기어 다니는 느낌

현병력

→ X-14년, 오른쪽 유방암 수술 후, UFT투여 및 호르몬요법을 받았다. X-12년, 대장암수술. X-11년 12월, 오른쪽 액와림프절 전이라고 진단. X-10년 2월, 본 병원 유선과 소개를 받고 Patey 수술을 받았다. 전이 림프절의 에스트로겐 수용체 및 프로게스트론 수용체는 양성이었다.

→ 이후, 화학요법, 호르몬요법, 비스포스포네이트제제 등의 치료를 받았지만 점차 뼈, 간, 흉막, 림프절로 전이가 확대되어 항암제 다제내성이라고 진단하였다.

→ X년 6월 파클리탁셀 7코스 후에 간전이가 진행되고 종양마커는 CA 15-3:2,159로 증가하였다. 효과가 없어 투여를 종료하였다. 6/9, 완화케어과 진료를 받고 입원 대기 리스트에 이름을 올렸다. 6/13, 한방협진과에서 진료를 받았다. 구토증, 전신권태감, 발이 저린 통증(발바닥에 울퉁불퉁한 타이어 조각을 붙인 듯이 아프다, 작은 좁쌀 만 한 것만 밟아도 심한 통증이 느껴진다). 온 몸에 순간적으로 벌레가 기어가는 느낌이 있다.

한방적 문진

→ 식욕보통, 수면양호. 다리가 시려 전기담요를 사용. 변비로 산화마그네슘을 복용. 야간뇨 5회. 구갈은 없으며, 땀도 없다.

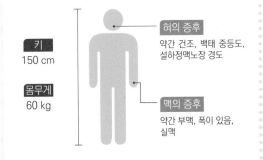

키
150 cm

몸무게
60 kg

혀의 증후
약간 건조, 백태 중등도,
설하정맥노장 경도

맥의 증후
약간 부맥, 폭이 있음,
실맥

복진의 증후

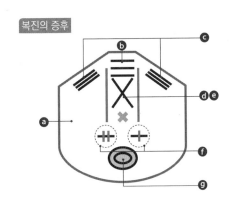

ⓐ 복력: 충실하지만 복부 팽만은 없음
ⓑ 심하비경: 경도
ⓒ 흉협고만: 양측에 고도
ⓓ 심하진수음: 없음
ⓔ 동계: 없음
ⓕ 제방압통: 좌측에 경도, 우측에 중등도
ⓖ 제하불인: 중등도

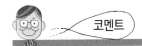 코멘트

　본 증례는 14년에 걸친 투병 끝에, 모든 치료에서 효과가 없었던 말기 유방암 환자이다. 탁산계 항암제 때문에 손발 저림을 힘들어했는데 [대시호탕+계지복령환]으로 효과가 좋았다. 1개월 정도 지나 저림 증상은 거의 소실되었다. 그러나 제3진을 하고 1개월 후에 몸 상태가 좋지 않아 근처 의원에 입원하였다. 그리고 1개월 후 사망하였다. 본 증례의 병위

는 소양병이 아니라 실은 마지막 단계인 「궐음병」이었다. 이 시기에서도 적절한 한방약으로 일시적이기는 하지만 환자의 고통을 완화시킬 수 있었다. 환자의 예후는 바꿀 수 없어도 증상이 나아지고 삶의 질을 높일 수 있다면 한방치료를 실시하는 의의는 충분히 있다.

치료경과

암증은 무시하고 「선급후완」의 조치로 하지의 말초신경 장애에 대한 치료를 하였다.

제1진 ▶ X년 6/13

• 대시호탕	1포	} X 3회	매식전
• 계지복령환	1포		
• 우차신기환	1포	X 1회	취침전

• 없음

제2진 ▶ X년 6/23

한방약을 복용하자 몸의 나른함은 가벼워졌다. 워킹운동기계를 구입하여 실내에서 1일 3회 5분간씩 걸을 수 있었다. 발 저림은 50%정도 개선되었다. 방에서 키우고 있던 잉꼬가 발에 앉으면 이전에는 심하게 아팠지만 통증을 느끼지 않게 되었다. 몸 여기저기에 벌레가 기어 다니는 느낌도 거의 사라졌다. 야간뇨는 2회로 줄었다. 한방약을 복용하면 몸이 가려워지는데, Restamin Kowa Cream으로 개선되었다.

• 동일 처방

• Restamin Kowa Cream, 볼타렌겔®
• 노바스크®, Bezatol® SR, Selbex®, Takepron® 30 mg, Ebrantil® 2 캡슐
• Zometa® infusion 4 mg

제3진 ▶ X년 7/28

발 저림은 거의 없어지고 발끝에만 남아있는 정도였다. 한방약을 복용하여도 몸이 가렵지 않았다. 변비는 개선되었다. 소고기나 돼지고기는 먹지 않고 생선을 먹었다. 대시호탕을 중지하고 보제로 바꾸었다. 심하진수음이 있어 계지복령환에서 당귀작약산으로 변경하였다.

• 십전대보탕	1포	} X 3회	매식전
• 당귀작약산	1포		
• 우차신기환	1포	X 1회	취침전

• Restamin Kowa Cream, 볼타렌겔
• 노바스크 5 mg, Bezatol® SR 2정, Selbe® x 3캡슐, Takepron® 30 mg

Column 암의 척추전이에 경피적 추체형성술(골 시멘트 주입요법)

유방암, 전립선암, 폐암, 신장암은 뼈 전이가 되기 쉽고 척추의 병적 압박골절로 매우 심한 통증이 출현하는 환자가 많다. 과거에는 보존적으로 방사선조사나 대량의 스테로이드호르몬을 투여 했다. 최근에는 일부 시설에서 방사선과 의사가 경피적 추체형성술(골 시멘트 주입요법)을 실시하여 골다공증의 척추압박골절환자처럼 척추전이환자도 장기간 ADL이 높은 생활을 보낼 수 있게 되었다.

구체적인 방법은 국소마취 상태에서 압박 골절된 추체에 경피적으로 침을 놓아 골 시멘트(폴리메타크릴산메틸 혹은 하이드록시아파타이트)를 주입하여 추체를 내부에서 고정시킨다. 세로카코쿠사이병원 방사선과의 코바야시 노부오는 치료 후에 주입부의 암이 괴사하는 예도 있어 앞으로 이 기전에 대한 해명이 기다려진다.

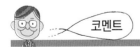

File 36 : 유방암 : 호르몬요법 중의 불결공포

연령·성별	36세 여성
병명	왼쪽 유방암 수술 후, 화학요법 후, 호르몬 요법 중, 강박성장애
주소·증상	불결공포, 안면홍조, 비만증

현병력

→ X-1년 10월, 모 대학병원에서 왼쪽 유방암 진단을 받고 유방부분절제수술을 받은 후, 과호흡증후군이 생겼다. X-1년 12월부터 4개월간 CAF요법[엔독산®/Adricin®/5-FU], 및 호르몬요법(졸라덱스®근육주사)을 받는 도중부터 불결공포와 불안감이 늘고 심해졌다.

→ X년 4/28, 놀바덱스®의 복용을 시작했는데 1개월 후에 불결공포와 확인행위가 악화되었다.

→ X년 6/6, 표정은 굳어지고 강박관념에서 확인행위를 반복하였다. 어머니는 슬픔에 빠지고 가족은 피로감이 축적되어갔다. 모 대학병원의 정신과에서 강박성장애라는 진단으로 Toledomin®과 Lexotan®을 처방받았다.

→ X년 7월. 허셉틴®을 3일간 투여한 후, 안면홍조가 심해졌다. 1일 2~5회 온몸이 달아오르고 목에서부터 위쪽으로, 등에 땀을 많이 흘리고 발작 시에는 몸의 중심이 흔들리는 것처럼 느낀다.

→ X년 8/18, 유선과의 소개로 한방협진을 받았다.

한방적 문진

→ 식욕왕성, 발병 전부터 불면이 있어 수면제를 2배 용량으로 복용. 배변은 3일에 1회. 야간뇨 1회. 여름에는 여름대로 더위를 이기지 못하고, 겨울에는 양말을 신고 잔다. 안면홍조 발작 시에는 구갈 때문에 찬물을 마시고 땀이 나지만, 보통 때는 땀이 나지 않는다. 피부는 안이 들여다보일 정도로 희다.

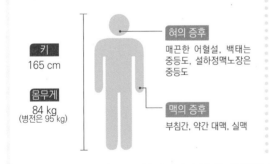

키 165 cm

몸무게 84 kg (병전은 95 kg)

혀의 증후 매끈한 어혈설, 백태는 중등도, 설하정맥노장은 중등도

맥의 증후 부침간, 약간 대맥, 실맥

복진의 증후

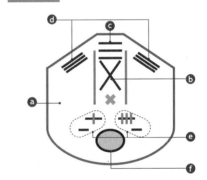

ⓐ 복력: 충실, 긴장되고 가득참(緊滿)
ⓑ 심하진수음: 없음
ⓒ 심하비경: 고도
ⓓ 흉협고만: 양측에 고도
ⓔ 제방압통: 좌측에 고도, 우측에 경도
ⓕ 제하불인: 경도

코멘트

본 증례는 불면증이 있으면서 유방암 수술 후에 과호흡발작을 일으켰다. 항암제를 투여한 후, 호르몬요법 중에 불안감이나 불결공포가 악화되었다. 불결공포는 강박성장애 중의 하나이다. 원인은 확실하지 않지만 최근에 세로토닌 등의 뇌내신경전달물질과의 관련성이 보고되었다. 그 발현이나 악화를 보고 항암제나 향정신약 투여도 고려된다. 본 증례에서는 시호제와 구어혈제의 조합이 호르몬요법에 의한 상열은 물론이고 불결공포나 과호흡증후군에도 유효하였다.

치료경과

현재, 유방암은 컨트롤된 상태이므로 긴급한 문제인 불결공포와 상열에 대해 복후를 근거로 한방약을 결정하였다. 호르몬요법에 따른 갱년기증상의 기본 처방은 시호제+구어혈제인데 본 증례는 복후를 살펴 대시호탕과 계지복령환을 조합하여 주처방으로 하였다.

제1진 ▶ X년 8/18

· 대시호탕	1포 ⎫		
· 계지복령환	1포 ⎬ X 3회		매식전
· 우차신기환	1포 X 1회		취침전

· 놀바덱스®, Takepron®, 렌돌민®, Toledomin®, Lexotan®

제2진 ▶ X년 9/4

상열은 많이 안정되었다. 불안감과 불결공포도 반으로 줄어 전차 안에서 손잡이를 잡을 정도가 되었다. 앞이마와 등에 모낭염 같은 구진, 앞가슴에 가려움증이 있는 발적, 왼쪽 유방에 발적이 있다. 몸무게는 15일 정도에 5 kg 줄어 79 kg이었다. 야간 공복감이 심했지만 과식하지 않고 참을 만하였다.

· 동일 처방

· 동일 처방

제3진 ▶ X년 11/6

불결공포는 치유되고 화장실 변기도 소독하지 않고 사용할 수 있었다. 상열이 가볍게 다시 출현하고 변비가 해소되지 않아 낮에만 계지복령환을 도핵승기탕으로 변경하였다.

· 대시호탕	1포 X 3회	매식전
· 계지복령환	1포 X 2회	아침 저녁 식전
· 도핵승기탕	1포 X 1회	아침 식사전
· 우차신기환	1포 X 1회	취침전

· 동일 처방

제4진 ▶ X년 12/11

배변은 매일 볼 수 있었다. 상열은 거의 신경 쓰지 않아도 될 정도였다. 과호흡증후군도 일어나지 않는다.

· 동일 처방

· 동일 처방

Column 한방은 실험적 치료이다

서양의학에서는 환자의 객관적 생체정보를 수집하여 진단하고 진단명에 따라 치료약을 결정한다. 약의 유효성이나 부작용은 개발 치험이나 시판 후 조사를 통해 어느 정도 예측가능하다. 지금은 한방약도 양약으로 취급하여 서양의학적인 병명에 대한 치료약으로 평가하는데, 이렇게 해서는 한방약의 진가를 발휘할 수 없다.

표준적 한방진료에서는 의사는 주로 오감(주관)을 사용한 사진(망문문절)을 실시하여 환자의 생체정보를 모아 해석하고, 이에 바탕을 두고 「증(한방적 진단명)」을 결정하여 투여한다. 이 시점에서의 유효성이나 부작용은 예측 가능하지만, 그러나 개별 약효는 아직 미지이다. 일단 결정된 한방약을 처방하여 유효성을 평가하고 효과가 없거나 부작용이 발현했을 때는 처방을 변경한다. 이처럼 한방은 실험적 치료이기 때문에 한방에 관한 기본 지식과 기술을 익혀 연구목적이 아니라 환자를 위해 진료를 한다는 강한 의지를 품는 것이 윤리적으로 중요하다.

File 37 · 유방암 : 호르몬요법 중 다량의 발한

연령·성별	54세 여성
병명	유방암 수술 후, 호르몬요법 중
주소·증상	상열과 다량의 발한

현병력

→ X-14년과 X-3년에 오른쪽 비침윤성 유방암수술을 받고 X-1년 10/3에 왼쪽 유방 완전적출수술을 하였다. 같은 해 11월부터 놀바덱스® 복용을 시작하였다.

→ X년 5월경부터 낮 동안 2시간 간격으로 온몸이 달아오르며 땀이 났다. 밖에서도 땀으로 흠뻑 젖기 때문에 외출을 할 때는 갈아입을 옷을 가지고 다녀야 한다. 또 야간에도 4~5회 땀을 아주 많이 흘리기 때문에 몇 번이고 잠을 깨 옷을 갈아입어야 한다.

→ 같은 해 9/25, 유선과(乳腺科) 소개로 한방협진을 받게 되었다. 상열로 땀이 난 다음에는 오슬오슬 한기가 들었다.

한방적 문진

→ 식욕은 있으며, 냉증은 없으나 발이 화끈거린다. 배변은 1회 보통변이지만, 가끔 설사를 한다. 복부팽만이 있으며, 방귀가 많다. 야간뇨 1회. 가벼운 구갈이 있다. 안면홍조 발작 때에는 다량의 땀이 난다.

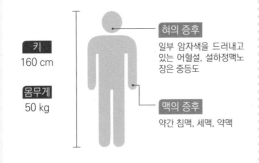

키
160 cm

몸무게
50 kg

혀의 증후
일부 암자색을 드러내고 있는 어혈설, 설하정맥노장은 중등도

맥의 증후
약간 침맥, 세맥, 약맥

복진의 증후

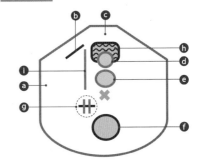

ⓐ 복력: 약간 부드러움
ⓑ 흉협고만: 우측에 경도
ⓒ 심하비경: 없음
ⓓ 심하계: 경도
ⓔ 제상계: 경도
ⓕ 제하불인: 경도
ⓖ 제방압통: 우측에 중등도
ⓗ 심하진수음: 인지하지 않으나 자각적으로는 있음.
ⓘ 복직근긴장: 좌측에 경도

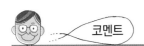

코멘트

본 증례는 [가미소요산+계지복령환]이 극적으로 효과를 발휘해 2개월간 투여한 후에 투약을 중지하였다. 호르몬요법을 계속해도 상열은 더 이상 없었다. 그러나 유방암에서 호르몬요법에 따른 모든 갱년기증후군환자에게 효과가 뛰어나는 것은 아니다. 한방협진외래에서 첫 번째 처방으로 효과를 보는 것은 전체의 절반 정도이다. 몇 번이고 조금씩 수정을 거치면서 비로소 유효한 한방약의 조합을 정할 수 있는 증례가 많다. 유방암의 호르몬요법은 5년 정도 장기간 계속되기 때문에 환자의 증에 맞는 적합한 처방을 찾을 때까지 의사와 환자는 끈기를 가지고 노력해야 한다.

치료경과

복후는 [시호계지탕(주처방)+당귀작약산(겸용방)]을 시사 하였는데, 맥후에서는 침세약이고, 「한열왕래」라는 증상에서 시호제로서 후세방의 가미소요산을 선택하였다. 또한 설후를 근거로 계지복령환증이 확실해 [(가미소요산+계지복령환)]을 주처방으로 하고 복후로는 당귀작약산을 겸용방으로 하여 치료를 시작하였다.

제1진 ▶ X년 9/25

- 가미소요산　　　1포　　　　　　매식전
- 계지복령환　　　1포　 ✕ 3회
- 당귀사역산　　　1포　 ✕ 1회　　 취침전

- 놀바덱스 1정

제2진 ▶ X년 10/16

한방약을 복용한 후 발한은 현저하게 줄었다. 외출 중에도 옷을 갈아입지 않아도 되었다. 야간 발한 때문에 잠을 깨는 횟수도 줄었다. 장딴지에 가벼운 경련이 있다.

- 동일 처방

- 동일 처방

제3진 ▶ X년 11/27

한방약을 중단해도 붉게 달아오르지 않아 한방치료를 마쳤다.

- 동일 처방

- 동일 처방

제4진 ▶ X+1년 3/16

놀바덱스®를 계속 복용하지만 한방약을 먹지 않아도 열이 달아오르지 않는다.

- 없음

- 동일 처방

Column 의료에 수반하는 「예기치 않은 죽음」

천수를 누리고 죽는 것을 대왕생(mature death)이라고 한다. 갑작스런 사고나 병으로 인해 인생의 도중에 죽는 것을 예기치 않은 죽음(immature death)이라고 한다. 졸렬하거나 과잉적 의료행위로 인한 죽음도 예기치 않은 죽음이다.

진행암 환자는 때론 의사에게 원한이나 분노를 품기도 한다. 의사의 오진이나 병의 상태를 인식하지 못해 진단이 늦어지고 치료 기회를 놓친 환자, 의사가 공부에 힘쓰지 않아 KM-CART, 골 시멘트, 감마나이프 등, 효과적인 치료를 받지 못해 고통 속에 지내는 환자. 더욱이 「암 의료를 거부하는 책」을 믿고 의료행위를 받지 않고 때를 놓쳐 후회하는 환자.

암은 특수한 병이 아니라 생명체로서 당연한 죽음에 이르는 자연스러운 과정 중의 하나이다. 의사의 역할은 환자를 영원히 살려내는 것이 아니라 환자의 고통을 없애고 죽을 때까지 편안하게 살아갈 수 있도록 도와주는 것이다. 이를 위해 의사는 동서고금의 여러 의학지식과 기술을 올바르게 습득해 둘 필요가 있다.

유 방 암

File 38 유방암 : 호르몬요법 중의 불면과 악몽

연령·성별	47세 여성
병명	왼쪽 유방암 수술 후, 방사선치료 후, 호르몬요법 중, 그레이브스병
주소·증상	안면홍조와 악몽

현병력

→ X-1년 4월 왼쪽 유방의 석회화병소의 생검에서 지름 3 cm 유방암 진단을 받았다. 7월, 당 병원 유선과에서 왼쪽 유방암 수술을 하였다. 수술 후 좌상지의 림프부종 출현, 8월말부터 졸라덱스® 주사와 놀바덱스®투여를 시작한 후, 식욕부진, 불면, 우울, 상열, 현기증, 이명, 난청, 어깨 통증, 전신권태감이 출현하였다. 좌난소종양과 자궁근종에 의한 좌하복부의 위화감이 있다. 저기압일 때 기분이 가라앉고 두통과 구토감이 생긴다. 9~11월, 좌흉부~액와부에 방사선치료(50 Gy)를 하였다. 그 무렵부터 악몽을 자주 꾸었다. 남편이 직장일로 싱가포르에 체재 중이었기 때문에 환자는 일본과 싱가포르를 왕래하였다. 9월부터 불안, 불면(잠이 얕고 1시간마다 잠이 깸), 우울을 주로 종양정신과에 통원하였다. 수면제를 복용해도 잠을 편히 자지 못하였다.

→ X년 1/24, 종양정신과에서 한방협진소개를 받아 왔다.

한방적 문진

→ 옅은 잠, 냉증으로 겨울에는 전기담요를 사용하여 잠을 든다. 배변은 보통으로 1~2회, 야간뇨는 없다. 구갈 있으나 따뜻한 것을 3리터 정도 마신다. 여름에는 땀을 많이 흘리며, 반년 전에 폐경.

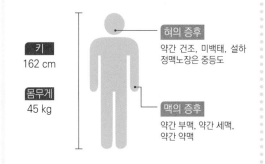

키
162 cm

몸무게
45 kg

혀의 증후
약간 건조, 미백태, 설하정맥노장은 중등도

맥의 증후
약간 부맥, 약간 세맥, 약간 약맥

복진의 증후

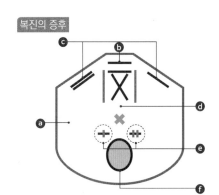

ⓐ 복력: 충실. 복부는 팽만하고 타진시 고음이 있음.
ⓑ 심하비경: 중등도
ⓒ 흉협고만: 우측에 중등도, 좌측에 경도
ⓓ 제상계: 없음
ⓔ 제방압통: 좌측에 중등도, 우측에 경도
ⓕ 제하불인: 경도

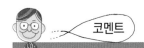

코멘트

　본 증례는 유방암 수술 후의 호르몬요법으로 식욕부진, 불면, 우울, 상열, 이명, 어깨통증, 전신권태감을 호소하였다. 처음에는 [대시호탕+계지복령환]이 효과가 뛰어났는데, 그 후에는 증이 변해 시호가용골모려탕이 효력이 있었다. 호르몬요법으로 갱년기증후군이 발생한 증례는 「시호제+구어혈제」가 유효한 경우가 많다. 시호제와 구어혈제 중에서 각각 무엇을 선택할지는 복후를 근거로 결정한다.

　제3진에서 감기에 걸려 악몽을 꾼 것은 감기로 증이 바뀌면서 일시적으로 [대시호탕+계지복령환]이 효과를 발휘하지 못했기 때문인 것 같다.

치료경과

복후를 근거로 [대시호탕+계지복령환]을 주처방, 우차 신기환을 겸용방으로 치료를 시작하였다.

제1진 ▶ X년 1/24

• 대시호탕	1포 ⎫	
• 계지복령환	1포 ⎬ X 3회	매식전
• 우차신기환	1포 X 1회	취침전

• Mercazole® 10 mg, Myslee® 5 mg

제2진 ▶ X년 1/31

숙면을 취할 수 있으면서 전체적으로 편안해졌다. 전신 권태감, 어깨 통증, 이명, 상열 등의 증상이 가벼워졌다. 「호르몬요법을 계속 받을 수 있어서 기쁘다」고 했다. 처방 은 제1진과 같다.

제3진 ▶ X년 2/14

식욕이 생기고 몸무게가 1 kg 늘었다. 스포츠센터에서 수영이나 요가를 한다. 현기증, 이명은 조금 나아졌다. 악 몽은 거의 꾸지 않는데 어제는 감기에 걸려서인지 본인이 교통사고로 죽는 꿈을 꾸었다. 감기로 인해 열감, 인두통, 관절통, 근육통, 오른쪽 얼굴의 저림, 좌안검의 경련이 있 다. 얼굴이 붉고 맥은 부실, 자한이 있다.

• 계지탕	1포 ⎫	
• 마황탕	1포 ⎬ X 3회	매식전

• 동일 처방

제4진 ▶ X년 2/18

감기는 약을 먹고 하루 만에 나았다. 우차신기환이 없으 면 잠을 자지 못한다. 야간에 코막힘 등의 화분증 증상이 있다. 대장암이 걱정되어 주장조영(注腸造影)검사를 하 였다. 굴곡사행이 심한 과장결장(過長結腸)이었지만 대장 암은 아니었다.

• 대시호탕	1포 ⎫	
• 계지복령환	1포 ⎬ X 3회	매식전
• 우차신기환	1포 X 1회	취침전

• Mercazole® 10 mg, 오논® 4캡슐

제5진 ▶ X년 5/12

싱가포르에 2개월 반 동안 다녀왔다. 현지에서 에어컨 바람을 쐬어 수술자국이 아팠다. 우차신기환을 복용하면 빈뇨가 나타나지만, 먹지 않으면 잠을 자지 못한다. 대시 호탕과 계지복령환은 복용하지 않는다. 당분간은 우차신 기환만 처방한다.

• 우차신기환	1포 X 1회	취침전

• Mercazole® 10 mg

제6진 ▶ X년 7/17

변비 기색이 보이고 식욕이 없어 몸무게는 43 kg까지 감소하였다. 재차 한방적진단을 하여 주처방을 시호가용 골모려탕으로 변경하였다.

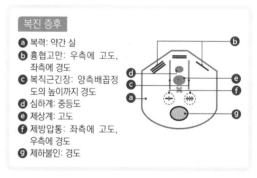

복진 증후
- ⓐ 복력: 약간 실
- ⓑ 흉협고만: 우측에 고도, 좌측에 경도
- ⓒ 복직근긴장: 양측배꼽정 도의 높이까지 경도
- ⓓ 심하계: 중등도
- ⓔ 제상계: 고도
- ⓕ 제방압통: 좌측에 고도, 우측에 경도
- ⓖ 제하불인: 경도

• 계지가용골모려탕	1포 X 3회	매식전
• 계지복령환	2포 X 1회	취침전

• 동일 처방

제7진 ▶ X년 7/25

시호가용골모려탕을 복용한 후 2시간이 지나자 기분이 안정되고 산뜻해졌다. 배변도 수면도 개선되었다. 「선생님 약이 효과가 있었습니다. 이렇게 몸 상태가 좋은 것은 처 음이에요」라고 했다. 처방은 제6진과 같다.

File 39 : 유방암 : 화학요법 후의 저리는 증상과 심한 냉증

연령·성별	64세 여성
병명	유방암 수술 후, 화학요법 후의 말초신경장애, 방사선피부염
주소·증상	저림, 심한 냉증

현병력

→ X-1년 7월, 왼쪽 유방암진단을 받고 본 병원 유선과에서 수술을 하였다(T2N1MO, ⅡB기). 11월, 구강점막(혀와 볼)에 통증이 나타났다. 11/20, 종양정신과 진료에서 패닉발작을 수반한 전반성 불안장애라는 진단을 받고 항불안약, 수면제, 항우울약을 투여하였다. X년 1~3월, 화학요법으로 먼저 AC요법(엔독산®+Adriacin®), 그러면서 탁솔® 주 1회 투여를 12코스 받았다.

→ X년 7~9월, 방사선치료(60 Gy)를 받은 후, 조사부의 따끔거리는 피부 통증, 심한 냉증, 식욕부진, 혀~구강점막의 통증, 불면, 불안, 손발저림, 좌하지 신경통, 발 근질근질 증후군, 좌배부통을 호소하였다. 아리미덱스®, 리보트릴(Rivotril)®을 복약. X년 9/6, 유선과 소개로 한방진료를 받았다.

한방적 문진

→ 식욕 없다. 불면으로 수면제를 복용. 심한 냉증으로 여름에도 전기담요를 사용. 때때로 설사. 야간뇨 2~6회. 구갈이나 땀은 없다.

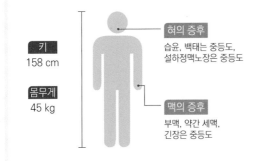

키
158 cm

몸무게
45 kg

혀의 증후
습윤, 백태는 중등도, 설하정맥노장은 중등도

맥의 증후
부맥, 약간 세맥, 긴장은 중등도

복진의 증후

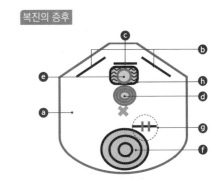

ⓐ 복력: 약간 부드러움
ⓑ 흉협고만: 양측에 경도
ⓒ 심하비경: 경도
ⓓ 제상계: 고도
ⓔ 심하계: 경도
ⓕ 제하불인: 경도
ⓖ 제방압통: 좌측에 중등도
ⓗ 심하진수음: 중등도

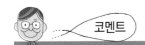

코멘트

본 증례는 유방암 수술 후에 예정된 치료를 전부 받았다. 예전부터 냉증이 심했지만 치료 후에는 냉증이 더욱 악화되어 여름에도 전기모포를 사용하였다. 불안불면 등의 정신증상이 있어 복후를 근거로 [시호계지건강탕+계지복령환]을 투여해도 증상은 개선되지 않고, [보제+우차신기환+부자말]로도 충분히 효과를 보지 못하였다.

침 치료를 실시하면서 심한 음허증이라는 사실을 확인한 후, 복령사역탕가작약탕(탕약)에서 포부자를 3 g/일로 투여하기 시작하였다. 그 후 서서히 포부자의 양을 늘려 포부자 8 g/일에서 냉증을 호소하지 않았다(113쪽 참조). 종양정신과에서도 리리카®와 심발타®(Cymbalta)를 처방받고 하지 저림이 약간 남아있기는 해도 거의 평상시의 생활을 보낼 수 있었다.

치료경과

정신과에 통원하며 향정신약을 복용중인 환자이다. 정신증상과 복후를 살펴 [시호계지건강탕+계지복령환]을 주처방, 우차신기환 2포를 겸용방으로 하였다. 흉부조사부의 방사선피부염에 자운고를 처방하였다.

제1진 ▶ X년 9/6

- 시호계지건강탕   1포 ⎫
- 계지복령환   1포 ⎬ X 3회   매식전
- 우차신기환   2포 X 1회   취침전
- 자운고

- 아리미덱스®, Promac®D, Methycobal®, Alinamin®F, 렌돌민®, 데파스®, 리보트릴®

제2진 ▶ X년 9/27

자운고로 흉부의 방사선피부염은 호전되었는데, 다른 증상은 개선되지 않았다. 주처방을 [보중익기탕+우차신기환]으로 하고, 겸용방을 계지복령환으로 변경하였다.

- 보중익기탕   1포 ⎫
- 우차신기환   1포 ⎬ X 3회   매식전
- 계지복령환   1포 X 1회   취침전

- 동일 처방

제4진 ▶ X년 11/22

좌하지의 신경통은 5/10 정도로 가벼워졌지만, 배부통, 설통, 식욕부진, 불면불안, 전신권태감은 계속되고 냉증은 여전히 심했다. 보제를 십전대보탕으로 변경하고 부자말을 가미하여 겸용방은 당귀작약산가부자로 하였다.

- 십전대보탕   1포 ⎫
- 우차신기환   1포 ⎬ X 3회   매식전
- 부자말   1 g ⎭
- 당귀작약산   1포 ⎫
- 부자말   1 g ⎬ X 1회   취침전

- 동일 처방

제5진 ▶ X+1년 1/14

침 치료(비수, 위수, 신수, 지실, 대장수에 전기온침 40분 이상, 좌방광경, 삼음교에 유침)로 배부통과 하지 저림이 개선되어 복령사역탕가작약으로 변경하였다.

- 복령사역탕가작약(복령4 g, 인삼·건강·감초·작약 각 3 g, 포부자 3 g) 탕약   X 3복 매식전
- 우차신기환   2포 X 1회   취침전

- 동일 처방

제6진 ▶ X+1년 2/4

기분이 좋아지고 건강해졌다. 1회용 핫팩을 복부·배부·어깨에 붙이면 편해진다.

- 동일 처방(포부자 5 g으로 증량)

- 동일 처방

제9진 ▶ X+1년 7/22

종양정신과에서 리리카®를 처방받고 저림 증상도 좋아졌다. 일하는 것이 편해졌지만 움직이면 다음날 피곤을 느낀다. 몸은 따뜻해도 발은 차다.

- 동일 처방(포부자 8 g으로 증량)

- 동일 처방, 리리카®

제12진 ▶ X+2년 4/16

몸 컨디션이 좋고 식욕도 있다. 몸무게는 5 kg 늘어 50 kg로 패닉발작도 일어나지 않는다. 정신과에서 항우울약을 추가로 처방받았다.

- 동일 처방

- 동일 처방, 심발타®

File **40** 폐선암 : 이레사®로 인한 발진·설사·나른함

연령·성별	74세 여성
병명	폐선암, 다발뇌전이 · 뼈 전이, 이레사® 복용 중
주소·증상	이레사®에 의한 전신권태감, 피진, 설사

현병력

→ X-2년 2월, 모 시중병원에서 폐선암의 종격 · 폐문림프절전이, 다발성 뼈 전이, 다발성 뇌전이라고 진단.

→ X-2년 6월, 이레사®복용을 시작하고 완전관해가 되었지만, 그 부작용(설사와 피진) 때문에 12월부터 이레사® 투여량을 250 mg 격일로 감량하였다. 1년간 관해상태가 이어졌지만 X년 2/3, MRI에서 다발성 뇌전이를 확인하고 다시 이레사®를 250 mg을 매일 투여하는 것으로 한 결과, 뇌전이는 축소경향을 보였다.

→ 부작용으로 설사나 피진은 생기지 않았지만 전신권태감이 심해졌기 때문에 소개를 받고 한방협진을 찾아왔다.

→ 육군자탕, 우차신기환, Omepral®, 무코스타®, Biofermin®, 리제®(Rize)를 복용하고 있었다.

한방적 문진

→ 식욕보통, 불면으로 리제®를 복용 중. 가벼운 변비(1~2일에 1회). 야간뇨 3회. 냉증은 없다. 구갈도 없다. 움직이면 땀이 많다.

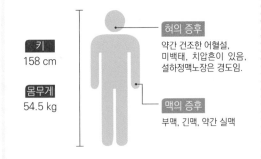

키 158 cm

몸무게 54.5 kg

혀의 증후
약간 건조한 어혈설, 미백태, 치압흔이 있음. 설하정맥노장은 경도임.

맥의 증후
부맥, 긴맥, 약간 실맥

복진의 증후

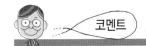

ⓐ 복력: 중등도. 복부는 팽만하고 타진시에 고음이 있음.
ⓑ 심하진수음: 없음
ⓒ 심하비경: 경도
ⓓ 흉협고만: 우측에 경도
ⓔ 제방압통: 양측에 중등도
ⓕ 제하불인: 경도

코멘트

본 증례는 폐선암의 다발전이 환자인데 이레사®가 효과적이었다. 뇌전이가 반복되어 감마나이프치료가 필요했는데도 뇌 이외의 전이병소는 진행되지 않아 암과 공생하고 있다. 전신권태감, 식욕부진, 설사, 피진 등의 부작용은 한방약으로 조금씩 호전을 보이고, 현재까지 이레사를 5년간 계속 복용하고 있다.

이레사®는 1년 정도 지나면 효과가 없기도 한데 한방약과의 병용으로 내성획득을 저지할 수 있으면 환자에게는 행운이다. 본 증례는 고령의 여성으로 골다공증으로 인한 골절 위험이 있었다. 그래서 이 치료를 도입했지만 이것도 장기 생명 연장의 가능성이 보였기 때문이다.

이레사®는 상피성장인자수용체(EGFR)유전자변이가 있는 비소세포폐암에 효과적이다. 또한 중대한 부작용인 간질성폐렴은 시판 후 부작용 모니터링에서 PS2이상, 흡연력, 간질성폐렴합병, 과거 화학요법 경험이 있는 환자에게 나타나기 쉽다고 한다.

치료경과

소개해준 곳에서 투여하던 육군자탕을 중지하고 진행암의 기본처방인 [보제+보신제+구어혈제]의 조합으로 한방치료를 시작하였다. 불면과 반복되는 뇌전이에 불안감을 느껴 보제로 보중익기탕을 선택하고 Constan®을 추가하였다.

제1진 ▶ X년 7/21

- 보중익기탕   1포 ⎫
- 우차신기환   1포 ⎬ X 3회   매식전
- 계지복령환   2포 X 1회   취침전

- 이레사®, Omepral®, 무코스타®, Biofermin®, 리제®, Constan®, 로페민®
- 더모베이트®(Dermovate) 두피 로숀

제3진 ▶ X년 9/15

설사와 기침은 해소되고 요통도 좋아졌다. 제2진(X년 8/18) 무렵부터 안면의 피진과 가려움이 심해져 자운고를 투여하였다. 나른함, 피부 가려움증, 현기증, 야간 빈뇨는 개선 경향이 있었다.

- 동일 처방
- 자운고

- 동일 처방

제4진 ▶ X년 12/8

가려움증은 가라앉고 목의 불쾌감도 조금 좋아졌다. 이레사®는 매일 복용하지만 로페민®과 Biofermin®의 복용으로 설사를 하지 않고 쇼핑도 갈 수 있을 정도이다.

- 동일 처방
- 자운고

- 동일 처방

제6진 ▶ X+1년 3/23

체력은 회복되었다. 2월 중순에 이레사®를 중단하였더니 3/15의 CT에서 뇌전이가 다시 증대하였다. 가려움증은 없는데 안면의 상기가 심하다. 얼굴의 울퉁불퉁한 부분이 약간 평편해졌다.

- 동일 처방
- 자운고

- 동일 처방

제7진 ▶ X+1년 4/26

4/6에 뇌전이소 14개를 감마나이프로 치료하였다. 이레사®는 피진이 고통스러워 4/3으로 중단하였다. 「효과가 좋은 이레사®를 그만두는 것은 안타깝다. 한방약으로 부작용을 경감시켜 복용을 해보자」고 설득하여 다음날부터 이레사® 복용을 재개하였다.

- 동일 처방
- 자운고

- 동일 처방
- Hidrudoid® soft ointment

제12진 ▶ X+2년 4/25

설사는 주 1회 정도로 하였다. 얼굴에 발적은 있어도 화장으로 커브 할 수 있다. 골밀도는 젊은 성인의 58%, 4/11부터 골다공증에는 비타민D, 비스포스포네이트제제, 칼슘제제를 투여하였다.

- 동일 처방

- 동일 처방, Onealfa®, Bonalon®, 유산칼슘

제15진 ▶ X+3년 1/23

X+2년 11/23에 뇌전이소 11개를 감마나이프로 치료하였다. 이레사® 투여 개시부터 5년 경과되었다. 건강하게 지낸다.

- 동일 처방

- 동일 처방

File 41 폐암과 유방암 : 수술 후 상처 통증과 냉증

연령·성별	58세 여성
병명	왼쪽 유방암, 폐암 수술 후
주소·증상	상처의 통증(수술상처가 냉하면 아프기 때문에 한여름 말고는 1회용 핫팩을 넣은 주머니를 단 가죽 웃옷을 만들어 보온을 유지하였다). 오른쪽 슬관절통.

현병력

→ X-5년 11/1. 모 병원외과에서 오른쪽 유방암진단을 받고 수술하였다. 침윤성유관암이었기 때문에 수술 후에 화학요법 [Farmo-rubicin®+엔독산®]을 4코스 받았다.

→ X-2년 1/25, 모 암센터에서 우측 폐선암 진단으로 우폐상엽의 절제술을 받았다.

→ 수술 후, 흉부의 피부반흔부가 딱딱해져 통증이 있었다. 위를 보고 반듯이 누운 자세에서는 흉부가 땅겨 아프기 때문에 왼쪽으로 누워서 자야한다. 통증은 특히 저기압일 때나 감기로 열이 날 때 더욱 심해진다. 한번 발생하면 1주일 정도는 계속되고 우측 상지 척골측이 저린다. 진통제, 습포, 연골 등이 효과가 없다. 상처가 차가우면 아프다.

→ X년 2/2, 주치의의 소개로 한방진료를 받으러 왔다.

한방적 문진

→ 식욕과 수면은 양호. 냉증으로 겨울에는 전기담요를 사용. 배변은 보통변으로 1회. 야간뇨 없음. 자한과 구갈은 보통. 양하지에 세락(모세혈관확장)이 두드러져 부끄러워 스커트는 입지 않는다.

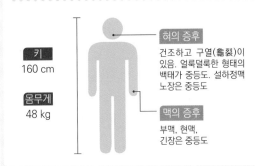

키	160 cm
몸무게	48 kg

허의 증후
건조하고 구열(龜裂)이 있음. 얼룩덜룩한 형태의 백태가 중등도. 설하정맥노장은 중등도

맥의 증후
부맥, 현맥, 긴장은 중등도

복진의 증후

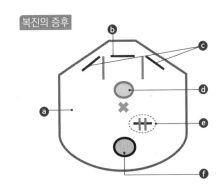

ⓐ 복력: 중등도
ⓑ 심하비경: 경도
ⓒ 흉협고만: 양측에 경도
ⓓ 제상계: 경도
ⓔ 제방압통: 좌측에 중등도
ⓕ 제하불인: 경도

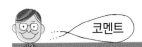

코멘트

본 증례는 저기압이나 냉증으로 폐암 수술 후의 상처 통증이 악화되고 또한 하지의 세락이 뚜렷하여 어혈과의 관련이 의심되었다. 한방치료로 세락이 쇠퇴함에 따라 통증도 가라앉는 것을 보고 어혈이 통증에 영향을 미친다고 보았다. 이 환자는 외래에서 항상 밝게 웃고 있어 심리적 스트레스 통증에 대한 관여는 느껴지지 않았다.

상처통에는 한방약이 우수하지만 1년 넘게 유방암의 다발전이가 있어 뼈 통증에는 메타스트론® (Metasteon), 비스포스포네이트제제를 투여하였다. 환자는 전신상태가 서서히 악화되어 X+3년 4/27에 사망하였다. 좀 더 빨리 보제로 처방을 전환하는 것이 좋았을지도 모르겠다.

치료경과

유방암과 폐암은 치유되었다 보았다. 복후를 살펴 [소시호탕+계지복령환]을 주처방으로 하고 우차신기환을 겸용방으로 한방치료를 시작하였다.

제1진 ▶ X년 2/2

• 소시호탕	1포 ⎫	X 3회	매식전
• 계지복령환	1포 ⎭		
• 우차신기환	1포	X 1회	취침전

• 없음

제2진 ▶ X년 3/2

한방약을 복용한 후 15분 정도 지나면 몸이 따뜻해지고 상태가 좋아졌다. 위를 보고 누워도 상처가 땅기는 감이 없다. 수술 후의 흉벽반흔부가 부드러워졌다. 저기압일 때도 통증은 나타나지 않는다. 우측 무릎 통증도 좋아졌다.

• 동일 처방

• 없음

제3진 ▶ X년 5/28

저기압에서도 통증이 나타나지 않아 「예전에는 몸 상태로 날씨를 예측할 수 있었는데 이제는 못하겠다.」며 기뻐하였다.

• 동일 처방

• 없음

제4진 ▶ X년 6/29

양하지의 세락이 5월경부터 드러나지 않게 되었다. 「이전에는 하지의 혈관이 거미줄 같이 드러났다. 창피해서 치마를 못 입었는데 올해는 입을 수 있을 것 같다」고 좋아했다.

• 동일 처방

• 없음

제8진 ▶ X+1년 4/20

X+1년 3월의 CT와 4월의 MRI, PET로 다발성 폐전이·뼈 전이가 발견되었기 때문에 유선화학요법과에 소개해 주었다. 한방치료를 종료하였다.

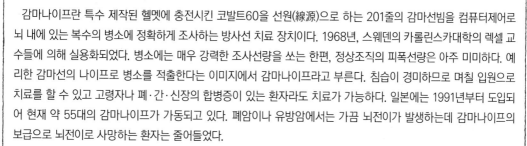

Column 전이성뇌종양에 감마나이프

감마나이프란 특수 제작된 헬멧에 충전시킨 코발트60을 선원(線源)으로 하는 201줄의 감마선빔을 컴퓨터제어로 뇌 내에 있는 복수의 병소에 정확하게 조사하는 방사선 치료 장치이다. 1968년, 스웨덴의 카롤린스카대학의 렉셀 교수들에 의해 실용화되었다. 병소에는 매우 강력한 조사선량을 쏘는 한편, 정상조직의 피폭선량은 아주 미미하다. 예리한 감마선의 나이프로 병소를 적출한다는 이미지에서 감마나이프라고 부른다. 침습이 경미하므로 며칠 입원으로 치료를 할 수 있고 고령자나 폐·간·신장의 합병증이 있는 환자라도 치료가 가능하다. 일본에는 1991년부터 도입되어 현재 약 55대의 감마나이프가 가동되고 있다. 폐암이나 유방암에서는 가끔 뇌전이가 발생하는데 감마나이프의 보급으로 뇌전이로 사망하는 환자는 줄어들었다.

File 42 폐암 : 수술 후 늑골부의 압박감

폐암

연령·성별	65세 여성
병명	좌측 폐암 수술 후
주소·증상	좌측 늑골부에 철판이 낀 압박감

현병력

→ X-4년 12월, 좌측 폐암 수술을 받았다.

→ X년 3월, 1년간 병간호를 하던 어머니가 사망. 4월부터 날카롭게 끽-하는 이명이 나타나고, 불면 때문에 할시온®을 복용하였다. 매일 오후 2시경이 되면 폐암 수술 후의 좌늑골부에 철판이 낀 것 같은 압박감이 있어 옆으로 누워 지냈다.

→ 8월, 근처 의원에서 필로리균을 제거한 후부터 속 쓰림이 있고 몸이 휘청거렸다. 불면에는 [할시온®+리제®]를 투여하고 속 쓰림에는 Protecadin® 2정을 투여하였다.

→ 9월 중순, 근처 의원에서 가미소요산을 투여 받았으나, 체열감과 휘청거림이 있어 하루 만에 복용을 중지하였지만, 그 다음날에는 기운이 넘치고 기분이 좋았다. 10/6, 소개로 한방협진을 찾아왔다.

한방적 문진

→ 나른함이 심하고, 식욕은 약간 저하. 불면으로 할시온®복용. 하지가 차서 잘 때 양말을 신고, 전기담요를 사용. 보통 변 2회. 야간뇨 3회. 자한 없고, 구갈도 없지만, 입천장이 마르다. 손발 끝이 차다.

복진의 증후

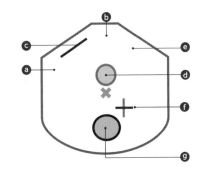

ⓐ 복력: 약간 부드러움, 복부 전체가 차가움
ⓑ 심하비경: 없음
ⓒ 흉협고만: 우측에 경도
ⓓ 제상계: 경도
ⓔ 복직근긴장: 없음
ⓕ 제방압통: 좌측에 경도
ⓖ 제하불인: 경도

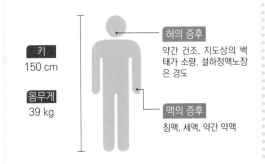

키
150 cm

몸무게
39 kg

혀의 증후

약간 건조, 지도상의 백태가 소량, 설하정맥노장은 경도

맥의 증후

침맥, 세맥, 약간 약맥

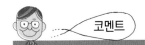

코멘트

본 증례는 4년 전에 좌측 폐암 수술을 받았다. 1년간 간호를 한 어머니가 돌아가신 것이 계기가 되어 수술 후 상처부인 좌늑골에 묵직한 압박감이 느껴지게 되었다. 이 상태는 기력이 저하된 「기허」, 기순환이 나쁜 「기체」 상태라고 보인다. 이전 병원에서 처방받은 가미소요산으로 좌흉부의 불쾌감과 불면은 조금 개선되었다. 하지만, 변비, 구토증, 몸의 휘청거림이 발생한 것을 보면 제대로 정곡을 찌르지

못한 느낌이다. 환자가 기허상태였기 때문에 보중익기탕으로 변경하자, 그 효과가 좋았다.

보중익기탕은 후세방의 대표적 시호제로 그 응용범위는 막대하여 예전부터 「의왕탕(醫王湯)」이라는 칭송을 받고 있으며, 고방의 시호제를 대표하는 소시호탕의 「속의 약」으로 위치 매김하고 있다. 폐암 수술 후의 늑간신경통에는 소시호탕 혹은 보중익기탕으로 좋은 결과를 보는 경우가 많다.

146

치료경과

이전 병원에서 가미소요산을 복용한 후에 기분이 좋아진 점을 참고로 어혈을 고려하여 [가미소요산+계지복령환]을 주처방으로 하고, 우차신기환을 겸용방으로 치료를 시작하였다.

제1진 ▶ X년 10/6

• 가미소요산	1포 ⎫		
• 계지복령환	1포 ⎬ X 3회		매식전
• 우차신기환	2포 X 1회		취침전

• 할시온®	0.125 mg ⎫		
• 리제®	1정 ⎬ X 3회	매식전	
• Protecadin®	20 mg	X 2회	아침 저녁 식전

제2진 ▶ X년 10/19

한방약을 복용한 후에 변비가 생기고 2주 후에는 구토증 때문에 식욕이 없어졌다. 그러나 체열감은 해소되고 좌흉부의 압박감은 1/2 정도로 호전되었다. 할시온®을 5일에 1회 정도 복용하면 수면에는 그다지 문제가 없다. 기력이 회복되지 않고 냉증이 심해 가미소요산을 보중익기탕으로 변경하였다. 어혈은 가벼웠기 때문에 계지복령환은 중지하였다. 속 쓰림에는 Protecadin®을 보다 강력한 위산분비억제제인 Takepron®으로 바꾸었다.

• 보중익기탕 1포	X 3회		매식전
• 우차신기환 1포	X 1회		취침전

• 할시온®	0.125 mg ⎫		
• 리제®	1정 ⎬ X 1회	취침전	
• Takepron®	15 mg	X 1회	아침 저녁 식전

제3진 ▶ X년 11/9

보중익기탕으로 변경한 후 매일 쾌변을 보면서 기력과 체력도 회복되었다. 몸의 휘청거림도, 누워 지내던 습관도 없어졌다. 속 쓰림과 좌흉부압박감이 사라지고 식욕도 생겨 몸무게는 0.5 kg 늘었다. 할시온®은 3주에 1회 복용할 정도로 수면이 좋아졌고, 리제®는 필요 없게 되었다. 야간 빈뇨도 없어졌다.

• 동일 처방		

• Takepron®	15 mg X 1회	아침 식전

Column 『상한론』은 4차원의학

서양의학은 공간병리학을 바탕으로 형태학을 근거로 하는 3차원의학이다. 여기에는 시간의 경과와 더불어 어떻게 변해 가는지에 관한 시점은 없다. 한편 한방의학의 교과서인 『상한론』에서는 환자 상태가 시간축에서 어떻게 변하는지를 살피고, 이에 따라 치료약을 바꾸어가는 것이 치료의 원칙이다. 시시각각 변하는 환자의 상태를 시간축을 따라 파악하는 한방은 『4차원의학』이라고 할 수 있다. 정적인 3차원의학의 현대 서양의학이 『상한론』을 참고로 질병이 시간과 함께 변화를 일으킨다는 시점을 받아들이면 보다 높은 차원인 4차원의학으로 업그레이드 될 것이다.

File 43 외음부 암 의심 : 생검 후의 음부통과 변비

연령·성별	60세 여성
병명	외음부암
주소·증상	음부통, 변비

현병력

→ X-3년부터 지질이상증으로 크레스토®(Crestor)를 투여 받으면서 가끔씩 장딴지에 쥐가 났다.

→ X-2년 음부에 얼얼한 통증이 느껴져 근처 산부인과에서 진찰을 받았다. 좌측 소음순에 수포가 있어 생검을 한 결과 편평상피암이라는 진단이 내려졌다.

→ X-1년 5월, 본 병원 부인과를 소개받아 왔다. 외음부 Paget병이 의심되어 좌측소음순절제술을 하였는데 악성이라는 소견은 없었다. 그 후의 경과관찰 중에도 음부 통증을 호소하여 Staderm®연고, 에스트리올질정 등을 사용해도 얼얼한 통증은 계속되어 X년 3/29, 소개로 한방협진과에서 진료를 받게 되었다.

한방적 문진

→ 나른함은 없으며, 식욕은 있다. 냉증은 없으며, 변비로 시판 중인 설사약(〈목보다 위쪽의 약〉: 센나, 대황, 견우자, 작약, 천궁)을 복용하고 있지만, 3일에 1회 토끼 똥. 야간뇨는 없다. 땀은 보통이며, 구갈도 보통.

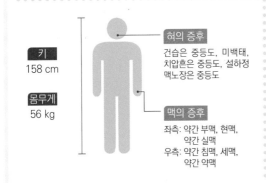

키
158 cm

몸무게
56 kg

혀의 증후
건습은 중등도, 미백태, 치압흔은 중등도, 설하정맥노장은 중등도

맥의 증후
좌측: 약간 부맥, 현맥, 약간 실맥
우측: 약간 침맥, 세맥, 약간 약맥

복진의 증후

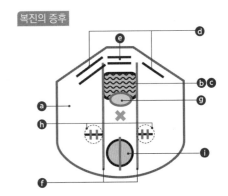

ⓐ 복력: 약간 실
ⓑ 심하진수음: 중등도
ⓒ 심하부가 약간 차가웁고, 피부는 습윤함.
ⓓ 흉협고만: 우측에 중등도, 좌측에 경도

ⓔ 심하비경: 중등도
ⓕ 복직근긴장: 복직근전체에 해당하는 경도
ⓖ 제상계: 경도
ⓗ 제방압통: 양측에 중등도
ⓘ 제하불인: 경도. 중중심

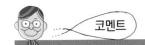
코멘트

본 증례에서 음부통의 원인은 확실하지 않지만, 어혈이 심하고 변비가 있고, 처음의 복후를 살펴 대시호탕과 도핵승기탕을 병용하였다. 배변은 좋아졌지만, 음부통은 개선되지 않았다. 이럴 때는 피부나 점막의 염증에 자운고가 특효약인 경우가 많다.

자운고는 에도시대 말기에 세계에서 최초로 전신마취 상태에서 유방암 수술을 하고 수많은 후진을 길러낸 외과의, 하나오카 세이슈(1760-1835)가 중국의 陳實功의 『外科正宗』 중의 「潤肌膏」를 개량, 즉 자근의 양을 늘리고 돈지를 가미하여 만든 연고이다. 자근, 당귀, 밀랍(벌집), 참기름, 돈지로 만든다. 자운고는 현재 일본에서 보험약가등재된 유일한 한방외용약이다. 적응은 화상·열상·치질인데, 이 외에도 다양한 피부나 점막의 염증(동상, 피부균열, 살갗이 튼 곳, 분자표적약에 의한 수족증후군, 방사선피부염 등)에도 유용하다.

치료경과

크레스토®와 OTC의 생약제제 「목보다 위쪽의 약」은 중지하도록 지시하였다.

제1진 ▶ X년 3/29

• 대시호탕	1포 ⎫	매식전
• 도핵승기탕	1포 ⎬ X 3회	
• 우차신기환	2포 X 1회	취침전

• 없음

제2진 ▶ X년 4/26

음부통은 개선되지 않고, 배변은 첫날에 연변이 6회 있었다. 그 후에는 1일 2~3회의 연변을 보면서 복부도 말끔해져 편했다. 도핵승기탕이 지나치다고 생각되어 그 양을 줄였다. 크레스토® 복용을 중지한 다음부터 장딴지에 쥐가 나던 것이 많이 좋아졌다. 만약에 쥐가 났을 때를 대비해 작약감초탕을 임시복용으로 처방하였다. 음부에 자운고를 바르도록 하였다.

• 대시호탕	1포 X 3회	매식전
• 도핵승기탕	1포 X 2회	아침 저녁 식전
• 우차신기환	2포 X 1회	취침전
• 작약감초탕	1포	필요시 복용
• 자운고	20 g	

• 없음

제3진 ▶ X년 6/21

음부통은 자운고를 바르면 곧 바로 참을만할 정도로 증상이 호전되었다. 도핵승기탕 1포로 매일 배변이 있다. LDL-콜레스테롤이 높아져 크레스토®를 다시 복용하였다.

• 대시호탕	1포 X 3회	매식전
• 도핵승기탕	1포 X 1회	조식전
• 우차신기환	2포 X 1회	취침전
• 자운고	20 g	

• 없음

제4진 ▶ X년 9/20

음부통은 가끔 얼얼할 정도로 좋아졌다. LDL-콜레스테롤은 정상화되고 장딴지에 쥐도 나지 않게 되었다. 가벼운 간기능장애(AST:67, ALT:45)가 있어서 대시호탕을 중지하였다(→3개월 후 간 기능은 정상화되었다).

• 도핵승기탕	1포 X 1회	아침 식사 전
• 우차신기환	1포 X 1회	취침전

• 없음

Column 하나오카 세이슈의 연고

하나오카 세이슈(1760-1835)는 기슈(와카야마)의 의사 집안에서 태어났다. 한방(고방)과 네덜란드 류의 외과의학을 배우고 통선산(曼陀羅華나 草烏頭 등 6가지 생약의 합제)으로 전신마취를 시킨 상태에서 세계에서 최초로 외과수술(유방암)을 한 외과의로 유명하다. 미국 시카고의 외과박물관에 세이슈를 기념한 방이 마련되어 있을 정도이다.

세이슈는 자운고 외에도 14종류의 연고를 만들었는데 이들은 모두 여러 식물성·광물성 생약을 향유, 송지, 참기름, 녹지, 돈지, 황람, 밀람 등과 함께 바짝 졸여서 연고로 만든 것이다(『春林軒膏方便覽』). 적(적룡고), 백(백운고), 청(청사고), 황(중황고), 흑(대현고) 등의 색으로 환자가 오용하지 않도록 구별하여 각각의 효능을 명확하게 한 점은 대단히 흥미롭다.

자궁체암 : 수술 후의 장폐색 반복

연령·성별	49세 여성
병명	자궁체암수술 후
주소·증상	장폐색의 반복, 장연동항진, 폐쇄 공간에서의 답답함
현병력	

→ 젊은 시절부터 스트레스 등으로 긴장하면 과호흡발작이 일어났다.

→ X-13년, 양측 난소낭종적출술을 받았다.

→ X-2년 1/24, 자궁체암의 진단으로 준광범자궁완전적출, 양측부속기절제, 골반림프절곽청술이 있었다.

→ X년 2/15, 장폐색으로 1개월 입원. 4/17, 장폐색 재발로 8일간 입원.

→ 퇴원할 때부터 대건중탕 6포, 산화마그네슘, Laxoberon®을 복용하였다. 복부에 옥조이는 통증이 있다.

→ 5/16, 장폐색의 재발예방을 목적으로 산부인과 소개로 한방협진에 오게 되었다.

한방적 문진

→ 식욕은 없으며, 수면은 양호. 배변 불규칙. 야간뇨 1회. 냉증으로 겨울에는 전기담요를 사용. 발한 경향은 없다. 가벼운 구갈.

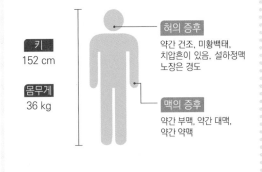

키
152 cm

몸무게
36 kg

혀의 증후
약간 건조, 미황백태, 치압흔이 있음, 설하정맥 노장은 경도

맥의 증후
약간 부맥, 약간 대맥, 약간 약맥

복진의 증후

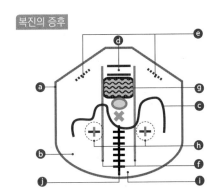

ⓐ 복벽: 얇은 베니아판 모양
ⓑ 복부팽만: 경도
ⓒ 장연동운동이 눈으로 보임
ⓓ 심하비경: 중등도
ⓔ 흉협고만: 양측에 경도
ⓕ 복직근긴장: 양측 복직근 전체에 해당하는 경도
ⓖ 심하진수음: 중등도
ⓗ 제방압통: 양측에 경도
ⓘ 제하불인: 없음
ⓙ 하복부 정중에 수술자국이 있음

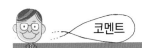 코멘트

본 증례는 자궁체암수술 후에 장폐색이 반복되었다. 복부에 조이는 통증이 있어 환자는 이것이 장폐색으로 재발이 되지 않을까 두려움을 가지고 있었다. 복벽은 얇고 장연동을 눈으로 확인할 수 있을 정도이다. 복부팽만과 복직근전장에 걸쳐 가벼운 이상긴장이 있어 대건중탕합소건중탕(오츠카 케이세츠에 의한 「중건중탕」, 엑기스제로는 대건중탕+계지가작약탕)으로 보았다. 하지만 냉증이 있으면서 부인과 암수술을 받은 후였기 때문에 [대건중탕+당귀건중탕]으로 하였다. 결과적으로 복통은 사라지고 장폐색은 재발하지 않으면서 그 후 5년간 몸무게는 42 kg까지 6 kg 회복되었다.

치료경과

복벽이 얇아 장연동이 눈으로 확인되는 전형적인 대건중탕의 복후이다. 복부팽만과 복직근의 이상긴장이 있는 점을 근거로 당귀건중탕을 대건중탕과 병용하였다.

제1진 ▶ X년 5/16

• 대건중탕	1포	} X 3회	매식전
• 당귀건중탕	1포		

• 없음

제2진 ▶ X년 6/6

복부를 조이는 통증은 조금 호전되고, 배변은 보통변을 1회 보았다. 식사 중에 공기기아감과 숨이 차는 증상이 있다. 과호흡증후군이 재발하고 갱년기장애 비슷한 상열이 일어난다. 취침 전에 당귀작약산을 추가하였다. 과호흡증후군에는 Lexotan®을 필요할 때 복용하도록 처방하였다.

• 대건중탕	1포	} X 3회	매식전
• 당귀건중탕	1포		
• 당귀작약산	1포	X 1회	취침전

• Lexotan® 필요시

제3진 ▶ X년 6/26

복부를 옥죄는 통증은 주에 1~2회로 줄었다. 과호흡증후군은 증상이 가벼워졌다.

• 동일 처방

• 없음

제4진 ▶ X년 8/7

죽 정도의 보통식을 먹을 수 있다. 복부팽만이 없고 복부가 조이는 일도 없다. 과호흡증후군도 전혀 발생하지 않았다. 불면을 호소하여 잠자리에 들기 전에 데파스®를 추가하였다.

• 동일 처방

• 데파스® 0.5 mg   X 1회   취침전

제8진 ▶ X+1년 4/13

충분히 수면을 취하지 못하면 복부에 위화감이 느껴졌다. 한방약을 1일 2회밖에 복용하지 않으면 복통이 일어난다. 몸무게는 39 kg까지 되었다. 데파스® 없이도 잠들 수 있다.

• 동일 처방

• 없음

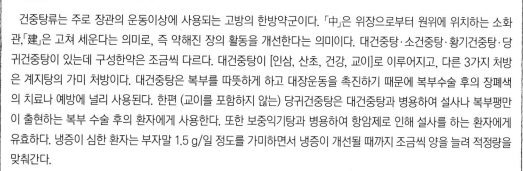

Column 건중탕류의 사용방법

건중탕류는 주로 장관의 운동이상에 사용되는 고방의 한방약군이다. 「中」은 위장으로부터 원위에 위치하는 소화관, 「建」은 고쳐 세운다는 의미로, 즉 약해진 장의 활동을 개선한다는 의미이다. 대건중탕·소건중탕·황기건중탕·당귀건중탕이 있는데 구성한약은 조금씩 다르다. 대건중탕이 [인삼, 산초, 건강, 교이]로 이루어지고, 다른 3가지 처방은 계지탕의 가미 처방이다. 대건중탕은 복부를 따뜻하게 하고 대장운동을 촉진하기 때문에 복부수술 후의 장폐색의 치료나 예방에 널리 사용된다. 한편 (교이를 포함하지 않는) 당귀건중탕은 대건중탕과 병용하여 설사나 복부팽만이 출현하는 복부 수술 후의 환자에게 사용한다. 또한 보중익기탕과 병용하여 항암제로 인해 설사를 하는 환자에게 유효하다. 냉증이 심한 환자는 부자말 1.5 g/일 정도를 가미하면서 냉증이 개선될 때까지 조금씩 양을 늘려 적정량을 맞춰간다.

File 45 자궁체부암 : 수술 후의 대상포진 후 신경통

연령·성별	72세 여성
병명	자궁체암수술 후
주소·증상	우측흉부(Th-3-4)의 대상포진 후 신경통
현병력	

→ X-1년 7월, 부정출혈이 있었음.

→ 10/6, 본 병원 부인과에서 자궁체부암 진단으로 준광범자궁완전적출술을 받았다.

→ X년 3/17, 우측흉부~액와(우측 Th3-4영역)에 대상포진이 발현하였다.

→ 6/26, 대상포진은 치유되었지만, 같은 부위에 신경통 후유증이 남아 밤에 그 통증으로 잠을 깼다.

→ 7/31, 우측흉부(Th3-4)에 대상포진이 생긴 후 4개월이 경과하였는데도 같은 부위에 색소침착과 신경통이 남아 부인과에서 한방 협진을 소개해 주었다. 복부초음파검사에서 담석으로 인한 주췌장관의 확장이 확인되었다.

한방적 문진

→ 냉증으로 겨울에는 전기담요를 사용. 오른쪽 팔~어깨에 걸친 냉증이 있다. 심한 변비로 배변은 1주일에 한 번. 야간뇨 3회. 구갈과 자한은 없다.

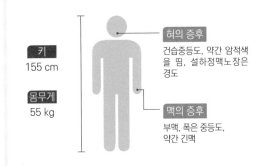

키
155 cm

몸무게
55 kg

허의 증후
건습중등도, 약간 암적색을 띰, 설하정맥노장은 경도

맥의 증후
부맥, 폭은 중등도, 약간 긴맥

복진의 증후

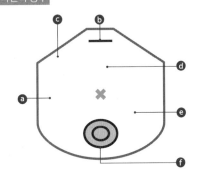

ⓐ 복력: 약간 실함
ⓑ 심하비경: 경도
ⓒ 흉협고만: 없음
ⓓ 심하진수음: 없음
ⓔ 제방압통: 없음
ⓕ 제하불인: 중등도

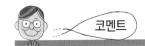

코멘트

　본 증례는 이전부터 냉증을 가지고 있으면서, 자궁체부암 수술 후 반년이 지나 대상포진이 생겼다. 급성기가 지난 4개월 후에도 그 통증이 남아있다. 갈근탕을 복용한 후, 우측 가슴~겨드랑이의 통증은 조금씩 나아지기 시작하여 1개월 정도 지나자 그 통증은 상당히 편안해져 우측 상지를 위로 들어 올릴 수 있었다. 그 후 차게만 느껴지던 우측 어깨~우측 상지에 온기가 느껴졌다. 그러나 몸이 냉하면 통증이 다시 출현해 장기간 갈근탕을 복용해야 했다.

치료경과

대상포진은 급성기에도, 그 후의 대상포진 후 신경통 시기에도 「태양병」의 처방이 효과가 있다. 땀은 나지 않고 맥은 「부 약간 긴장」이었기 때문에 갈근탕을 투여하였다.

제1진 ▶ X년 7/31

• 갈근탕	1포 X 3회	매식전
• 없음		

제2진 ▶ X년 8/31

갈근탕 복용을 시작하고 나서 통증이 일어나는 간격이 서서히 멀어졌다. 복용을 시작한 지 1개월이 되자 우측 상지가 치료시작 때 90도였는데 170도까지 올라갔다. 담석에는 우루소®를 투여하였다.

• 동일 처방		
• 우루소® 200 mg X 3회		매식후

제3진 ▶ X년 11/30

우측 상지에서 어깨에 걸쳐 이전에는 냉했는데, 따뜻한 감이 생겨 왼쪽과 거의 온도가 같아졌다. 색소침착은 연해졌다.

• 동일 처방	
• 동일 처방	

제4진 ▶ X+1년 3/1

몸이 냉하면 대상포진 후 신경통을 느끼는 정도.

• 동일 처방	
• 동일 처방	

제5진 ▶ X+1년 6/7

대상포진 후 신경통은 추울 때 얼얼할 정도만큼 개선되어 갈근탕을 중지하였다.

• 없음	
• 동일 처방	

제6진 ▶ X+1년 9/6

우측 흉부의 위화감은 해소되지 않았다. 갈근탕을 복용할 때가 오히려 편안하다고 해서 환자가 원하는 대로 다시 투여를 재개하였다.

• 갈근탕	1포 X 3회	매식전
• 없음		

> **Column** 대상포진 후 신경통의 제1선택약은 한방약
>
> 대상포진 후 신경통 치료에는 진통보조약으로 삼환계항우울약(Tryptanol 등), 항간질약(Gabapen® 등)이 의사의 재량으로 사용되는 한편, 리리카®(프레가발린)가 근래 보험적용 대상이 되었다. 그러나 리리카®에는 탈력, 현기증, 의식소실, 졸음, 소화기증상 등 여러 부작용이 나타나 복용이 힘든 환자가 많다. 또 신배설형 약제 때문에 신기능이 저하된 암 환자에게 과잉 투여될 가능성이 많다.
>
> 한편 『상한론』에 실린 태양병의 한방약은 이런 부작용이 없을뿐더러 효과가 빨리 나타나고, 리리카®에 비해 안전하고도 가격도 아주 저렴하다. 대상포진 후 신경통에는 한방약이 제1선택약이다. 단, 그 효과를 발휘하는 데는 「자한」의 유무를 판단하고 맥진에서 맥의 성상(부침, 태세, 강약)을 올바르게 판정해야 한다(8쪽, **그림3**).

File 46 자궁체부암 : 경막외마취 후의 척수액 누출로 인한 현기증

연령·성별	55세 여성
병명	자궁암 수술 후
주소·증상	경막외마취 후의 척수액 누출로 인한 현기증, 수술 후의 하지 림프 부종

현병력

→ X-1년 11/6, 자궁체부암(StageⅢa) 진단으로 경막외마취에 의한 준광범자궁완전적출술을 받았다. 수술 후 척수액 누출로 인해 회전성 현기증과 두통이 출현하여 다음날 자기혈을 경막외공에 주입하는 「Blood Patch요법」을 실시하였다. 그 후에도 경부통, 요통, 현기증이 계속되어 입원한 지 10일째 되는 날에 간신히 벽을 잡고 걸을 수 있었다.

→ 11/28에 퇴원하였지만 그 후 자택에서 2개월간 일어나지를 못하고 누워 지내면서 안정을 취해야 했다.

→ X년 2/27, 드디어 걷기는 했지만 등을 펴면 경부터 배부요부까지 심한 통증이 나타났다. 접골원에 다니면서 마사지를 받고 증상이 가벼워졌지만, 7월에 다시 통증이 나타났다. 8/30, 요통이 생겨 저녁 무렵부터 누워 있어도 흔들리듯이 현기증이 나타났다. 전신 부종과 우측 발의 저림도 있었다.

→ 8/31, 부인과 소개로 한방협진을 받았다.

한방적 문진

→ 식욕은 보통. 불면이지만, 수면제는 사용하지 않는다. 냉증이지만, 겨울에도 전기담요는 사용하지 않는다. 변비로 산화마그네슘을 복용. 야간뇨 3회. 수술 전부터 두통이나 동계가 종종 있었다. 땀이 잘 나면서 구갈이 있어 하루에 2리터 물을 마신다.

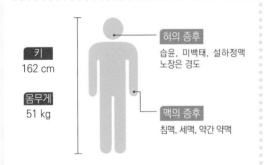

키 162 cm

몸무게 51 kg

혀의 증후
습윤, 미백태, 설하정맥 노장은 경도

맥의 증후
침맥, 세맥, 약간 약맥

복진의 증후

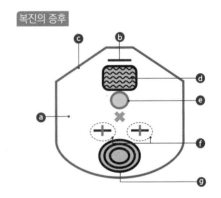

ⓐ 복력: 약간 부드러움
ⓑ 심하비경: 경도
ⓒ 흉협고만: 없음
ⓓ 심하진수음: 중등도
ⓔ 제상계: 경도
ⓕ 제방압통: 양측에 경도
ⓖ 제하불인: 고도

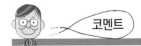
코멘트

본 증례는 자궁암 수술에서 경막외마취의 우발증으로 척수액 누출에 의한 현기증과 경부통, 전신 부종과 하지의 림프부종이 있었다. 처음에는 회전성 현기증으로 「택사탕」을 투여할 상태라고 봤다. 그런데 한방협진과 진료에서는 붕- 떠다니는 동요성 현기증이었기 때문에 수독에 의한 것으로 판단하고 진무탕을 선택하였다. 암증에 대한 보제는 보중익기탕을 병용하고 신허나 관절통을 고려하여 우차신기환을 겸용방으로 하였다. 그 결과 현기증, 전신부종·하지림프부종 등의 수독에 따른 증상은 모두 빠른 속도로 개선되었다.

치료경과

전신부종과 동요성 현기증은 「수독」이 원인이라고 판단하였다. 이런 경우에 특효약인 진무탕과 함께 보제인 보중익기탕을 주처방으로 하였다. 또한 야간 빈뇨와 제하불인, 오른쪽 발의 저림에는 우차신기환을 겸용방으로 하였다.

제1진 ▶ X년 8/31

- 보중익기탕 　　　　1포 ⎫
- 진무탕 　　　　　　1포 ⎬ X 2회　아침 저녁 식전
- 우차신기환 　　　　2포　X 1회　취침전

- 산화마그네슘 0.67 g

제2진 ▶ X년 9/20

한방약을 먹은 날부터 몸에 생기를 띠고 나른함이 경감하였다. 오른쪽 발 저림이 나아지고 야간뇨는 1회로 줄었다. 잠을 편안하게 푹 잘 수 있었다. 하지림프부종도 마사지로 증상이 가벼워졌다.

- 동일 처방

- 동일 처방

제3진 ▶ X년 11/8

림프부종은 경감하고 경부 긴장도 해소되었다. 야간뇨는 1회로 줄었다. 10월에는 중국에 출장을 다녀올 수 있을 정도로 회복되었다. 피곤할 때나 저기압이 되면 증상이 악화된다.

- 동일 처방

- 동일 처방

제7진 ▶ X+1년 6/5

꽤 움직일 수 있었지만 저기압일 때는 현기증이 난다. 직장을 바꿔 초등학교에서 급식담당 일을 한다. 직장에서는 무거운 식기를 운반해야 되는데 지금까지 아무튼 잘 해내고 있다.

- 동일 처방

- 동일 처방

제9진 ▶ X+1년 11/27

현기증도 둔부 부종도 사라지고 허리에 힘이 붙었다.

- 동일 처방

- 동일 처방

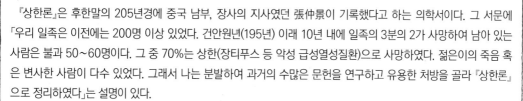

Column 『상한론』의 시대배경

　『상한론』은 후한말의 205년경에 중국 남부, 장사의 지사였던 張仲景이 기록했다고 하는 의학서이다. 그 서문에 「우리 일족은 이전에는 200명 이상 있었다. 건안원년(195년) 이래 10년 내에 일족의 3분의 2가 사망하여 남아 있는 사람은 불과 50~60명이다. 그 중 70%는 상한(장티푸스 등 악성 급성열성질환)으로 사망하였다. 젊은이의 죽음 혹은 변사한 사람이 다수 있었다. 그래서 나는 분발하여 과거의 수많은 문헌을 연구하고 유용한 처방을 골라 『상한론』으로 정리하였다」는 설명이 있다.

　이 서문의 진위는 불분명하지만 『후한서』를 보면 당시 중국에서는 수년에 한 번 정도 역병(전염병)이 반복적으로 돌았다. 이런 상황에서 정리한 『상한론』은 본래 급성열성질환에 대한 치료의 전술서(戰術書)이지만, 실제로는 기재된 처방의 대부분이 현대 사회의 만성질환에도 유용하다.

File 47 자궁육종 : 수술 후의 하지림프부종과 인후두이상감

연령·성별	51세 여성
병명	자궁육종수술 후
주소·증상	우측 하지림프부종과 인후두이상감
현병력	

→ X-1년 12월, 자궁육종으로 광범자궁완전적출술을 받았다. 이후, 십전대보탕을 투여했지만 식욕이 없고 몸무게는 수술 전의 58 kg에서 43 kg까지 줄었다.

→ 수술 후에 우측 하지의 림프 부종이 계속 나타나 압박스타킹을 착용하지만, 저녁이 되면 우측 하지가 부어올라 무겁게 느껴진다. 이전부터 인후두이상감이 있었고 내시경검사로 가벼운 역류성식도염이 확인되었다. 최근에는 증상이 악화되어 저녁 식사 후에 바로 잠자리에 들면 탄산 등의 위산역류증상을 강하게 느끼게 되었다.

→ X년 9/29, 부인과 소개를 받고 한방협진으로 오게 되었다.

한방적 문진

→ 식욕부진, 잠자리가 불편하여 옅은 잠. 변비기미로 잔변 감이 있다. 야간뇨 2~3회. 냉증으로 겨울에는 전기담요 를 사용. 구갈은 없으나, 여름에 많은 땀.

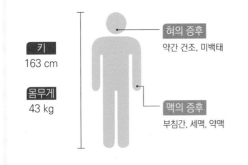

키	163 cm

혀의 증후
약간 건조, 미백태

몸무게	43 kg

맥의 증후
부침간, 세맥, 약맥

복진의 증후

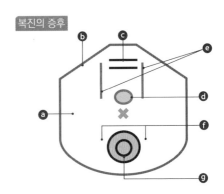

ⓐ 복력: 약간 부드러움, 경 도의 팽만이 있음
ⓑ 흉협고만: 없음
ⓒ 심하비경: 중등도
ⓓ 제상계: 경도
ⓔ 복직근긴장: 상복부의 끝에 경도
ⓕ 제방압통: 없음
ⓖ 제하불인: 중등도

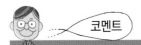

코멘트

본 증례는 보제인 보중익기탕과 함께 인후두이상 감과 복부팽만을 개선하는 반하후박탕을 주처방으 로 하였다. 여기에 우차신기환을 겸용방으로 하여 투여하였더니 식욕도 수면도 회복되고, 우측 하지의 림프 부종은 3개월 정도 지나자 소실되었다. 인후두 이상감도 차차 개선되었지만, 한방만으로는 효과가 충분하지 않아서 프로톤펌프 억제제인 Takepron®을 병용하면서 증상이 더욱 호전되었다.

인후두이상감증 환자의 절반 이상에서 위액이 인 후두로 역류(인후두산역류증:LPR)되는 현상이 관여 한다고 본다. 프로톤펌프억제제를 이용한 위산분비 억제가 효과적이다. 반하후박탕으로 복부팽만이 개 선되는 것은 LPR을 줄이고 인후두이상감이 개선되 는 기전의 하나라고 볼 수 있다.

치료경과

자궁육종 수술 후에 불면과 식욕부진이 있고 몸무게감소가 현저하였다. 이런 점을 고려하여 기허를 개선하는 작용이 강한 보제로 보중익기탕, 인후두이상감과 복부팽만에 유효한 반하후박탕을 겸용하여 주처방으로 선택하였다. 또한 제하불인이 심해 우차신기환을 겸용방으로 하였다.

제1진 ▶ X년 9/29

• 보중익기탕	1포	⎫	
• 반하후박탕	1포	⎬ X 3회	매식전
• 우차신기환	2포	X 1회	취침전

• 없음

제2진 ▶ X년 10/27

한방약을 복용한 후 바로 쾌변을 보고 수면의 질이 좋아졌다. 식욕이 생겼다. 인후두이상을 느끼는 위치는 내려갔다.

• 동일 처방

• 없음

제3진 ▶ X년 12/22

몸무게는 2 kg 증가하여 45 kg이 되었다. 우측 하지의 림프 부종은 개선되었다. 인후두이상감은 나아졌지만 과식하면 음식물이 체한 느낌이 들어 위산분비억제약 Takepron® 15 mg 2정을 추가하였다.

• 동일 처방

• Takepron® 15 mg 1정 X 2회   아침 저녁 식전

제4진 ▶ X+1년 2/16

Takepron®을 병용하고 나서 식욕은 더 나아지고 몸무게는 47.5 kg까지 늘었다. 우측 하지의 림프 부종은 소실되고 냉증도 개선되어 우차신기환을 중지하였다.

• 보중익기탕	1포	⎫ X 3회	매식전
• 반하후박탕	1포	⎬	

• 동일 처방

Column 한방약의 주장(注腸)투여법

소아나 의식장애 환자에게는 한방약의 경직장투여가 유용하다. 구토를 반복하는 소아에게 「오령산좌약」을 만들어 투여하는 의원도 있다. 한방약의 주장투여법은 필자의 스승인 이케다 카즈히로가 응급환자를 한방치료하면서 창안한 것인데, 1978년에 세계에서 처음으로 실시되었다.

환자를 왼쪽으로 눕히고 넬라톤카테터를 사용하여 20~30 ㎖의 따뜻한 물에 탄 한방약을 항문을 통해 주입한다. 한방약을 경직장적으로 투여하면 직장에서 직접 체순환으로 이행하고, 간에 의한 「first pass」를 피하기 때문에 효과는 재빠르고 강력하다.

또한 감초의 주성분인 글리칠리친산은 경구투여시 소화효소에 의해 분해되어 버린다. 하지만, 우루소®와 혼합하여 직장내에 투여하면 미변화체로 직장에서 잘 흡수되어, 강력 네오미노화겐씨®를 정맥투여 했을 때와 마찬가지의 유효성을 나타낸다. 만성간염의 신규치료법이 될 가능성이 있다(미노화겐 제약특허공보).

자궁육종 : 수술 후, 방사선장염으로 배변이상

연령·성별	63세 여성
병명	자궁육종, 다발폐전이, 수술·화학요법·방사선치료 후, 방사선장염
주소·증상	배변시의 복통, 대량의 점액변
현병력	

→ X-7년 4/11, 모 공립병원에서 자궁육종이라는 진단을 받고 광범자궁완전적출술을 받은 후, 다발폐전이가 출현하여 화학요법[시스플라틴+독소루비신+이포스파마이드]를 6코스 받았다.

→ X-6년 4월, 질벽에 국소재발되어 다시 화학요법을 13코스 받았다.

→ X-4년 3월, 자궁육종이 재발하여 모 도립병원에서 온열요법 4회와 방사선치료를 25회 받았다.

→ 그 후, 배뇨나 배변시의 외음부 통증이 출현하였다. 배변 때 생크림 같은 거품이 나는 점액변이 가스와 함께 큰 소리를 내면서 대량으로 배출되었다. 변은 진흙 상태의 설사변과 딱딱한 토끼똥이 혼재하였다. 설사로 인한 실변 때문에 외출도 여행도 할 수 없었다. 가끔 40℃의 발열이 있다.

→ X년 1/11, 부인과 소개로 한방협진을 받게 되었다.

한방적 문진

→ 식욕은 있다. 옅은 잠. 냉증으로 전기담요를 사용. 설사변을 2~3회. 방귀가 잦다. 야간뇨 2회. 발한경향이나 구갈은 없다.

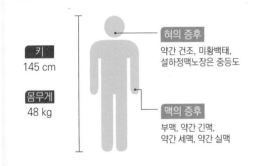

키
145 cm

몸무게
48 kg

혀의 증후
약간 건조, 미황백태,
설하정맥노장은 중등도

맥의 증후
부맥, 약간 긴맥,
약간 세맥, 약간 실맥

복진의 증후

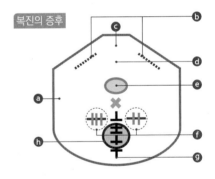

ⓐ 복력: 중등도, 경도의 팽만이 있음
ⓑ 흉협고만: 지극히 경도
ⓒ 심하비경: 없음
ⓓ 심하진수음: 없음
ⓔ 제상계: 경도
ⓕ 제방압통: 우측에 고도, 좌측에 중등도
ⓖ 하복부정중에는 수술자국이 있음
ⓗ 제하불인: 경도

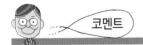

코멘트

본 증례는 자궁육종의 다발폐전이에 대한 각종 어렵고 힘든 치료를 받은 후에 기력과 체력이 바닥으로 떨어진 상태였다. 그러나 맥후나 복후를 보니 그 정도의 극단적인 음허증은 아니었다. 방사선치료 후의 배변이상이 주소였기 때문에 보중익기탕과 약해진 장관의 기능을 회복시키는 당귀건중탕을 병용하였다.

방사선장염에는 보중익기탕을 단독으로, 또는 [보중익기탕+당귀건중탕]이 효과가 좋을 때가 있다. 복부 CT에서 소장에 가스가 가득 차 있는 사실에서 소장내세균증식증에 의한 이상발효라고 생각하여 카나마이신과 Gascon®(소포제)를 투여하였다(111쪽). 2년 후에는 점액변이 소실되고 현재까지 5년 이상 상태는 안정되고 자궁육종의 재발도 없다.

치료경과

복후에서는 어혈을 암시하는 제방압통이 확실하여 구어혈제를 주처방으로 하고 신허에는 우차신기환을 겸용방으로 치료를 시작하였다.

제1진 ▶ X년 1/11

> • 계지복령환 1포　　X 3회　　　　매식전
> • 우차신기환 1포　　X 1회　　　　취침전
>
> • Gascon® 6정
> • Polyful® 6정

제2진 ▶ X년 1/25

한방약을 복용한 후에 심와부통이 생겨 이틀 만에 복용을 그만두었다. 복부 CT에서 소장에 가스가 가득해서 소장내세균증식으로 인한 이상발효로 생각해 카나마이신을 투여하였다. 복진을 다시 하여 경도의 심하비경과 중등도의 좌측 제방압통이 확인되었기 때문에 보제를 중심으로 하는 처방으로 변경하였다.

> • 보중익기탕 1포　　X 3회　　　　매식전
> • 계지복령환 1포　　X 1회　　　　취침전
>
> • 카나마이신 6 캡슐
> • Polyful® 6정

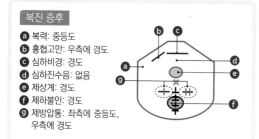

복진 증후
ⓐ 복력: 중등도
ⓑ 흉협고만: 우측에 경도
ⓒ 심하비경: 경도
ⓓ 심하진수음: 없음
ⓔ 제상계: 경도
ⓕ 제하불인: 경도
ⓖ 제방압통: 좌측에 중등도, 우측에 경도

제3진 ▶ X년 2/8

발열과 복부팽만은 해소되었다. 하지만 배변횟수는 1일 3회이며, 1회 배변에 40분 정도 걸린다. 잠들기 전에 계지복령환을 복용하면 침을 흘려 우차신기환으로 변경하고, 대장운동의 촉진을 목적으로 대건중탕을 병용하였다.

> • 보중익기탕　　　1포 ⎫
> • 대건중탕　　　　1포 ⎬ X 3회　　매식전
> • 우차신기환　　　2포　X 1회　　취침전
>
> • Polyful® 6포
> • Gascon® 6정
> • 카나마이신 6캡슐

제4진 ▶ X년 2/22

설사는 조금 개선되어 거품 같은 점액변의 양은 적어졌다. 야간뇨는 1회로 줄었다. 복직근 전장에 걸친 이상긴장은 없었지만, 대건중탕을 당귀건중탕으로 변경하였다. 카나마이신을 3캡슐로 감량하였다.

> • 보중익기탕　　　1포 ⎫
> • 당귀건중탕　　　1포 ⎬ X 3회　　매식전
> • 우차신기환　　　1포　X 1회　　취침전
>
> • 카나마이신 3캡슐
> • Polyful® 6포
> • Gascon® 6정

제8진 ▶ X년 9/19

설사, 복통, 발열이 개선되고 길이 4 cm 정도의 뭉쳐지는 유형변으로 바뀌었다. 카나마이신을 4캡슐로 늘리고 그 밖의 약은 2/3로 줄였다.

> • 보중익기탕　　　1포 ⎫
> • 당귀건중탕　　　1포 ⎬ X 2회　　아침 저녁 식전
> • 우차신기환　　　1포　X 1회　　취침전
>
> • 카나마이신 4캡슐
> • Polyful® 4포
> • Gascon® 4정

File 49 : 자궁양성종양 : 수술 후의 음부통과 심한 변비

연령·성별	44세 여성
병명	자궁경부종양 수술 후
주소·증상	음부를 침봉으로 찌르는 통증

현병력

→ X-1년 10월부터 양측 서혜부에 불쾌감을 느껴 다른 병원의 정형외과에서 진료를 받았다. 별다른 이상은 없었다.

→ 12월 하순에 근처 병원 부인과에서 자궁경부의 종양 진단을 받았다. 본 병원 부인과를 소개해줘 자궁완전적출술을 하였다. 수술 전에 악성질환이 의심되었지만 절제표본의 병리진단에서는 다행히 양성이었다.

→ X년 1월부터 하복부의 욱신거리는 둔통과 치골 밑에서 치구로 이어지는 부분에 침봉으로 찌르는 듯 격심한 통증이 있었다. 통증은 깨어있을 때 느끼는 경우가 많고 하루 종일 통증이 계속될 때도 있었다. 배꼽 주위에 불쾌감이 같이 있었다. 대장내시경검사에서 대장은 유착에 의한 굴곡사행이 심했다.

→ 4/17, 부인과 소개로 진찰을 받았다.

한방적 문진

→ 식욕은 있으며, 수면은 양호. 냉증이지만, 겨울에도 온열기구는 사용하지 않는다. 심한 변비로 하제인 Colac® 3정을 먹지 않으면 배변은 불가능하다. 야간뇨, 자한, 구갈은 없다.

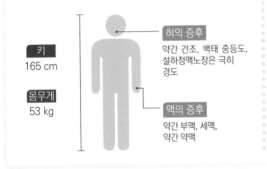

키
165 cm

몸무게
53 kg

혀의 증후
약간 건조, 백태 중등도, 설하정맥노장은 극히 경도

맥의 증후
약간 부맥, 세맥, 약간 약맥

복진의 증후

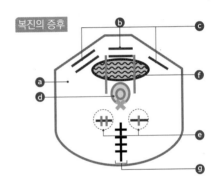

ⓐ 복력: 중등도
ⓑ 심하비경: 중등도
ⓒ 흉협고만: 우측에 중등도, 좌측에 경도
ⓓ 제상계: 중등도
ⓔ 제방압통: 우측에 중등도. 좌측에 경도
ⓕ 심하진수음: 고도
ⓖ 하복부 정중에 수술 자국 있음

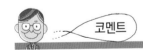
코멘트

　본 증례에서는 자궁완전적출 수술 후 하복부와 음부에 발생한 통증에 [주처방]삼황사심탕+도핵승기탕, [겸용방]당귀작약산가부자로 좋은 효과를 보았다. 삼황사심탕증에서 복후의 특징은 심하비(경)으로 보통 우측의 흉협고만이 같이 나타난다. 도핵승기탕증의 복후는 좌측 하복부의 S장결장부의 저항압통(소복급결)이 특징적이지만, 본 증례에서는 양측 배꼽 주변에 압통이 확인되었다.

　본 증례는 맥이 약하고 심하진수음이 분명해 초진 때는 강실증으로 보지 않았다. 그러나 만성질환에서는 「맥을 버리고 복부를 취해야」 할 때도 있다. 음부통에는 심리적 요인이 관여하기 때문인지 변비가 있으면 삼황사심탕이나 부자사심탕을 사용하고, 변비가 없으면 황련해독탕, 온청음, 반하사심탕(+감초) 등을 선택한다. 사심탕류가 유효한 경우도 많다.

치료경과

처음에는 음부통에 대한 치료약이 떠오르지 않아 복후를 바탕으로 소시호탕을 주처방으로 하고 당귀작약산을 겸용방으로 하여 치료를 시작하였다.

제1진 ▶ X년 4/17

• 소시호탕	1포 X 3회	매식전
• 당귀작약산	2포 X 1회	취침전

• Colac® 3정

제2진 ▶ X년 5/29

치골 위의 쿡쿡 찌르는 통증과 변비는 변함이 없다. 복후는 지난번과 마찬가지였다. 겸용방으로 도핵승기탕을 가미하였다.

• 소시호탕	1포 X 3회	매식전
• 도핵승기탕	1포 X 1회	점심 식전
• 당귀작약산	2포 X 1회	취침전

• 동일 처방

제3진 ▶ X년 7/10

양측 서혜부의 불쾌감과 음부 통증은 조금 개선되었지만, 변비가 여전히 심했기 때문에 주처방을 [대시호탕+도핵승기탕]으로 변경하였다.

• 대시호탕	1포 ⎫ X 3회	매식전
• 도핵승기탕	1포 ⎭	
• 당귀작약산	2포 X 1회	취침전

• 동일 처방

제4진 ▶ X년 8/11

양측 서혜부의 불쾌감과 음부 통증은 때로는 느끼지 않게 되었다. 변비는 조금 나아지고 Colac®을 줄였다. 대시호탕을 음부통에 효력이 뛰어난 삼황사심탕으로 변경하고 냉증에는 잠자리에 들기 전에 부자를 가미하였다.

• 삼황사심탕	1포 ⎫ X 3회	매식전
• 도핵승기탕	1포 ⎭	
• 당귀작약산	1포 ⎫ X 1회	취침전
• 부자말	1포 ⎭	

• Colac® 2정

제5진 ▶ X년 9/8

삼황사심탕으로 변경한 후, 배변은 극적으로 개선되고 Colac®을 복용하지 않고도 쾌변을 보았다. 우측 서혜부의 불쾌감과 음부통도 확실히 좋아졌다.

• 동일 처방

• 없음

Column 음부질환의 한방치료

File 49에서는 음부통에 [삼황사심탕+도핵승기탕]이 효과적인데 음부통이나 음부 가려움증에 유효하다는 한방약은 다음과 같다. 또한 File 43(148쪽)에서는 음부통에 자운고가 효과가 좋았는데 이것은 항문통에도 효과가 있으므로 시험해볼 가치가 있다.

①음부통:[실증]방풍통성산, 억간산, 통도산, 시호제+구어혈제(도핵승기탕, 계지복령환, 통도산), [허증]보중익기탕, 가미소요산, 마행의감탕, 형개연교탕, 팔미지황환, ②음부 가려움증[실증]용담사간탕, 인진호탕, 방풍통성산, 소풍산, 황련해독탕, 형방패독산. [허증]지백지황환, 온청음, 을자탕, 팔미지황환, 영강출감탕. [외용약]고삼 또는 사상자를 달인 즙의 외용(거즈에 묻혀 음부를 씻음).

File 50 자궁경부암 : 수술 후의 설사·냉증·삼차신경통

연령·성별	71세 여성
병명	자궁경부암 수술 후, 우측 삼차신경통, 설사형 과민성 장증후군
주소·증상	우측 삼차신경통, 설사, 현기증, 냉증
현병력	

→ X-2년 8/2, 자궁경부암의 진단으로 준광범자궁완전적출술, 양측 부속기절제술, 림프절곽청술을 받았다. 이전부터 오른쪽 볼에 경도의 통증이 있었는데 수술 후에 악화되었다. 치과 영역에서는 이상이 없고 두경과(頭頸科)에서 삼차신경통(제2지)으로 진단하였다. 테그레톨®(Tegretol)을 투여하면 몸이 심하게 휘청거려 중지하였다. 치아가 통증의 원인으로 보고 치아를 뽑았지만 통증은 개선되지 않았다.

→ X-2년 12/12. 본 병원 통증클리닉에서 진찰을 받았다. 안와하신경블럭을 실시해도 3일 만에 통증이 다시 시작되었다. 4회 받았지만 효과가 없었다. 리리카®를 50 mg부터 조금씩 늘려 150 mg에서 통증은 조금 개선되었다. 낮에 졸음이 심해 100 mg으로 양을 줄이자 통증은 여전하였다.

→ X-1년 4/16, 뇌신경외과적 수술 적응을 검토하기 위해 시중병원 뇌신경외과 진료를 받았다. 대학병원 뇌신경외과를 소개받고 삼차신경근에 의한 동맥압박이 확인되어 삼차신경 주위의 뼈를 여는 수술을 권유받았다. 그러나 환자는 수술할 결심이 서지 않아 테그레톨®을 처방받았다.

→ X년 4월부터 통증은 다시 악화되고 식욕부진과 전신권태감이 심해졌다. 8/22, 근처 의원에서 한방의 탕약(청심연자음가감방)을 처방받고 설사를 하였다. 침 치료를 받고 삼차신경통은 조금 호전을 보였지만 그 후 관자놀이에 수 십초 동안 발작성 통증이 몇 번이고 일어났다. 신경블럭을 실시해도 오히려 통증은 악화되었다.

→ 10/21, 부인과 소개로 한방협진 진료를 받게 되었다.

한방적 문진

→ 매우 나른하고, 어지럼증이나 휘청거림이 때때로 있다. 저녁에는 다리가 부어오른다. 식욕은 있지만 씹으면 아프기 때문에 충분히 먹을 수 없다. 수면은 양호하다. 아침에 변의가 있어서 깨며, 진흙형태의 대변이 오전 중에 4회, 오후에 수회 배변한다. 복부팽만은 없지만 방귀가 잦고 항문 근처에 찌르는 듯한 통증이 있다. 심한 냉증 때문에 전기모포가 없으면 잘 수가 없다. 야간뇨는 3회. 발한이 많이 된다.

복진의 증후

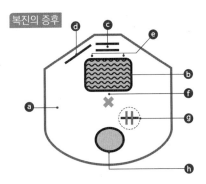

ⓐ 복력: 약간 부드러움
ⓑ 심하진수음: 고도
ⓒ 심하비경: 중등도
ⓓ 흉협고만: 우측에 경도
ⓔ 복직근긴장: 없음
ⓕ 제상계: 없음
ⓖ 제방압통: 좌측에 중등도
ⓗ 제하불인: 경도

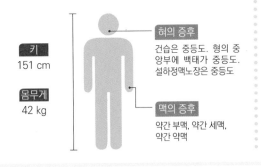

키
151 cm

몸무게
42 kg

혀의 증후
건습은 중등도. 혀의 중앙부에 백태가 중등도. 설하정맥노장은 중등도

맥의 증후
약간 부맥, 약간 세맥, 약간 약맥

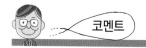

코멘트

본 증례는 자궁경부암을 발증하기 전부터 냉증과 현기증, 가벼운 우측 삼차신경통이 있었다. 양측의 난소절제를 포함한 부인과수술을 받은 후에 삼차신경통이 악화되었다. 신경블럭 등의 통증클리닉적 치료, 항간질약 테그레톨®과 신경인성통증에 활용되는 리리카®(프레가발린) 등의 효과는 역부족이고, 다른 병원에서 받은 한방치료나 침 치료도 그다지 효과가 없었다.

한방협진과에서 진료를 받을 때 냉증과 통증, 설사, 부종이 있고 복후에서 심하진수음이 확실한 점을 근거로 전형적인 진무탕 증으로 판단하였다. 나른함이 심하고 장기간 삼차신경통이 계속되어 신경외과적 수술을 권유받았지만, 정신적으로 궁지에 몰려 보중익기탕을 병용하였다. 냉증이 심했기 때문에 부자말을 3 g/일로 시작하여 4.5 g/일로 양을 늘렸더

니 삼차신경통은 확실히 개선의 조짐을 보이기 시작하였다. 이수제인 진무탕으로 부종이 호전되면서 몸무게가 2 kg 줄었다. 본 증례에서 삼차신경통은 신경 주행에 따른 조직의 부종이 그 발증에 관여하는 것 같다. 본 증례처럼 항콜린약이 금기인 설사 환자에게도 로페민®은 투여할 수 있다.

리리카®는 대상포진 후 신경통이나 항암제로 인한 신경병증에 적응이 있는데 실제로는 기대만큼 효과를 보지 못한다. 게다가 실신, 꾸벅꾸벅 졸음, 탈력을 비롯한 위독한 부작용이 있기 때문에 한방약을 적절히 사용하는 방법을 습득하는 편이 훨씬 상책이다.

삼차신경통은 시모미즈 코이치의 「立效散」으로 효과가 뛰어난 증례를 보고 한 것이 있는데, 「다음 한수」로 기억해 두면 좋을 것 같다.

치료경과

부종, 현기증, 심하진수음 등을 살펴 수독과 냉증의 한방치료를 시작하였다. 수독에 진무탕, 보제로서 보중익기탕을 선택하고 냉증에 부자말을 병용하였다. 녹내장으로 항콜린약을 사용하지 못해 로페민®을 병용하였다. 어혈과 불면에는 취침 전에 겸용방으로 계지복령환을 투여하였다.

제1진 ▶ X년 10/21

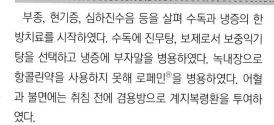

- 보중익기탕   1포   ⎱
- 진무탕   1포   ⎬ X 3회   매식전
- 부자말   1 g   ⎰
- 계지복령환   2포   X 1회   취침전

- 로페민® 3캡슐

제2진 ▶ X년 11/11

환자는 건강을 되찾았다. 복약 후에 설사는 멈추고 오히려 변비기미가 있어 로페민®의 양을 줄였다.

- 동일 처방

- 로페민® 2캡슐

제3진 ▶ X년 11/28

몸 컨디션은 좋아지고 숙면도 취할 수 있었다. 설사는 하지 않고 복부가 단단해졌다. 야간뇨는 2회로 줄고, 삼차신경통도 개선되어갔다. 부종이 없어져 몸무게는 40 kg까지 떨어졌다. 여전히 냉증이 있어 부자말을 4.5 g으로 늘렸다. 로페민®은 양을 더 줄였다.

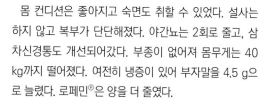

- 동일 처방(부자말을 1.5 g X 3회로 증량함)

- 로페민® 1캡슐

제4진 ▶ X+1년 3/3

삼차신경통은 이전의 2/10 정도까지 호전되었다. 이전에는 잠자리에서 일어날 때나 보행 중에 발작성 통증이 있어 걷지 못했는데 통증이 줄어 여행도 갈 수 있다. 배변은 보통변으로 3회, 야간뇨는 2회였다. 냉증이 개선되어 부자말을 3 g/일로 줄였다.

- 동일 처방(부자말을 1 g X 3회로 증량함)

- 동일 처방

File 51 자궁경부암복막파종 : 한방약과 괴이과립으로 장기간 암과 공존

연령·성별	57세 여성
병명	자궁경부암, 복막파종, 암성복막염
주소·증상	전신권태감, 부종, 복수

현병력

→ X-2년 8월, 모 대학병원부속 암센터 부인과에서 자궁경부선암, 방대동맥·양측 폐쇄림프절 전이(IVb기) 진단을 받고 DC요법[도세탁셀/카보플라틴(Carboplatin)]을 7코스 실시하였다.

→ X-1년 3월 수술을 받았지만 절제불능으로 시험개복으로 끝났다. 전골반(全骨盤) + 강내조사(腔內照射)에 추가하여 시스플라틴을 4회 투여하였다. 10월부터 이리노테칸을 3코스 투여해도 효과가 없고 흉막파종도 발생하였다.

→ X년 2월부터 Nedaplatin을 투여해도 남은 생명이 3개월 정도라고 듣고, 3/17 한방협진과에 소개받아 왔다. 미각저하, 변비, 구토, 체중이 심하다. 흉부초음파검사에서 대량의 복수저류와 복막파종이 확인되고 혈액검사에서 알부민:2.3, 프레알부민:4.8, 헤모글로빈:8.1, D-dimer:15.2, CRP:5.3, CA125:1,525였다. 알닥톤®A 75 mg과 라식스® 20 mg, Maglax®, 데파스®, 파리에트®10 mg, 조프란 자이디스®(Zofran Zydis)를 복용하고 있었다.

한방적 문진

→ 식욕 없고, 불면으로 데파스®를 복용중. 변비가 심하여 Maglax®를 복용하더라도 배변은 주 1회. 야간뇨 없음. 냉증으로 전기담요를 사용하여 잠을 든다. 구갈은 보통이며, 땀은 없다.

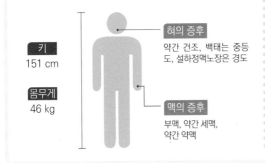

키 151 cm

몸무게 46 kg

혀의 증후
약간 건조, 백태는 중등도, 설하정맥노장은 경도

맥의 증후
부맥, 약간 세맥, 약간 약맥

복진의 증후

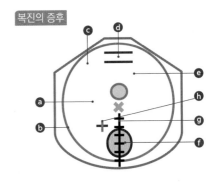

ⓐ 복력: 중등도
ⓑ 복부: 대량의 복수 때문에 팽팽하게 부풀어 있고, 타진시 고음이 있음.
ⓒ 흉협고만: 없음
ⓓ 심하비경: 중등도
ⓔ 복직근긴장: 없음
ⓕ 제하불인: 경도
ⓖ 하복부 정중에 수술 자국이 있음
ⓗ 제방압통: 우측에 경도

코멘트

본 증례는 자궁경부선암의 화학요법 후, 수술을 했는데 시험개복으로 끝났다. 그 후 가혹한 예후를 선고받고 완화케어(BSC)가 적합하다고 한 환자이다. 한방약과 괴이과립을 투여한 결과, 식욕과 배변은 개선되고 서서히 복수는 차지 않게 되었다. 종양마커의 CA125는 초진 때의 1525가 5개월 후에는 168까지 떨어졌는데 그 후 다시 증가하여 1년 후에 563, 2년 후에 3475, 2년 반 후 죽기 전에는 4457까지 증가해도 복수의 저류는 느리게 진행되었고 사망하기 전까지 고통은 그다지 호소하지 않았다.

치료경과

복강내종양의 기본처방인 [십전대보탕+우차신기환]을 선택하고 변비에는 마자인환을, 복수에는 이수약을 투여하였다.

제1진 ▶ X년 3/17

- 십전대보탕   1포 ⎤
- 우차신기환   1포 ⎦ X 3회   매식전
- 부자말   1 g   X 1회   취침전
- 마자인환   2포

- Promac®, Ferromia®, Panvitan®, Maglax®, 라식스® 20 mg, 알닥톤®A 75 mg

제2진 ▶ X년 4/14

배변이 개선되어 Maglax®는 중지하였다. 부종과 복부 팽만도 해소되고 몸무게는 1.5 kg 줄었다.

- 동일 처방

- 동일 처방

제3진 ▶ X년 6/9

4/21부터 괴이과립 20 g/일의 복용을 시작하였다. 5/3과 5/30에 복수를 배액하였다. 영양, 빈혈, CA125는 개선되었다.

- 동일 처방
- 괴이과립   20 g

- 동일 처방

제6진 ▶ X년 12/8

복수가 차지 않고 복수의 배액은 필요 없게 되었다. 암센터의 주치의에게 「살아있는 것이 신기하다」는 말을 들었다.

- 동일 처방

- 동일 처방

제8진 ▶ X+1년 3/29

3/16에 반년 만에 복수를 3 L 배액하고 복수여과농축제정맥주사법(KM-CART)을 실시하였다. 미각은 상당히 회복되고 식욕, 수면, 배변은 양호해졌다.

- 동일 처방

- 동일 처방

제14진 ▶ X+2년 3/21

1년 동안 몸 상태는 좋았는데 최근에 하혈이 있고 빈혈이 진행되어 수혈을 받았다. 1년 만에 복수 때문에 KM-CART를 받았다. 보제를 인삼양영탕으로 변경하였다.

- 인삼양영탕   1포 ⎤
- 우차신기환   1포 ⎦ X 3회   매식전
- 부자말   1 g   X 1회   취침전
- 마자인환   2포

- P괴이과립 20 g
- 동일 처방

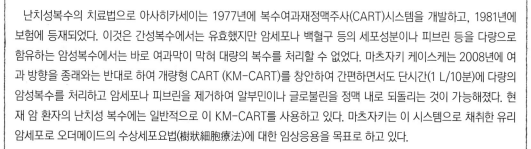

Column 복수여과재정맥주사법「KM-CART」

난치성복수의 치료법으로 아사히카세이는 1977년에 복수여과재정맥주사(CART)시스템을 개발하고, 1981년에 보험에 등재되었다. 이것은 간성복수에서는 유효했지만 암세포나 백혈구 등의 세포성분이나 피브린 등을 다량으로 함유하는 암성복수에서는 바로 여과막이 막혀 대량의 복수를 처리할 수 없었다. 마츠자키 케이스케는 2008년에 여과 방향을 종래와는 반대로 하여 개량형 CART (KM-CART)를 창안하여 간편하면서도 단시간(1 L/10분)에 다량의 암성복수를 처리하고 암세포나 피브린을 제거하여 알부민이나 글로불린을 정맥 내로 되돌리는 것이 가능해졌다. 현재 암 환자의 난치성 복수에는 일반적으로 이 KM-CART를 사용하고 있다. 마츠자키는 이 시스템으로 채취한 유리 암세포로 오더메이드의 수상세포요법(樹狀細胞療法)에 대한 임상응용을 목표로 하고 있다.

부인과 암

52

자궁경부암 : 수술 후의 갱년기증상과 야간 빈뇨

연령·성별	57세 여성
병명	자궁경부선암수술 후, 양측 부속기절제 후
주소·증상	현기증, 불면, 악몽, 어깨결림, 야간 빈뇨

현병력

→ X년 2월 중순, 자궁암검진에서 자궁경부선암 진단으로 본 병원 부인과를 소개 받았다.

→ X년 3/10, 준광범자궁완전적출술, 양측 부속기절제, 골반내 림프절곽청술을 받았다. 수술 후, 환자는 자궁의 상실감을 호소하였다.

→ 입원 중, 퇴원 직전에 불면, 불안, 안절부절 못함, 우울, 냉증, 현기증 야간 빈뇨 등의 증상을 주장하였다. 한방치료로 면역력을 높이고 싶다는 바람으로 부인과 소개로 한방협진을 받게 되었다.

한방적 문진

→ 식욕왕성, 나른함은 가볍다. 옅은 잠이며, 악몽을 자주 꾼다. 보통변 1회. 야간뇨 3회. 냉증으로 전기담요를 사용중. 구갈은 가벼우나 하루에 1리터의 물을 마신다. 땀은 그다지 없다.

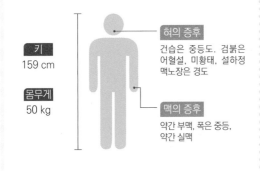

키
159 cm

몸무게
50 kg

혀의 증후

건습은 중등도. 검붉은 어혈설, 미황태, 설하정 맥노장은 경도

맥의 증후

약간 부맥, 폭은 중등, 약간 실맥

복진의 증후

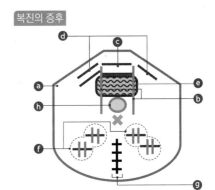

ⓐ 복력: 중등도
ⓑ 복직근긴장: 양 상복부의 끝에 경도
ⓒ 심하비경: 중등도
ⓓ 흉협고만: 우측에 중등도, 좌측에 경도
ⓔ 심하진수음: 중등도
ⓕ 제방압통: 양측에 광범위하게 중등도
ⓖ 제하불인: 하복부 정중에 수술 자국 때문에 확실하지 않음
ⓗ 제상계: 경도

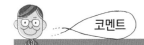
코멘트

본 증례는 자궁경부의 선암에 양측 부속기절제를 포함한 광범자궁전적출술을 받은 후에 정신증상을 비롯한 여러 증상을 호소하며 한방치료를 원했다. 초진 때는 복후에 따라 [소시호탕+계지복령환]을 주처방으로 하고 당귀작약산가부자를 겸용방으로 투여하자, 잠은 잘 자게 되었다. 그러나 야간 빈뇨가 개선되지 않아 잠들기 전에 한방약을 「여성 빈뇨의 특효약」이라는 청심연자음으로 변경하였다. 그 결과 야간 빈뇨는 극적으로 줄어들게 되었다. 직장 복귀 후, 10시~16시로 근무시간을 제한하였지만, 나른함이 심했기 때문에 주처방을 소시호탕에서 「소시호탕 내부의 약」이라는 보중익기탕으로 변경하자 나른함이 가벼워졌다.

치료경과

부인과암을 수술한 후이기는 해도 하복부의 어혈 압통이 심했다. 상복부의 복후로 결정한 소시호탕과 계지복령환을 주처방으로 하고 당귀작약산가부자를 겸용방으로 하였다.

제1진 ▶ X년 4/3

• 소시호탕	1포	⎫	
• 계지복령환	1포	⎬ X 3회	매식전
• 당귀작약산	1포	⎬ X 1회	취침전
• 부자말	1 g	⎭	

• 없음

제2진 ▶ X년 4/17

숙면을 취할 수 있고 악몽으로 가위눌리는 일은 점점 줄었다. 야간 빈뇨가 소실되지 않아 겸용방은 청심연자음 2포로 변경하였다.

• 소시호탕	1포	⎫ X 3회	매식전
• 계지복령환	1포	⎭	
• 청심연자음	2포	X 1회	취침전

• 없음

제3진 ▶ X년 5/15

야간뇨는 아주 가끔 일어날 정도로 줄었다. 5/12부터 직장에 복귀하였지만 일이 힘들어서 근무시간을 줄였다.

• 동일 처방

• 없음

제4진 ▶ X년 7/10

바빠서 몸이 처지고 두통, 어깨결림, 동계, 위트림이 있다. 소시호탕을 보중익기탕으로 변경하였다.

• 보중익기탕	1포 X 3회	매식전
• 계지복령환	1포 X 1회	아침 식사전
• 청심연자음	2포 X 1회	취침전

• 없음

제6진 ▶ X년 10/3

나른한 감은 없어졌다. 두통, 어깨결림, 동계 등의 갱년기증상도 호전되었다. 잠들기 전에 청신연자음을 복용하면 숙면을 취하게 된다. 야간뇨는 없어지고 악몽도 꾸지 않는다.

• 동일 처방

• 없음

Column 야간 빈뇨의 치료

야간 빈뇨는 수면의 질을 떨어뜨린다. 원인은 갈증으로 물을 많이 마시거나 음주, 부종, 스트레스로 인한 불면, 방광 문제 등 다채롭다. 취침 전에 술이나 수분을 섭취하지 않는다. 그리고 자기 전에 40℃의 입욕과 바르게 누워 사지를 들어 올리는 운동(바퀴벌레 체조)으로 부종경감을 지도한 다음에 환자의 상태에 맞추어 다음의 한방약을 잠들기 전에 1~2포 복용하도록 한다. 바퀴벌레 체조라는 것은 사지의 부종(림프구)을 정맥 내로 환류 시키기 위한 운동이다. 똑바로 위를 보고 누워 등을 바닥에 대고 하지를 천장을 향해 수직으로 들어 올려 잠시 흔들어 준다. 살충제를 맞은 바퀴벌레가 날뛰는 모습을 닮았다고 하여 이렇게 불린다.

① 먼저 우차신기환이나 팔미지황환을 투여하여 효과가 없으면 다음의 논리에서 한방약을 선택한다.

② 냉증이 심하면 당귀사역가오수유생강탕(수족냉)이나 영강출감탕(허리와 하지의 냉증)

③ 배뇨시의 불쾌감이 있으면 오림산, 용담사간탕, 저령탕

④ 정신스트레스나 긴장이 확실하면 청심연자음이나 가미소요산

⑤ 잠이 얕으면 계지복령환이나 산조인탕

File 53 난관암 : 수술 후 대건중탕에 의한 배변이상

연령·성별	58세 여성
병명	난관암수술 후, 화학요법 후
주소·증상	빈번한 방귀와 배변, 전신권태감, 하지 저림
현병력	

➜ X-1년 2월, 난관암의 근치술(Ⅱc기, S상결장을 30 cm 합병 절제)을 받고, 수술 후 화학요법(파클리탁셀×6개월간)을 실시하였다. 장폐색예방을 목적으로 대건중탕이 투여되고 재발 징후는 없지만, 방귀가 많아지고 낮 동안에는 수차례(1시간에 1회)의 배변이 있다. 회의 중에 자리를 뜨는 경우도 종종 있고, 식사 중에도 변의가 있다. 친구와 여행도 갈 수 없다. 밤에도 변의 때문에 몇 번이고 잠을 깬다. 편히 자지 못해 전신권태감이 있다.

➜ X년 8/21, 부인과 소개로 한방협진을 받으러 왔다.

한방적 문진

➜ 몸이 나른하다. 식욕은 있다. 배변은 1시간에 1회, 소량의 설사변이 잦다. 잠은 잘 자지만, 야간 수면 중에 변의가 자주 있어 숙면을 할 수 없다. 냉증으로 양말을 신고 잔다. 야간뇨는 1~2회. 젊었을 때 생리통이 심하였다. 땀은 보통.

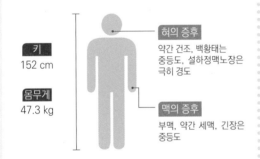

키
152 cm

몸무게
47.3 kg

혀의 증후
약간 건조, 백황태는 중등도, 설하정맥노장은 극히 경도

맥의 증후
부맥, 약간 세맥, 긴장은 중등도

복진의 증후

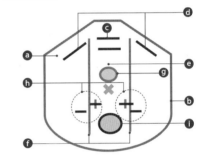

ⓐ 복력: 중등도
ⓑ 복부팽만: 경도
ⓒ 심하비경: 중등도
ⓓ 흉협고만: 양측에 경도
ⓔ 심하진수음: 없음
ⓕ 복직근긴장: 양측의 복직근 전체에 해당하는 경도
ⓖ 제상계: 경도
ⓗ 제방압통: 양측에 경도
ⓘ 제하불인: 경도

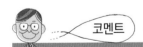 코멘트

본 증례는 난관암 수술 후에 투여된 대건중탕 때문에 방귀와 설사를 자주 하고, 일상생활에 지장을 초래하였다. 부인과의 담당의는 이런 증상이 대건중탕의 부작용이라고는 생각하지 못하고 계속 처방하였다. 대건중탕을 중지하였더니 방귀와 설사는 빠르게 개선되었다.

최근, 복부 수술 후에 외고집으로 대건중탕을 일률적으로 투여하는 외과 관련 의사가 많다. 물론 대건중탕은 원위대장의 연동운동을 강하게 촉진시키고, 장폐색의 예방이나 치료에 유용한 것은 사실이다. 하지만 반대로 본 증례처럼 장연동을 항진시켜 생활에 불편을 가져오게 하는 경우도 있다.

치료경과

대건중탕의 투여를 중지하였다. 복후를 살펴 약해진 소화관의 기능을 정상화하는 데 기본 처방인 [보중익기탕+당귀건중탕]을 투여하였다.

제1진 ▶ X년 8/21

- 보중익기탕　　　1포 ⎫
- 당귀건중탕　　　1포 ⎬ X 3회　　　매식전
- 우차신기환　　　1포 　X 1회　　　취침전

- 산화마그네슘, Gascon®

제2진 ▶ X년 7/19

대건중탕을 복용하지 않은 다음날부터 나른함이 없어졌다. 방귀도 줄었다. 식사 중에 화장실에 가거나 회의 중에 자리를 뜨는 일도 적어졌다. 밤에 변의 때문에 깨는 일은 없어졌다.

- 동일 처방

- 없음

제5진 ▶ X년 11/15

이전에 고생을 많이 했던 어깨 결림이 호전되었다. 식물성유산균의 섭취로 배변이 좋아졌다. 점심에는 식사를 절제한다. 개와 산보를 하고 자택에서 스트레칭운동을 하고 있다.

- 동일 처방

- 동일 처방

제8진 ▶ X+1년 10/25

쾌변을 보게 되었다. 몸무게는 47 kg으로 변함이 없다.

- 동일 처방

- 동일 처방

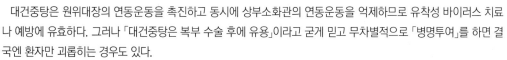

Column　대건중탕의 부작용

대건중탕은 원위대장의 연동운동을 촉진하고 동시에 상부소화관의 연동운동을 억제하므로 유착성 바이러스 치료나 예방에 유효하다. 그러나 「대건중탕은 복부 수술 후에 유용」이라고 굳게 믿고 무차별적으로 「병명투여」를 하면 결국엔 환자만 괴롭히는 경우도 있다.

Flie 53처럼 대장절제 수술 후 환자는 설사, 복통, 빈번한 변통, 복부팽만, 방귀 등을 일으킨다. 또한 위의 연동운동을 억제하여 Flie 18처럼 위암수술 후의 환자에게 투여하면 구토증·구토, 심와부통 등으로 식욕부진이나 몸무게감소가 발생하기도 한다.

『상한론』의 소건중탕의 조문에는 「잘 토하는 체질인 사람은 건중탕을 사용해서는 안 된다. 단맛을 가지고 있기 때문이다」라고 한다. 또한 옛날부터「잘 토하는 체질은 단 것으로 상태를 악화시킨다.」고 했다. 대건중탕에 포함된 대량의 교이(물엿·맥아당) 때문에 위의 연동운동이 억제되고 구토증·구토, 복부팽만이 발생하기 때문이다.

투약 후에 환자의 상태를 모니터링하여 약이 환자에게 맞는지 어떤지를 확인하는 것은 양약이든 한방약이든 당연히 필요한 일이다.

File 54 : 난소암 : 화학요법 후의 신체통과 하지 저림

연령·성별	58세 여성
병명	난소암 수술 후, 화학요법 후
주소·증상	하지 저림과 통증, 하복부, 서혜부 통증, 온몸을 옮겨 다니는 통증
현병력	

→ X-13년 뇌하수체종양 수술을 받고 그 후 호르몬보충요법과 항간질약을 투여 받았다.

→ X-3년 9/13, 다른 의원에서 난소암 진단으로 광범자궁완전적출술을 받은 후, 화학요법(파클리탁셀+카보플라틴)을 6코스 하였다. 화학요법 시행하면서 하복부의 쥐어짜는 통증, 서혜부의 땅기는 통증, 몸 안의 여기저기(왼쪽 어깨, 사지)를 수 십초 간격으로 콕콕 쑤시는 통증이 출현하였다.

→ X-2년 4/11, 난소암이 재발하고 골반·방대동맥림프절곽청술을 받았다. 그 후, 요배부, 좌측 서혜부에서 하지 통증과 저림이 심해 일을 하지 못하였다. 한방약이나 메치코발®을 투여해도 효과가 없었다.

→ X년 10/17, 본 병원 통증클리닉을 소개받고 하지의 통증과 저림에 미추경막외블록치료를 받았지만 효과가 만족스럽지 못했다. 그 날로 한방협진과에 소개를 받고 왔다.

한방적 문진

→ 식욕보통. 불면. 보통변으로 2일에 1회. 냉증으로 겨울에는 잘 때 전기담요를 사용한다. 야간뇨 1회. 목 위로 특히 얼굴에 땀이 잘 난다. 구갈이 있어 1일 2리터의 물을 마신다. 오빠 간병으로 스트레스가 많다.

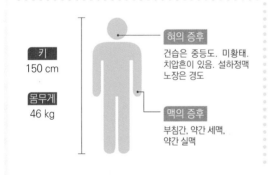

키 150 cm

몸무게 46 kg

혀의 증후
건습은 중등도. 미황태. 치압흔이 있음. 설하정맥노장은 경도

맥의 증후
부침간, 약간 세맥, 약간 실맥

복진의 증후

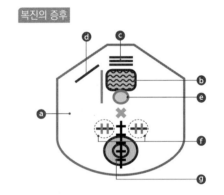

ⓐ 복력: 중등도
ⓑ 심하진수음: 중등도
ⓒ 심하비경: 고도
ⓓ 흉협고만: 우측 끝에 경도
ⓔ 제상계: 경도
ⓕ 제방압통: 양측에 중등도
ⓖ 제하불인: 중등도

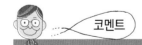

코멘트

본 증례는 수술 후의 후유증으로 하복부·서혜부·하지 통증, 항암제가 원인으로는 하지 통증과 저림이 있었다. 통증클리닉에서의 치료와 병행하여 부자사심탕을 주처방, [우차신기환+당귀작약산가부자]를 겸용방으로 투여하였다. 업무상의 부담과 오빠를 돌보면서 쌓인 스트레스로 「냉증을 수반한 욕구불만의 증」인 부자사심탕증이 보였다.

사심탕류(삼황사심탕, 부자사심탕, 황련해독탕, 온청음 등)의 증은 정신적 스트레스를 배경으로 나타나고, 욕구불만을 표출하는 경우가 많다. 환자의 얼굴도 전형적인 「욕구불만 얼굴」이다. 치료로 증상이 개선됨에 따라 온화하게 웃는 얼굴로 변해 간다.

치료경과

냉증, 변비, 스트레스에 따르는 신체통을 호소하고 복후에서는 심하비경이 있다. 이런 경우의 기본 처방인 부자사심탕(삼황사심탕_부자말)을 주처방으로 하고, 당귀작약산과 우차신기환을 겸용방으로 하였다.

제1진 ▶ X년 10/17

- 삼황사심탕 　　 1포 ⎫
- 부자말 　　　　 1 g ⎭ X 2회 　아침 저녁 식전
- 당귀작약산 　　 1포 　X 1회 　점심 식사 전
- 우차신기환 　　 2포 　X 1회 　취침전

- 한방협진 외래 초진 때부터 X+1년 1월까지 주 1회, 미추경막외블록 및 크세논 레이저 조사를 시행.

제2진 ▶ X년 11/13

배변은 좋아지고 발의 냉증도 상당히 개선되었다. 밤에 냉증이 심하기 때문에 점심 식사 전에는 당귀작약산가부자로 하였다.

- 삼황사심탕 　　 1포 ⎫
- 부자말 　　　　 1 g ⎭ X 2회 　아침 저녁 식전
- 당귀작약산 　　 1포 ⎫
- 부자말 　　　　 1 g ⎭ X 1회 　점심 식사 전
- 우차신기환 　　 2포 　X 1회 　취침전

- 동일 치료

제3진 ▶ X년 12/5

복통이 호전되어 직장에 복귀할 수 있었다.

- 동일 처방

- 동일 치료

제4진 ▶ X+1년 1/9

설날에 몸이 냉해져 통증이 악화되었다. 부자사심탕을 1일 3회로 양을 늘리고 취침 전에 우차신기환과 당귀작약산가부자(부자말은 2 g으로 증량)를 병용하였다.

- 삼황사심탕 　　 1포 ⎫
- 부자말 　　　　 1 g ⎭ X 3회 　매식전
- 우차신기환 　　 1포 ⎫
- 당귀작약산 　　 2포 ⎬ X 1회 　취침전
- 부자말 　　　　 2 g ⎭

- 없음

제5진 ▶ X+1년 2/13

손발의 냉증은 남아있지만, 저림과 신체통은 많이 좋아졌다. 불면 때문에 잠자리에 들기 전에 데파스®를 추가하였다.

- 동일 처방

- 데파스® 0.5 mg 　　X 1회 　　취침전

제6진 ▶ X+1년 4/10

배변은 좋고 하지 통증과 저림, 몸 여기저기에서 나타나는 통증은 1/10 정도로 개선되었다.

- 동일 처방

- 동일 처방

Column 일본한방과 중의학의 차이

일본한방과 현대중의학과는 다음과 같은 점에서 크게 차이가 난다.

①환자정보 : 일본한방에서는 복후를 중시하지만 중의학에서는 사용하지 않는다. ②진단 논리 : 일본한방에서는 처방 단위로 효능을 생각하고, 증에 맞는 처방을 선택한다. 중의학에서는 생약 단위로 효능을 생각하여 환자마다 다른 생약의 혼합물을 처방한다. ③생약총량 : 일본한방에서는 1일 20~40 g인데 중의학에서는 200~400 g으로 한방의 약 10배의 양을 사용한다. ④치료약 : 일본한방에서는 보통 엑기스제제인데 중의학에서는 일반적으로 탕약이다.

일본한방은 좀 더 충실하게 『상한론』에 따르려고 하고 있으며, 진단의 정확성, 치료의 재현성과 경제성 측면에서 평가를 하면 중의학보다도 훨씬 우수하다. 중의학이 일본한방을 본받아 생약총량을 줄인다면 현재의 생약자원의 고갈 문제는 바로 해결될 것이다.

File 55 전립선암 : 난치성 피진(皮疹)과 기력 저하

연령·성별	69세 남성
병명	전립선암 수술 후, 피부악성림프종 의심
주소·증상	난치성 피진, 전신권태감, 몸무게감소, 불면, 집중력저하

현병력

→ X-6년에 전립선암 수술 후, 모 한방전문병원에서 「십전대보탕가영지」를 처방받았다. 치료 중, 가미소요산을 복용하고 발진이 생긴 적이 있다.

→ X년 3월부터 난치성 발진(최대 6 cm로 발적 되면서 가려움증이 있는 반상∼유원형의 습진)이 몸 여기저기에 나타나 모 대학병원 피부과에서 진료를 받았다. 피부악성림프종이 의심되었으나, 생검을 해도 확정 진단은 내리지 못하였다.

→ 7월부터 전신권태감과 식욕부진이 심해지고 몸무게는 61 kg에서 55 kg까지 감소하였다. 대기업의 관리직이었는데 회의에서 의장 역할에 집중할 수가 없었다.

→ 9/25, 소개를 받고 한방협진과에서 진료를 받게 되었다. 혈청알레르겐검사에서는 나방과 진드기에 강한 반응을 보였다. 악성림프종마커의 sIL2-R나 티미딘키나아제, 피부암마커의 SCC는 모두 기준치 내였다.

한방적 문진

→ 식욕부진, 불면 때문에 수면제(Myslee®와 데파스®)를 복용. 냉증은 없다. 변비기미로 때로는 며칠씩 대변을 보지 못함. 야간 빈뇨 없음. 구갈은 가벼우나, 입이 끈적거린다. 땀은 없다.

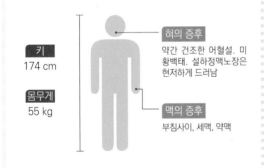

키
174 cm

몸무게
55 kg

허의 증후
약간 건조한 어혈설. 미황백태. 설하정맥노장은 현저하게 드러남

맥의 증후
부침사이, 세맥, 약맥

복진의 증후

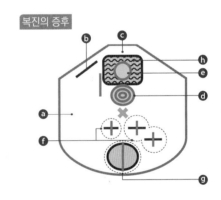

ⓐ 복력: 약간 부드러움
ⓑ 흉협고만: 우측에 경도
ⓒ 심하비경: 없음
ⓓ 제상계: 고도
ⓔ 심하계: 경도
ⓕ 제방압통: 양측에 경도, S상 결정부에 압통 경도
ⓖ 제하불인: 경도, 정중심이 있음
ⓗ 심하진수음: 중등도

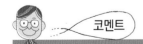
코멘트

본 증례는 전립선암 수술 후 6년째에 난치성피진이 출현하고 피부악성림프종이 의심되었다. 그러면서 전신권태감이 심하고 집중력이 떨어졌다. 식욕부진으로 몸무게가 감소하고 불안과 불면을 호소하였다. 복후로 결정한 [시호계지건강탕+계지복령환]을 복용한 후, 식욕부진과 불면은 점차 개선되었다. 3개월 후에는 수면약도 필요 없게 되고 지적활동도 예전처럼 할 수 있게 되었다. 시호계지건강탕은 시호계지탕만큼 양성질환에 가장 많이 사용되는 한방약이다. 한방진료를 하는 의사라면 이 두 가지 처방의 사용법을 익히는 것은 아주 중요한 일이다.

치료경과

정신적 스트레스가 있다는 점을 고려하면서 복후를 근거로 [시호계지건강탕+계지복령환]을 주처방으로 하고 우차신기환을 겸용방으로 치료를 시작하였다.

제1진 ▶ X년 9/25

- 시호계지건강탕   1포 ⎫
- 계지복령환   1포 ⎬ X 3회   매식전
- 우차신기환   1포   X 1회   취침전

- Myslee® 10 mg, 데파스® 0.5 mg

제2진 ▶ X년 10/2

식욕과 불면은 조금 개선되고 피부 가려움증은 나아졌다.

- 동일 처방

- 동일 처방

제3진 ▶ X년 10/23

10월 초에 모 대학병원 피부과에 입원하여 10일간 자외선 전신조사를 받고 피부 가려움증과 발적은 해소되었다. 우차신기환을 복용하면 몸이 달아올라 부자제는 맞지 않다고 판단하였다. 복후에서 심하진수음이 중등도로 확인되어 이를 참고로 겸용방을 당귀작약산으로 변경하였다.

- 시호계지건강탕   1포 ⎫
- 계지복령환   1포 ⎬ X 3회   매식전
- 당귀작약산   1포   X 1회   취침전

- 동일 처방

제4진 ▶ X년 11/17

몸무게는 56 kg으로 약간 늘었다. 소량의 Myslee®만으로도 잠들 수 있어 데파스®는 필요 없게 되었다. 당귀작약산은 효과를 느끼지 못해 중지하였다.

- 시호계지건강탕   1포 ⎫
- 계지복령환   1포 ⎬ X 3회   매식전

- Myslee® 5 mg

제5진 ▶ X+1년 1/9

몸무게는 58.5 kg까지 늘었다. X년 12월부터 Myslee®도 필요 없어졌다. 회의에서 의장 직무도 예전처럼 집중해서 진행할 수 있었다.

- 동일 처방

- 없음

Column 정신증상의 한방치료

여러 정신증상에 한방약은 유용하다. 대부분의 고방 처방은 생체 시스템의 중추(신경·면역·내분비)에 작용하므로 흥분, 우울, 불면, 불안 등의 정신증상에 유용하다. 시호제·사심탕류·세 사심탕(三瀉心湯)·구어혈제·승기탕 류의 모든 처방이 정신증상의 치료 목적으로 사용된다. 백호가인삼탕, 계지가용골모려탕, 대청룡탕 등이 유효한 경우도 있다. 이들 처방은 상세한 문진에 나아가 복진을 하면 올바르게 선택할 수 있다. 후세방에서는 보중익기탕, 가미소요산, 가미귀비탕, 억간산, 방풍통성산, 황련해독탕, 온청음 등이 효과가 뛰어나므로 각 처방의 투여목표를 파악해 둘 필요가 있다.

File 56 방광암 : 수술 후의 항문통과 변비

연령·성별	73세 남성
병명	방광암, 방광완전적출 · 회장도관조형술 후
주소·증상	변비, 복부팽만, 항문통, 불면
현병력	

→ X-17년, 방광암으로 방광완전적출 · 회장도관조형술 · 요로변항술(尿路變向術)을 받았다. 수술 후에 유착이 원인이라고 생각되는 배변이상과 복통이 출현하였다. 밤에 복통과 변의 때문에 두 번 깨어나 화장실에 가도 배변까지는 이루어지지 않는다. 기상 후에 화장실에서 몇 시간이고 온수세정변기로 자극을 주어 배변을 한다.

→ X-2년, 담석이 있어 담낭제거수술을 한 후부터 항문통이 생겼다. 통증은 서있는 자세와 앉은 자세에서 심했는데, 누워 있을 때 아프지는 않다. 여러 병원에서 다양한 치료를 시도하였지만 증상은 개선되지 않고 X년 8/10, 소개로 한방협진과에서 진료를 받았다. 주장조영법을 통해 직장~ S장결장은 길고 협소하며 굴곡사행을 확인하였다.

한방적 문진

→ 식욕은 약간 저하. 불면으로 수면제를 복용. 변비로 여러 가지 하제를 사용하나 모두 효과가 없다. 야간뇨는 회장도관 때문에 불분명. 냉증이지만, 온열기구는 사용하지 않는다. 구갈은 없지만, 물을 2리터 마신다. 땀은 보통.

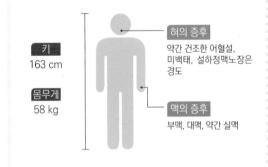

키	163 cm
몸무게	58 kg

혀의 증후
약간 건조한 어혈설, 미백태, 설하정맥노장은 경도

맥의 증후
부맥, 대맥, 약간 실맥

복진의 증후

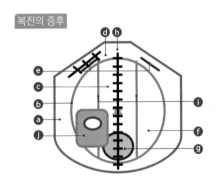

- **a** 복력: 충실
- **b** 복부: 팽만하고, 타진 시 고음이 있음
- **c** 심하진수음: 없음
- **d** 심하비경: 없음
- **e** 흉협고만: 양측에 경도
- **f** 제방압통: 없음
- **g** 제하불인: 경도
- **h** 정중과 우측 늑골 아래에 수술 자국이 있음
- **i** 복직근긴장: 복직근 전체에 해당하는 경도
- **j** 우하복부에 회장도관의 개구부에 Urine bag을 장착하고 있음.

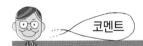

코멘트

본 증례는 17년 전에 방광완전적출, 회장도관, 요로변향술을 받은 방광암 환자였다. 2년 전에 담낭제거술을 받은 이후 난치성 항문통과 복통, 복부팽만, 배변이상을 띠었다. 병태는 불분명하지만, 한 달에 한 번 정기적으로 외래진료를 받기 시작한 지 2년이 지나서 유착으로 인한 장관통과장애의 결과 발생한 소장내세균증식(bacterial overgrowth)으로 보았다. 따라서 흡수가 잘 안되는 항균제인 카나마이신을

투여하였다. 대황목단피탕과 조위승기탕을 병용하면서 드디어 배변이 개선되었다.

항문통은 통증클리닉과 의사가 진통보조약으로 삼환계 항우울제 Tryptanol을 처방하여 극적으로 증상이 개선되었다는 점을 보면 신경원성의 통증이었다고 추정된다. 필자는 그 후, 복부~골반부 수술 후, 항문부의 난치성 통증에 Tryptanol로 효과가 있었던 환자를 여러 명 경험하였다.

치료경과

제1진 ▶ X년 8/10

- 보중익기탕   1포 ⎫
- 계지복령환   1포 ⎬ X 3회   매식전
- 우차신기환   1포   X 1회   취침전

- 아달라트® CR, Cardenalin®, 자이로릭®, 에리스판®(Er-ispan), 리포바스®(Lipovas), Bezatol SR®, 록소닌®, Takepron®, Polyful®

제16진 ▶ X+2년 9/21

항문통·복통·변비에 2년 남짓, 백호가인삼탕, 황련해독탕, 반하사심탕+작약감초탕, 계강조초황신부탕(계지탕+마황부자세신탕), 통도산 등을 지속적으로 시도해도 효과가 없었다. 복부 단순X선 사진에서 소장~대장에 가스가 차있고 방귀도 많은 점을 고려하여 소장내세균증식증을 상정하고 카나마이신을 투여하였다. 복후를 근거로 해서는 대황목단피탕과 조위승기탕을 병용하였다.

- 조위승기탕   1포 X 3회   매식전
- 대황목단피탕   2포 X 1회   취침전

- 동일 처방, 카나마이신 1.5 g

제17진 ▶ X+2년 10/22

배변량이 늘고 복부팽만이 호조를 보였다. 수년 만에 어느 정도 길이가 있는 변을 보았다. 복통은 가벼워졌지만 항문통은 여전하였다. 신장애를 막기 위해 록소닌®을 펜타진®으로 변경하였다.

- 동일 처방

- 동일 처방(록소닌® → 펜타진®)

제31진 ▶ X+3년 12/20

본 병원의 통증클리닉을 소개하였다. 신경블럭은 효과가 없었지만 Tryptanol 30 mg/일로 항문통은 개선되고 밤에도 숙면을 취할 수 있었다.

- 동일 처방

- 동일 처방, Tryptanol 30 mg

제96진 ▶ X+8년 5/1

Tryptanol을 복용하고서 항문통은 완전히 소실되었다. 배변은 1일 2회의 보통변이었다. 최근 치매가 생겼지만 신체적으로는 안정된 상태이다.

- 동일 처방

- 동일 처방

Column 유용한 양약은 적극적으로 사용한다.

암 환자에게 나타나는 복잡한 병태는 「병병(倂病)」으로 처리해야 한다. 병병의 치료에는 18쪽에서 설명한 다양한 방법들이 있지만, 현실적으로 환자의 증상을 모두 한방약으로 처리할 필요는 없다. 양약도 포함한 여러 경우의 수를 가지고 일부 증상에 대해서는 양약에 맡기는 것이 유리한 방책이다. 그러기 위해서는 양약에 관한 정보도 충분히 모아두고 환자의 반응을 확인하면서 적용해야 한다. Flie 56에서는 조위승기탕과 대황목단피탕에 카나마이신을 병용하여 배변이 개선되었다. 한방도 별다른 효력이 없는 난치성 항문통에 진통보조약으로 항우울제인 Tryptanol의 효과가 뛰어났다.

치료경과

발한경향이 심한 점을 살펴 보제로 보중익기탕을 선택하고, 복후를 근거로 계지복령환과 우차신기환을 병용하였다.

제1진 ▶ X년 10/26

- 보중익기탕   1포 ⎫
- 계지복령환   1포 ⎬ X 3회   매식전
- 우차신기환   2포   X 1회   취침전

- Ferromia® 2정

제2진 ▶ X년 11/9

손발 저림과 통증이 전혀 개선되지 않아 보제를 십전대보탕으로 변경하고 우차신기환을 3포로 양을 늘렸다.

- 십전대보탕   1포 ⎫
- 우차신기환   1포 ⎬ X 3회   매식전
- 계지복령환   1포   X 1회   취침전

- 동일 처방

제3진 ▶ X년 12/7

손 저림의 증상은 개선되었지만, 발에는 변화가 없다. 매년 가을, 겨울에 하복부가 냉해지는데 올해는 시리지 않다. 발 저림에 요배부 수혈군을 따뜻하게 보완하는 침 치료를 같이 하기로 하였다. [침 치료(1회째)]

- 동일 처방

- 동일 처방

제4진 ▶ X+1년 2/1

발 저리는 것이 조금 호전되었다. X+1년 1월에는 실내에서 벽을 짚지 않아도 걸을 수 있게 되고, 외출 때는 지팡이 없이도 똑바로 걸을 수 있다. [침 치료(2회째)]

- 동일 처방

- 동일 처방

제5진 ▶ X+1년 3/15

하지 저림은 개선되었는데 통각과민은 별 차도가 없었다. 종양마커는 떨어졌다(PSA:19.1→5.0, CEA:6.1→4.3). [침 치료(3회째)]

- 동일 처방

- 동일 처방

제8진 ▶ X+1년 9/20

몸 상태는 좋아졌다. 식욕도 있어 몸무게는 60 kg까지 회복되었다. 발 저리는 증상은 약간 남아있지만 통각과민은 감소하였다. 종양마커가 다시 증가하였기 때문에 처음 소개해준 곳에서 젬자®를 시작하였다. [침치료(6회째)]

- 동일 처방

- 동일 처방

Column 냉증의 원인과 치료

암 환자는 대부분 냉증이 동반되며, 겨울철 취침 중에 온열기구를 사용하는 환자도 많다. 굳이 냉증이라고 하지 않더라도 초진 때의 발바닥 온도는 거의 32℃이하이다. 냉증의 병태생리는 열 생산 저하와 혈행장애이다. 열 생산은 근육에서 이루어지므로 고단백식(대두와 대두제품, 달걀·닭고기, 등푸른 생선 등을 주체)과 근육트레이닝(등척성운동(Isometirc exercise)에 의한 무산소운동을 주체)으로 근육을 늘리도록 지도한다. 또한 몸을 차게 하는 음식(과일, 생야채, 식초, 우유, 탄산음료, 맥주, 백포도주 등)을 피하고 부자나 건강 등의 열약을 포함한 처방을 투여한다. 혈행장애는 어혈이 원인이기 때문에 구어혈제가 유효하다. 율동적 근육운동이나 저온 상태에서 장시간 입욕으로 혈행개선을 도모한다. 이렇게 함으로써 체온이 상승하고, 환자는 편안해지며 면역력도 높아진다.

File 58 신우암 다발폐전이 : 말기 호흡곤란

연령·성별	67세 여성
병명	우측 신우암 수술 후, 다발폐전이
주소·증상	일을 할 때 숨이 참, 기침, 가래, 식욕부진, 불안감, 피부가려움

현병력

→ X-2년 9월, 구청에서 주관하는 검진에서 흉부이상음영을 지적받고 근처 의원에서 진료를 받았다. 우측 신우암의 다발폐전이라고 하였다. 10/26 모 의료센터에서 우측 신장절제술을 받았다.

→ X-2년 11월~X-1년 7월, M-VAC요법(메토트렉세이트(methotrexate)/빈블라스틴(Vinblastine)/독소루비신/시스플라틴)을 5코스 시행하였다. 폐전이소는 일시적으로 축소되었지만 다시 커졌다.

→ X-1년 9/7, 본 병원의 비뇨기과 진찰을 받았다. 화학요법을 4코스 받았지만 효과는 없고 구토증이 심해 중단하였다.

→ 이후, UFT®E를 300 mg 복용했지만 X년 1월 변화가 없다고 판단해 중지하였다. 2/14, 완화케어과에서 진찰을 받았으며, 3/1, 비뇨기과 소개로 한방협진과에서 진료를 받게 되었다.

한방적 문진

→ 수면양호, 식욕은 약간 저하. 냉증은 없으며, 손은 따뜻하다. 보통 변 1회. 야간뇨 3회. 반년 전에는 꽤 도한을 흘렸지만, 최근에는 사라졌다. 구강건조가 있는데도 구갈은 없다. 음료수는 보통으로 마시고 있다. 피부의 가려움이 심하여 긁은 자국이 선명하다.

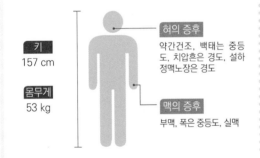

키
157 cm

몸무게
53 kg

혀의 증후
약간건조, 백태는 중등도, 치압흔은 경도, 설하정맥노장은 경도

맥의 증후
부맥, 폭은 중등도, 실맥

복진의 증후

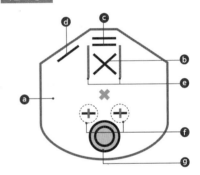

ⓐ 복력: 중등도
ⓑ 심와부: 차가움
ⓒ 심하비경: 중등도
ⓓ 흉협고만: 우측에 경도
ⓔ 복직근긴장: 양측 상복부에 경도
ⓕ 제방압통: 양측에 경도
ⓖ 제하불인: 중등도

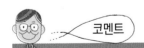

코멘트

본 증례는 신우암의 다발폐전이로 출현한 호흡곤란에 대해 보제를 보중익기탕⇒십전대보탕⇒인삼양영탕을 단계적으로 투여하여 말기 삶의 질이 개선되었다고 생각할 수도 있다(최근에는 호흡기증상이 있는 암 환자는 초진 때부터 인삼양영탕을 처방하고 있다). 그러나 실제로는 완화케어 의사의 NSAIDs, 모르핀서방제, 진통보조약, 스테로이드 등의 적절한 투여가 통증과 호흡곤란이 개선된 가장 큰 이유라고 생각한다. 전이다발암이 급속히 악화된 경우는 한방약만 가지고 대처하기에는 무리가 있다. 이 시점까지 오면 한방진료의사의 역할은 그다지 크지 않다. 여기에서 중심 역할을 수행하는 사람은 숙련된 완화케어의사이다.

치료경과

제1진 ▶ X년 3/2

보제를 보중익기탕으로 하고 우차신기환을 겸용방으로 하였다. 가려움증에 페리악틴(Periactin)을 같이 사용하였다.

• 보중익기탕	1포 X 3회	매식전
• 우차신기환	2포 X 1회	취침전

• 페리악틴 3정	

제2진 ▶ X년 3/16

페리악틴으로 피부 가려움증은 해소되었다. 하지만, 졸음과 구강건조, 미각저하 때문에 식욕은 떨어졌다. 보제를 십전대보탕으로 하고, 페리악틴을 Dogmatyl®로 바꾸었다.

• 십전대보탕	1포 X 3회	매식전
• 우차신기환	2포 X 1회	취침전

• Dogmatyl®	

제3진 ▶ X년 4/16

식욕은 회복되고 몸 컨디션이 좋아졌다. 움직이면 숨이 차고 야간뇨는 3회이다.

• 동일 처방	

• 동일 처방	

제4진 ▶ X년 5/14

기침과 끈적거리는 가래가 많아지고 호흡곤란이 악화되었다. 기침을 하면 우측 견갑골~전흉부에 통증이 있었다. 식욕이 없어졌다. 호흡기증상이 심해졌기 때문에 보제를 인삼양영탕으로 변경하였다. 완화케어과에서 투약을 시작하였다.

• 인삼양영탕	1포 X 3회	매식전
• 우차신기환	2포 X 1회	취침전

• 모빅®	1정
• P Guard®	20 mg
• Rinderon®	2 mg
• Amoxan®	1캡슐
• 리보트릴®	1정

제5진 ▶ X년 6/11

완화케어과가 개입한 후, 우측 견갑골부의 통증이 호전되고 기침은 멈추었다. 식욕이 나고 기운을 차릴 수 있었다. 야마카타의 온천이나 가와구치코로 여행도 가고 친구들과 술자리 등을 즐긴다.

• 동일 처방	

• 동일 처방	

완화케어병동 ▶ X년 6/28 입원

자택에서 의식을 잃고 오전 11:50 완화케어병동에 입원하였다. 다음날 6/29 오전 9:45, 편안하게 돌아가셨다.

Column 말기 완화케어와 한방

한방의학의 역할은 환자를 마지막까지 치료하는 것이 아니다. 서양의학의 표준적 치료로 효과가 없는 환자의 고통을 없애고 자연치유력을 끌어내 암과 공존하며 가치 있는 삶을 보낼 수 있게 하는 것이다. 그러나 결국에 환자의 기력이 고갈되고 한방약도 복용할 수 없게 되면 한방의 역할은 끝난다. 최근 일본에서는 완화의료가 크게 발전하고 말기 환자에 대해 많은 사람이 참여하는 「노동집약적의료」가 가능해졌다. 혼자서 마지막까지 한방만 붙들고 있지 말고 어느 시점부터는 완화의료팀에게 환자를 맡겨야 한다.

악성림프종 : 화학요법 후의 체감환각

연령·성별	58세 남성
병명	안와악성림프종, 화학요법 후
주소·증상	양측 복부에서 고환쪽으로 액체가 흐르는 것 같은 불쾌감

현병력

→ X-1년 6월부터 안구 후부의 안와악성림프종 진단으로 화학요법(CHOP요법)을 받았지만, 8월부터 발기장애가 출현하였다. 11월부터 Rituxan®을 4코스 투여하였다.

→ X년 6월. 오른쪽 반신의 위화감, 우측 서혜부의 통증, 전신의 열감, 휘청거리는 느낌이 있어 데파스®를 3정/일 처방받았다. 7월 오한 인두통, 우측 여성화유방이 나타났다. 주 2회 정도, 양측 복부에서 고환 쪽으로 액체가 흘러가는 불쾌감이 느껴졌는데, 이는 반나절 정도 계속되었다. 손발 끝의 저림과 당김, 우측 서혜부의 열감, 하복부와 요부의 불쾌감, 혀끝의 저림과 미각저하가 있다. 비뇨기과에서는 이상을 찾지 못하였다.

→ X년 8/11, 화학요법과 소개로 한방협진을 하게 되었다.

한방적 문진

→ 식욕은 보통. 냉증은 있지만, 취침 시 온열기구는 사용하지 않는다. 배변은 보통 변으로 1일 2회. 야간뇨 없다. 자한도 없다. 구갈은 있어 하루 2리터의 물을 마신다.

복진의 증후

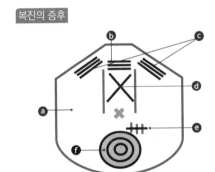

ⓐ 복력: 약간 충실
ⓑ 심하비경: 고도
ⓒ 흉협고만: 양측에 고도
ⓓ 심하계, 제상계: 없음
ⓔ 제방압통: 좌측에 고도
ⓕ 제하불인: 고도

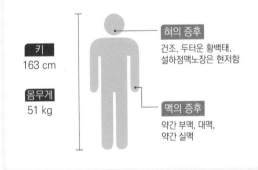

키
163 cm

몸무게
51 kg

혀의 증후
건조, 두터운 황백태,
설하정맥노장은 현저함

맥의 증후
약간 부맥, 대맥,
약간 실맥

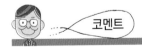
코멘트

본 증례는 악성림프종에 화학요법을 실시한 후에 복부의 체감환각이 나타났다. CHOP요법에서 사용되는 빈크리스틴은 말초신경장애뿐만 아니라 자율신경장애로 인해 발기장애, 배변이상, 복부의 이상감 등을 일으킨다. 본 증례에서는 자율신경장애가 전신의 열감, 현기증, 복부에 액체가 흐르는 체감환각을 유발한 것으로 생각된다. 증상 호소가 기묘하여 심신증이나 정신분열증으로 오인될 위험이 있지만, 신경장애 증상으로 인식하여 치료하는 것이 중요하다.

본 증례에서는 빈크리스틴 때문에 발생한 신경장애가 원인이 되어 나타난 증상들이 한방치료로 개선되었다. 본증에 대한 한방치료의 유용성이 시사되었다.

치료경과

치료를 통해 림프종은 존재하지 않는다고 보고 「암증」에 대한 보제는 사용하지 않았다. 복후를 살펴 [대시호탕+계지복령환]을 주처방으로 하고 우차신기환 2포를 겸용방으로 하였다.

제1진 ▶ X년 8/11

- 대시호탕   1포 ⎫
- 계지복령환   1포 ⎬ X 3회   매식전
                          ⎭
- 우차신기환   2포 X 1회   취침전

- 데파스® 0.5 mg 3정

제2진 ▶ X년 9/8

한방약을 복용한 후 복부에 액체가 흐르는 느낌의 이상감각은 서서히 좋아지기 시작해 약 3주 만에 소실되었다. 손발의 냉감, 저림, 당김도 없어졌다. 작년 여름에는 손발이 차가웠지만 올해는 따뜻하였다. 몸이 나른하지 않고 기운이 났다. 목소리에 힘이 붙었다.

- 동일 처방

- 동일 처방

제3진 ▶ X년 11/20

몸 컨디션은 좋아지고 미각저하와 혀끝의 저림도 개선되었다.

- 동일 처방

- 동일 처방

제4진 ▶ X+1년 1/11

견갑골 사이가 일회용 핫팩을 붙인 것처럼 따뜻하고 몸무게는 52.5 kg으로 조금 늘었다.

- 동일 처방

- 동일 처방

Column 암 환자의 자연치유력을 발현시키는 방법

일본에서 메이지 첫해까지 의료의 큰 축을 담당한 손은 승려였다. 간진와죠, 쿠카이, 사이쵸를 비롯해 수많은 승려가 생약이나 기도를 수단으로 의료행위를 하였다. 오늘날 미국에서도 명상이나 요가 등을 포함한 기도는 가장 대중적인 보완대체의료의 한 가지이다. 자력·타력에 상관없이 기도를 통해 환자는 자연과 일체가 되어 자연치유력이 발현된다.

일본의 불교 중에서 진언밀교는 옛날부터 「병을 치료하는 종료」라고 불리기도 하였다. 심신의 정상화라는 「현세이익」을 실현하는 시스템이 기능하고 있다. 「호마행(護摩行)」과 「가지기도(加持祈禱)」를 통해 다수의 난치질환환자를 회복시킨 경험이 있는 고야산 진언종의 이케구지 에칸 대승정은 「의료는 환자·의사·부처님의 삼자에 의해 이루어진다.」고 하였다. 「부처님」이란 대자연의 힘, 즉 자연치유력을 말하는데 의사는 환자에게 이를 발현시키는 방법을 지도해야 한다.

File 60 편도악성림프종 : 방사선화학요법 후의 구강건조

연령·성별	55세 여성
병명	편도악성림프종, 방사선화학요법 후
주소·증상	전신권태감, 구강건조, 연하통

현병력

→ X-3년 8월부터 편도의 종대를 자각하였다. 모 대학병원에서 진찰을 받고서 편도악성림프종이라고 하였다.

→ 본 병원 혈액종양과를 소개받았다. X-3년 9/26부터 화학요법(Rituxan® 8회+CHOP요법×3코스)을 받고, X-3년 12월부터 경부에 방사선조사(36 Gy)를 실시하였다.

→ 이후, 구강과 비강이 마르고, 눈이 건조해져 눈물도 적어졌다. 목소리가 쇠고 기침과 가래가 자주 나온다. 상반신이 뜨거운 반면, 하반신(요부~대퇴부)과 상완은 차다. 쉽게 피로를 느끼고 땀을 잘 흘린다. 두통은 없지만 후경부~어깨결림이 심하다. 쇼그렌증후군과 관련이 있는 자가항체는 모두 음성이었다.

→ X년 1/10, 혈액종양과 소개로 한방협진을 받았다.

한방적 문진

→ 나른함이 심하다. 대퇴부~허리, 두 팔에 시림이 심하지만, 발끝은 시리지 않다. 겨울에도 온열기구는 사용하지 않는다. 배변은 보통 변으로 2회. 야간뇨 2회. 발한 경향이 심하여 도한을 흘린다. 구갈이 심하여 냉수를 하루에 3리터 마신다.

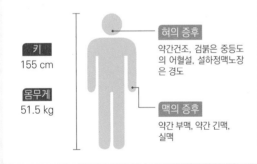

키
155 cm

몸무게
51.5 kg

혀의 증후
약간건조, 검붉은 중등도의 어혈설, 설하정맥노장은 경도

맥의 증후
약간 부맥, 약간 긴맥, 실맥

복진의 증후

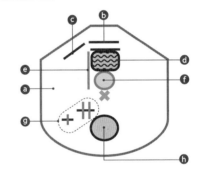

ⓐ 복력: 약간 실맥
ⓑ 심하비경: 중등도
ⓒ 흉협고만: 우측에 경도
ⓓ 심하진수음: 중등도
ⓔ 복직근긴장: 우측에 경도
ⓕ 제상계: 경도
ⓖ 제방압통: 우측에 중등도
ⓗ 제하불인: 경도

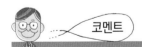
코멘트

두경부의 방사선치료로 인한 타액선장애는 타액 분비의 저하로 연하장애, 미각이상, 구어장애, 그리고 우울, 기력저하, 전신권태감, 불면, 어깨결림 등의 증상을 일으킨다. 본 증례는 쇤 목소리, 기침, 가래, 요부~대퇴부, 상완 냉증, 도한, 구갈 등이 출현하였다. 주처방은 초진 때는 구갈과 어혈이 있어 [백호가인삼탕+계지복령환]으로 하고, 제2진에서는 [백호가인삼탕+맥문동탕], 제3진 이후는 [소시호탕+맥문동탕]으로 처방을 변경하였다. 이렇게 바꾼 근거는 환자의 증상과 복후의 변화이다. 상태가 안정될 때까지는 진찰 때마다 환자의 상태를 확인하는 것이 중요하다.

치료경과

구갈이 심하고 맥은 부긴실이다. 복후에서 심하비경이 확인되어 백호가인삼탕과 계지복령환을 주처방으로 하고, 당귀작약산가부자를 겸용방으로 하였다.

제1진 ▶ X년 1/10

• 백호가인삼탕	1포	} X 3회	매식전
• 계지복령환	1포		
• 당귀작약산	2포	} X 1회	취침전
• 부자말	1 g		

• 없음

제2진 ▶ X년 1/25

혀의 검붉은 부분이 두드러지지 않게 되고, 어깨결림도 좋아졌다. 매 식후에 배변을 한다. 그러나 갈증은 여전하고 밤에 두 번 일어나서 물을 마신다. 계지복령환을 맥문동탕으로 변경하였다.

복진 증후

복진 증후는 초진시와 비교했을 때 좌측에 흉협고만, 복직근긴장, 제방압통이 새롭게 출현해 있었다.

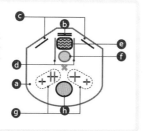

• 백호가인삼탕	1포	} X 3회	매식전
• 맥문동탕	1포		
• 당귀작약산	2포	} X 1회	취침전
• 부자말	1 g		

• 없음

제3진 ▶ X년 2/7

갈증, 쉰 목소리, 기침, 담, 나른함이 호전되었다. 복후의 변화에 따라 백호가인삼탕을 소시호탕으로 바꾸었다.

• 소시호탕	1포	} X 3회	매식전
• 맥문동탕	1포		
• 당귀작약산	2포	} X 1회	취침전
• 부자말	1 g		

• 없음

제4진 ▶ X년 2/28

눈이 건조하지 않고 피곤을 거의 느끼지 않는다. 갈증도 개선되고 물도 1일 2 L 정도로 줄었다. 주처방을 1일 2회로 양을 줄였다.

• 소시호탕	1포	} X 2회	아침 저녁 식전
• 맥문동탕	1포		
• 당귀작약산	2포	} X 1회	취침전
• 부자말	1 g		

• 없음

제7진 ▶ X년 7/10

어깨결림은 해소되고 매우 건강해졌다. 타액이 나오면서 밤에 물을 마시지 않게 되었다.

• 동일 처방

• 없음

Column 안구건조, 구강건조의 새로운 치료법

최근 증가 추세에 있는 안구건조와 구강건조에 대한 새로운 치료법을 소개한다. 58쪽에서 본 것처럼 화학요법 때문에 발생한 구내염에는 「무코스타®」의 수용액으로 양치질」하는 것이 유효한 경우가 많다. 하지만 안구건조에 효과가 좋은 「무코스타®점안제」가 2012년에 발매되었다. 이 점안제의 작용기전은 유효성분 레바미피드(Rebamipide)가 결막의 염증을 억제함과 동시에 뮤신을 생성하는 결막의 배세포를 증가시켜 결막 건조를 막는다. 한편 구강건조에는 최근 「화장품」으로 다루는 히아루론산 함유 가글 「絹水®스프레이」의 유용성이 보고되었다. 방사선치료로 생긴 구강건조에도 유효성을 기대할 수 있다.

경부악성림프종 : 대상포진 후 신경통과 섬광암점(flittering scotoma)

연령·성별	65세 여성
병명	악성림프종, 화학요법 후, 방사선치료 후
주소·증상	대상포진 후 신경통, 섬광암점
현병력	

→ X-1년 1월, 좌경부 림프종대를 주소로 본 병원에서 진료를 받았다. 악성림프종(DLBCL)의 진단으로 4월부터 R-CHOP요법 3코스 및 방사선치료(총선량 30 Gy)를 받았다. 5/3, 삼차신경 제1지 영역에 대상포진이 발현하였다. 수명(羞明)을 호소해 피부과에서 소개받은 안과에서 헤르페스성 포도막염증·결막염이라고 진단하였다. 발트렉스®(Valtrex) 3 g을 7일간 복용하고 Zildasac® 연고를 발랐다. 대상포진 후 신경통(PHN)이 그대로 남아있고 아세트아미노펜과 슈퍼레이저(직선편광근적외선 치료기기)로 치료하였다. 5/21, 바람만 쐬어도 욱신거리는 두통이 생겨 메치코발®과 Tryptanol을 투여하였다. 6/2부터 성상신경절블록을 주 2회 받고 그 후 α빔(원적외선조사)으로 변경하여 반년 동안 시행되었다.

→ 그러는 사이 테그레톨®, Neurotropin®, Restamin Kowa Cream를 투여하였다. 11/21에 왼쪽 눈, 12/15에 오른쪽 눈에 섬광암점이 출현하고 이후 월 2회 정도 번개 같은 빛이 15분 정도 계속 보였다.

→ X년 4/16, 안과 소개로 왔다. 좌측 삼차신경 제1지 영역(좌전경부~두부)의 통증이 있는 가려움증과 지각과민을 호소하였다.

한방적 문진

→ 나른함은 없다. 식욕양호. 두부의 통증과 가려움으로 숙면을 할 수 없다. 2일에 1회의 보통 변. 냉증은 없다. 야간뇨 2~3회. 구갈은 없고, 땀은 보통.

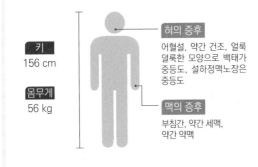

키
156 cm

몸무게
56 kg

혀의 증후
어혈설, 약간 건조, 얼룩덜룩한 모양으로 백태가 중등도, 설하정맥노장은 중등도

맥의 증후
부침간, 약간 세맥, 약간 약맥

복진의 증후

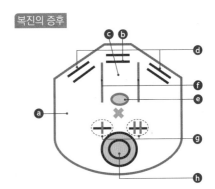

- ⓐ 복력: 중등도
- ⓑ 심하진수음: 없음
- ⓒ 심하비경: 중등도
- ⓓ 흉협고만: 중등도
- ⓔ 제상계: 경도
- ⓕ 제상계: 경도
- ⓖ 복직근긴장·상복부의 끝에 경도
- ⓗ 제하불인: 경도

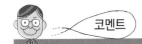

코멘트

본 증례는 악성림프종의 치료 중에 나타난 삼차신경 제1지영역의 대상포진 후 신경통으로 급성기에는 헤르페스성 각막염, 포도막염도 같이 발병하여 위독하였다. 그 후에도 1년 남짓 심한 통증과 가려움증이 계속되었지만 소청룡탕을 투여한 후, 통증이 있으면서 가려운 것은 빠른 속도로 개선되었다. 대상포진 후 신경통은 「표증」으로 보며, 치료에는 태양병의 처방을 사용한다. 보통 맥진에서 증을 결정하고 복진은 실시하지 않는다. 그러나 만성화된 환자는 겸용방이 유용한 경우도 있다.

치료경과

대상포진 후 신경통(PHN)의 특효약은 태양병의 처방이다. 나른함은 없고 자한이 있다. 맥이 부침 사이, 약간 가늘고 조금 약하다고 생각되어 소청룡탕을 투여하였다.

제1진 ▶ X년 4/16

| 소청룡탕 | 1포 X 4회 | 매식전, 취침전 |

· 없음

제2진 ▶ X년 4/24

아프면서 가려움은 좌두부는 30%, 왼쪽 눈썹~전액부 60% 정도에서 효과가 나타났다. 계지복령환과 우차신기환을 겸용방으로 하였다.

· 소청룡탕	1포 X 4회	매식전, 취침전
· 계지복령환	1포 X 1회	조식전
· 우차신기환	1포 X 1회	취침전

· 없음

제4진 ▶ X년 6/19

통증이 있는 가려움은 좌두부에서는 소실되었다. 왼쪽 눈썹~전액부 60% 정도에 개선이 보이고, 섬광암점은 조금 나아졌다. 통증은 더 이상 회복되지 않고 맥이 부세약이어서 마황부자세신탕의 단독투여로 전환하였다.

| · 마황부자세신탕 | 1포 X 3회 | 매식전 |

· Wasser-V®
· Inteban®연고

제7진 ▶ X년 10/1

통증이 있으면서 가려운 증상은 왼쪽 눈썹에만 남을 정도로 가벼워졌다. 몸무게는 60 kg까지 증가하였다.

· 동일 처방

· Wasser-V®

제10진 ▶ X+1년 4/15

섬광암점은 보이지 않게 되었지만 어깨~상완의 결림이 심하다. 마황부자감초탕의 방의를 가미하는 차원에서 작약감초탕을 병용하였다.

| · 마황부자세신탕 | 1포 | } X 3회 | 매식전 |
| · 작약감초탕 | 1포 | | |

· 데파스® 0.5 mg 3정

제15진 ▶ X+2년 10/13

대상포진 후 신경통이 소실되고 섬광암점도 나타나지 않아 치료를 종료하였다.

Column 편두통과 섬광암점의 한방치료

섬광암점은 편두통의 전조로 나타나는 경우가 많다. 반짝반짝하며 톱날 같이 들쭉날쭉한 번개 같은 빛이 보인다고 설명한다. 발병기전으로서 혈관설·삼차신경설·신경혈관설이 있다. 치료는 서양의학적으로는 NSAIDs나 트립탄제제 등이 대증요법적으로 투여되는데 증상은 장기간 계속되는 경우가 많다. 한편 한방약으로 발작을 일으키는 빈도가 줄면서 치유되는 환자가 많다. 필자가 경험한 편두통의 전구증상으로서의 섬광암점 4증례의 유효처방은 [시호계지건강탕+계지복령환]이 2증례, [소시호탕+당귀작약산]이 1증례, [오수유탕+당귀작약산]이 1증례였다. 4증례 모두 섬광암점과 같이 편두통도 소실되었다.

File 62 하지횡문근육종 : 수술 후 재발을 반복

연령·성별	64세 여성
병명	우측 하퇴악성섬유성조직구종, 수술 후 재발을 반복
주소·증상	우하지의 통증과 저림, 속 쓰림
현병력	

→ X-6년 8월, 우하퇴가 붓고 전기가 통하듯이 콕콕 쑤시는 통증이 있어 로컬병원의 일반외과에서 진찰을 받았다. 9월, 우하퇴의 피하종양 진단을 받고 국소마취로 적출 수술을 하였다. 병리진단에서는 우하퇴의 악성섬유성조직구종이었기 때문에 본 병원의 정형외과를 소개 받고 11/9, 광범절제술이 실시되었다.

→ X-5년 1월~9월, 화학요법을 받았지만 신기능장애, 간기능장애가 출현하였다.

→ X-3년 8/19에 국소 재발되어 9/17에 수술. X-3년 9월~X-2년 4월, 화학요법 후, 모 클리닉에서 면역요법($\alpha\beta$-T세포요법)을 6회 받았다.

→ X-1년 3월에 3번째 국소재발이 있어 3/17에 수술. 8월부터 X년 1월까지 화학요법을 실시하였다.

→ X년 6월에 4번째 재발을 확인하고 7/20에 수술. 8월부터 우하퇴에 방사선치료(66 Gy)를 받았다.

→ 환자 본인이 원해 재발예방을 목적으로 한방협진과를 소개받고 왔다.

한방적 문진

→ 식욕은 있으며, 수면은 양호. 배변은 2일에 1회, 야간뇨 없음. 냉증으로 겨울에는 전기담요를 사용. 구갈 때문에 2리터의 물을 마신다. 땀은 그다지 없다.

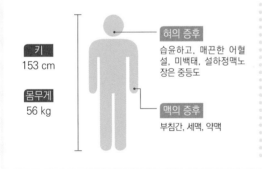

키
153 cm

몸무게
56 kg

혀의 증후
습윤하고, 매끈한 어혈설, 미백태, 설하정맥노장은 중등도

맥의 증후
부침간, 세맥, 약맥

복진의 증후

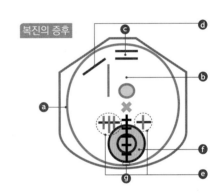

ⓐ 복력: 충실. 복부는 팽만하고 타진시 고음이 있음
ⓑ 심하진수음: 없음
ⓒ 심하비경: 중등도
ⓓ 흉협고만: 우측에 경도
ⓔ 제방압통: 우측에 고도, 좌측에 경도
ⓕ 제하불인: 중등도
ⓖ 하복부 정중에 수술 자국

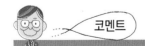

코멘트

악성섬유성조직구종은 횡문근육종 중에서 악성도가 높고 원격전이가 되기 쉬워 치료가 곤란한 연부종양이다. 치료에는 광범위일괄절제가 필요하고 증식속도가 빨라 규모가 큰 수술이 된다. 전이 가능성이 높아 항암제를 투여하는 경우도 많다.

본 증례는 암 환자의 기력과 체력회복을 위해 기본처방인 [보제+보신제+구어혈제]를 투여하였다. 이로써 매년 되풀이되던 하퇴 육종이 2년간 재발하지 않았다. 기력이 회복되고 자신감도 붙어서 남편과 10일간 외국여행을 즐길 수 있었다.

치료경과

재발에 대한 공포심과 불안감이 높아서 보제는 보중익기탕으로 하고 계지복령환과 같이 주처방으로 하였다. 우차신기환을 겸용방으로 하였다. 한방약만 가지고는 효과가 역부족이라고 생각해 괴이과립의 병용을 권했다.

제1진 ▶ X년 4/16

- 보중익기탕   1포 ⎫
- 계지복령환   1포 ⎬ X 3회   매식전
- 우차신기환   1포 ⎫
- 괴이과립   7 g ⎬ X 1회   취침전

- 없음

제2진 ▶ X년 10/27

발은 아직 상당히 차가웠기 때문에 다시 한방적진단을 하였다. 혀에는 치압흔, 복진에서 심하진수음이 중간정도로 나타나 주처방을 [보중익기탕+우차신기환+부자말]로 하고, 겸용방을 [당귀작약산+부자말]로 변경하였다. 속쓰림에 Takepron®을 병용하였다.

- 보중익기탕   1포 ⎫
- 우차신기환   1포 ⎬ X 3회   매식전
- 부자말   0.5 g ⎭
- 당귀작약산   1포 ⎫
- 부자말   1 g ⎬ X 1회   취침전
- 괴이과립   7 g

- Takepron® 15 mg

제5진 ▶ X+1년 3/29

냉증은 확실히 개선되었지만 피로감이 심했다. 속 쓰림은 변함이 없다. 주처방을 [십전대보탕+우차신기환+부자말]로 바꾸었다.

- 십전대보탕   1포 ⎫
- 우차신기환   1포 ⎬ X 3회   매식전
- 부자말   0.5 g ⎭
- 당귀작약산   1포 ⎫
- 부자말   1 g ⎬ X 1회   취침전
- 괴이과립   7 g

- 동일 처방

제6진 ▶ X+1년 5/31

식후에 졸음은 자주 쏟아져도 나른함은 없어졌다. 우하퇴에 가벼운 저림이 있다. 육종 재발을 예방하는 차원에서 COX-2선택적 저해제인 세레콕스®를 같이 사용하였다.

- 동일 처방

- Takepron® 15 mg, 세레콕스 200 mg®

제11진 ▶ X+2년 8/1

X+2년 5월, 남편과 5년 만에 외국여행(10일간 터키 일주)을 다녀왔다.

- 동일 처방

- 동일 처방

제13진 ▶ X+3년 4/3

몸무게는 51 kg로 안정되었다. 건강하게 지내며 2년 8개월 동안 재발은 없다.

- 동일 처방

- 동일 처방

Column 육종에 대한 COX-2선택적 저해제

File 62에서 진통제로서 시클로옥시게나제-2 (COX-2)의 선택적 저해제인 세레콕스®를 사용한 이유는 다음과 같다. 육종세포에 발현하고 그 증식을 촉진하는 COX-2를 저해하는 세레콕스®에 의해 육종의 증식이 억제될 가능성이 보고되었고, 세레콕스®에 의해 혈관신생저해를 비롯한 항종약작용을 기대할 수 있기 때문이다. 이런 목적에서 세레콕스®의 투여량에 기준은 없지만 필자는 상용량인 200~400 mg을 사용한다.

「병명한방」과 더불어
「표준한방」 기술을 익히자!

일본한방의학은 메이지부터 다이쇼에 걸쳐 극도로 쇠퇴하였지만, 그 유용성을 꿰뚫어 본 소수의 선각자들의 노력으로 간신히 명맥을 유지하게 되었습니다. 제2차 세계대전 직전인 1941년에 오츠카 케이세츠는 야카즈 도메이·키무라 나가히사·시미즈 토타로와 함께 3년의 준비기간을 걸친 후, 난잔도 출판사에서 『한방진료의 실제』를 간행하였습니다. 이들은 한방의 보급을 위해서는 병명과 증상에 기초한 한방진료가 필수불가결하다고 생각해 난잔도의 『내과진료의 실제』에 준거하여 한방약에 의한 치료법을 정리하였습니다.

『한방진료의 실제』는 개정 증보를 여러 차례 걸쳐 1969년에 『한방진료의전』으로 결실을 맺습니다. 본서는 일본뿐만 아니라 중국에서도 대호평을 받아 중국어판은 10만부 이상의 베스트셀러가 되었습니다. 이 문헌이 이룬 역사적 역할은 지대하며, 현대의학의 약물요법 중에 한방약을 자리매김하는 데 큰 도움이 되었습니다. 오츠카 선생들이 경험에 근거하여 만들어낸 「병명한방」, 환자에게 나타나는 특징을 설명한 「순서도(도표)」, 「구결」을 통해 한방약을 결정함으로써 한방진료가 편해졌습니다. 이로써 한방은 드디어 되살아났습니다.

그러나 이러한 경향을 당시 도쿄대학 제1내과 강사를 퇴직한 만년의 이타쿠라 다케시 교수는 「현대병리학에 굴복하고 한방의 본질에 등을 돌리는 격이다」고 엄중히 비판하였습니다. 이타쿠라는 다이쇼 시대 말기에 문부성에서 파견되어 서양 여러 나라의 치료학을 배웠습니다. 그 때 파리대학 치료학 교수가 『상한론』을 읽고 싶다던 모습을 회상하였던 것입니다. 상한론에 근거한 동양의학과 서양근대의학이 융합하여 마침내 진정한 치료의학이 완성된다고 확신하였습니다.

본서에서 해설한 것처럼 한방의학에는 서양의학과는 다른 질병치유의 체제가 존재합니다. 특히 『상한론』에 실린 수많은 처방과 후세방의 보제에서는 생체구조의 중추(자율신경·면역·내분비) 작용을 통해 2차적으로 치료 효과가 나타나기도 합니다.

본서에서 다룬 암에 동반되는 여러 병태 외에도 신경질환이나 자가면역질환을 비롯한 여러 난치질환의 치료법을 개척하기 위해서는 병명이나 순서도(도표)만으로는 부족합니다. 망문문절에 의한 「표준한방」, 특히 복후를 바탕으로 한방약을 결정해야 합니다. 이렇게 함으로써 한방약을 이용한 난치질환의 새로운 치료법을 일본에서 개발하고 세계로 뻗어나갈 수 있습니다.

본서에서는 의사가 표준적 한방진단을 내리고 점차적 수정을 거쳐 「진정한 증」을 결정하는 방법을 제시하였습니다. 본서를 마지막까지 읽으면 전체 윤곽을 파악할 수 있을 것입니다. 하지만 그 기술은 실제 진료 현장에서 환자와 진지하게 마주하여 병과 싸워나가는 속에서 비로소 본인 것이 됩니다.

1800년 전에 탄생한 고대의 생약의학으로 현대의 최첨단의 암 의료가 좀 더 정교하고 치밀해지는 것은 본서에 제시한 62증례의 임상경과가 증명해 줄 것입니다. 암이 눈앞에 닥친 중대한 문제인 만큼, 오늘날 암 환자에게 한방치료를 실시하는 의사라면 「표준한방」의 기술도 익히는 것이 바람직합니다. 마지막으로 이타쿠라 타케시 선생이 우리들에게 남긴 메시지를 소개하면서 마치고자 합니다.

「진정한 불교가 일본에 존재하고, 참된 유교가 일본에 남아 있는 것처럼 한의방의 진수가 전해지는 곳도 또한 일본이다. 우리들의 선조가 남겨준 이 귀한 선물을 살릴 것인지 아닐지는 우리들 마음 하나에 달려있다.」(일본의학 1권 1호, 1938년)

감사의 말

본서가 완성되기까지 난잔도 편집부의 무라이 에미 씨와 편집장인 후루카와 마사히코 씨는 다양한 아이디어를 주었습니다. 또한 필자에게 자극과 동기부여를 해 주었습니다. 또한 소아과의사로 가끔 한방으로 멋진 결과를 내는 부인 호시노 치요에, 비뇨기과의사로 바이올리니스트인 큰딸 이시오카 카즈라, 내분비대사 내과의사이면서 푸드애널리스트인 둘째 딸 쵸노 메구미에게는 유형무형의 응원을 받았습니다. 모두에게 깊이 감사드립니다.

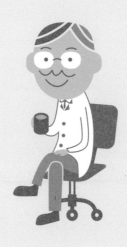

색인 (INDEX)

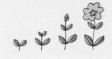

【저자 소개】

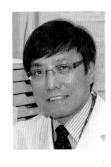

▷ **호시노 에츠오(星野 惠津夫)**

1979년	도쿄대학의학부 의학과 졸업
	치바 현 암센터소화기외과 마취과 수련의
1980년	기사라즈 시 이케다와코병원 통합의료 수련의
1981년	도쿄대학의학부 부속병원 내과 수련의
1982년	도쿄대학의학부 제1내과 입국
	국립병원의료센터 소화기과 전문수련의
1984년	도쿄대학의학부 제1내과 임상조교수
1986년	토론토대학의학부 소화기과 리서치펠로우
1995년	데이쿄대학의학부 내과 조교수
2009년	간켄아리아케병원 소와기내과 부장
2012년	간켄아리아케병원 한방협진센터장
	성마리안나의과대학 임상교수로 현재 재직중

【역자 소개】

▷ 조기호

경희대학교한방병원 한방내과(순환기와 신경계 전공)에서 교수로 재직하면서 한방의학을 중심으로 한 일본의학을 한국에 번역 소개하였는데, 그 수가 30여권을 넘고 있다. 대표적인 번역서로는 『자살위험』(군자출판사), 『병명한방치료』(군자출판사), 『한방진료레슨』(고려의학), 『한방치료44철칙』(물고기숲), 『실용한방처방집』(신흥메드싸이언스), 『파킨슨병 이렇게 하면 낫는다』(리스컴) 등이며, 저서로는 『뇌중풍의 치료와 재발억제 전략』(부광출판사), 『일본한방의학을 말하다』(군자출판사), 『냉증의 한방치료』(군자출판사) 등이 있다.

▷ 김태훈

경희대학교 한의과대학을 졸업하고, 동한방병원 한방내과(순환기와 신경계 전공)에서 수련을 하였으며, 한국한의학연구원, 가천대학교 한의과대학을 거쳐 현재 경희대학교한방병원 한의약임상시험센터에서 조교수로 재직하고 있다. 한의근거중심의학과 관련된 임상연구와 체계적문헌고찰을 주테마로 하고 있으며, 유럽통합의학저널(European Journal of Integrative Medicine)의 편집위원으로 활동하고 있다. 암분야에서 2015년에는 유방암증례집적에 참여한 바 있으며, 임상연구를 중심으로 70여 편의 논문을 국제저널에 발표하였다.